ÊTRE BELLE APRÈS 40 ANS

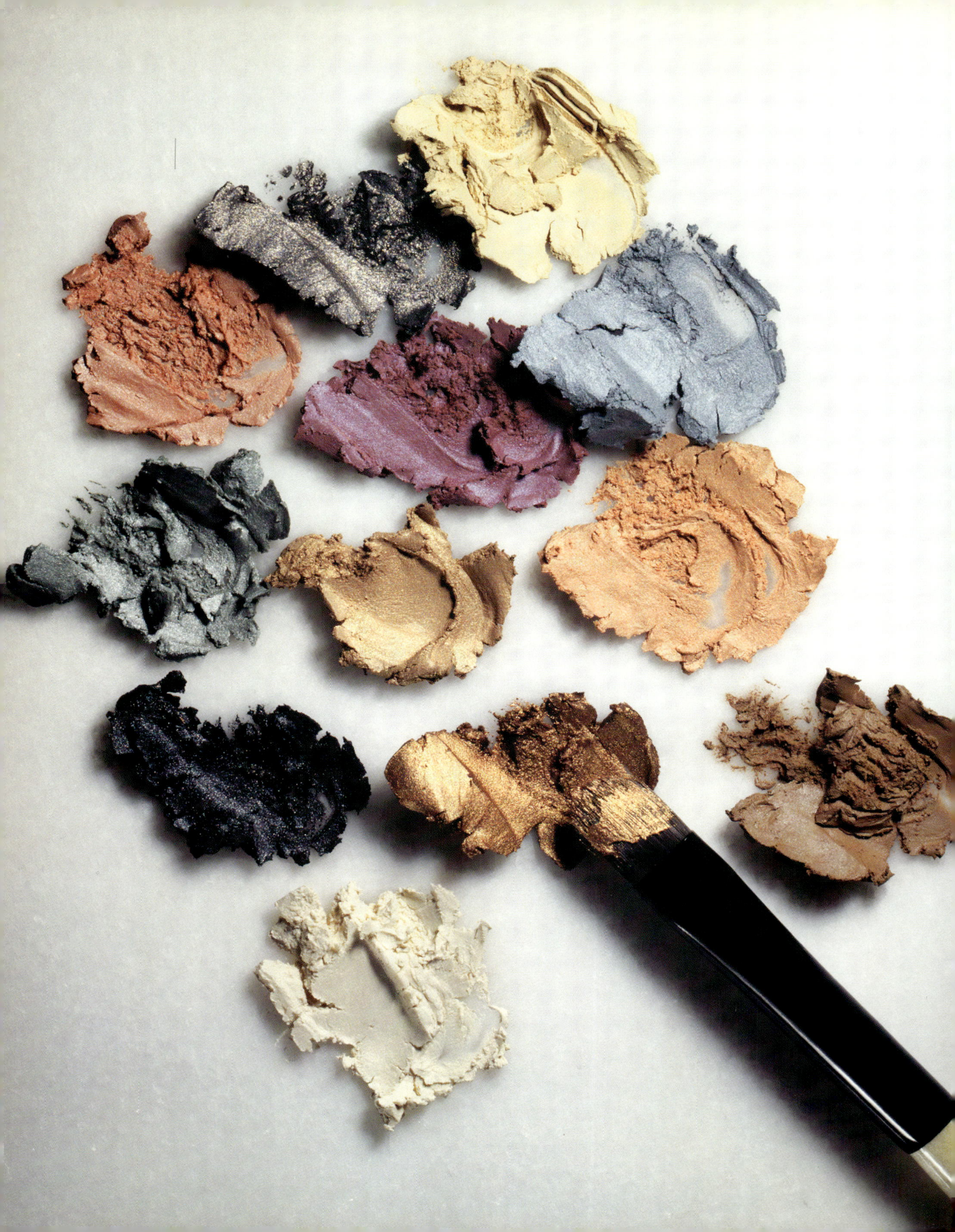

Bobbi Brown

ÊTRE BELLE APRÈS 40 ANS

MES SECRETS AU QUOTIDIEN

TRADUIT DE L'AMÉRICAIN PAR ANNE BLEUZEN

BOBBI BROWN, EN COLLABORATION AVEC MARIE CLARE KATIGBAK-SILLICK

PHOTOGRAPHIES : HENRY LEUTWYLER

K&B
JEAN-FRANÇOIS KOWALSKI
CAROLINE BEE ÉDITEURS

Édité par K&B Éditeurs
19, rue de Liège — 75009 Paris
www.kandb.fr

ISBN : 978-2-915957-28-0

Achevé d'imprimer en septembre 2007
sur les presses d'IME (Baume-les-Dames)

Et page 10 : Stephen Danelian/Corbis Outline - Page 14 : Matthias Clamer/Corbis Outline - Page 193 : Kelly Klein
Graphisme : Ruba Abu-Nimah, Kevin Ley et Tyler Askew

Édition originale du livre parue en 2007, Springboard Press, New York

Comme toujours, aux lumières de ma vie – mes garçons.
Steven, mon âme sœur.
Dylan, Dakota et Duke, mes amours.

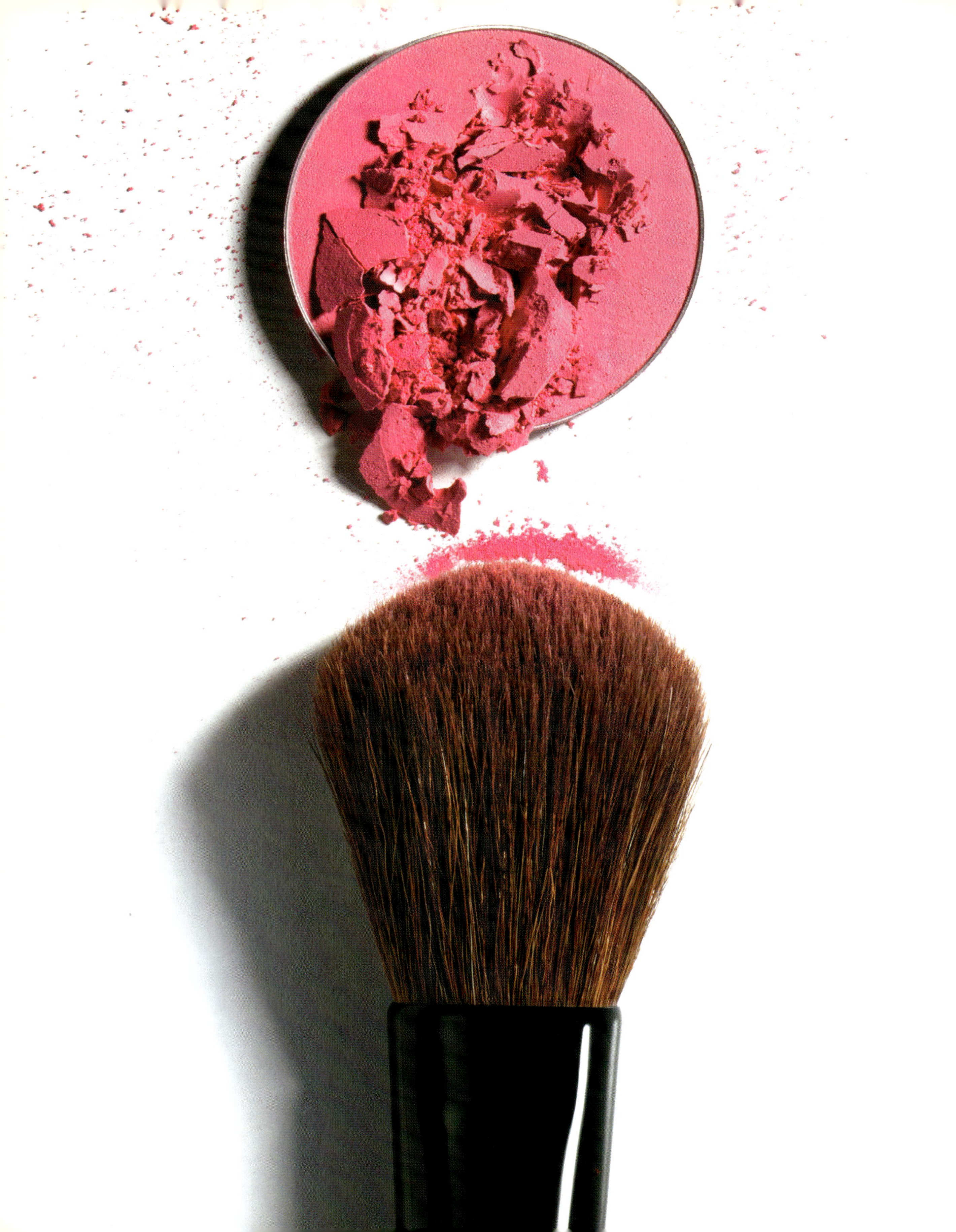

Sommaire

Préface

Par Debra Winger, New York, 2006

L'idée d'écrire sur une femme qui « vieillit bien » m'a toujours laissée perplexe. L'expression elle-même fait penser à quelqu'un qui descendrait doucement et avec élégance, une à une, les marches d'un escalier. Je n'aime pas les descentes.

Pour moi, vieillir ressemble davantage à une ascension. C'est un processus vivant, qui se développe et se précise avec le temps. Bien sûr, nous savons tous ce que cela signifie, mais il me semble que c'est un voyage vers l'essentiel : ce qui était là au début, et sera là à la fin. Entre les deux, nous passons beaucoup de temps à tenter de travestir notre âge, le cacher, le remodeler, mais l'apparence qui en résulte ressemble en général... à un état modifié.

Ces dix dernières années, j'ai essayé de m'abstenir de jugements de valeur sur la chirurgie esthétique. Je ne m'y connais pas assez pour critiquer. Parfois, les résultats sont étonnants pour un œil non expérimenté, mais souvent, je suis sûre que je ne remarque même pas ce qui a été fait. Quoi qu'il en soit, *je m'intéresse* au processus du vieillissement comme au déploiement d'un mystère. Quand j'étais petite, quelqu'un m'a dit que lorsqu'on vieillissait, on devenait la personne qu'on avait été toute sa vie. Ma grand-mère, qui avait pourtant une très belle peau, affichait une sorte de rictus permanent qu'elle appelait son sourire. Il a modelé son visage de manière éloquente. Ma mère, que je n'ai pas pu voir vieillir au-delà de 70 ans, avait une lumière dans les yeux qui captait tout de suite votre attention.

À chaque fois que je voyage dans un pays étranger et que je suis plongée dans une autre culture, je suis frappée, à mon retour, de constater à quel point la culture américaine est dominée par les médias, et non pas par la vie et la beauté intrinsèque de sa population. Cela ne veut pas dire que tout le monde adhère à cette façon de voir, mais il est sain de reconnaître que la culture populaire ne laisse aucune place aux rides. Nous sommes les spécialistes du « pas de rides, pas de carte, pas d'histoire », y compris l'histoire de beaucoup d'autres pays. J'adore ne pas avoir à me représenter d'un point de vue extérieur. Mais c'est une chose impossible. À travers un certain nombre d'événements, dans ma jeunesse, j'ai compris qu'on ne sait jamais vraiment comment les autres nous voient. Dans le miroir, c'est notre conscience et notre œil critique qui nous regardent. Ils nous donnent seulement la mesure de notre propre compassion – qui est, comme chacun sait, la première étape de la compassion pour les autres.

Il me semble que le défi consiste à incarner ce qui nous arrive, à chaque moment. Des visages tristes peuvent être extraordinairement beaux et émouvants. La joie est un message, pas un style. Le cinéma américain ne nous aide pas, qui promeut un regard lisse et statique quel que soit notre âge ; un regard si dénué de menace qu'il en devient effrayant – ironie de l'histoire. Mais pas « effrayant » au sens où l'on aime se faire peur au cinéma. Pas d'une manière qui nous stimulerait, qui nous botterait les fesses et nous dirait : « Allez, au boulot ! »

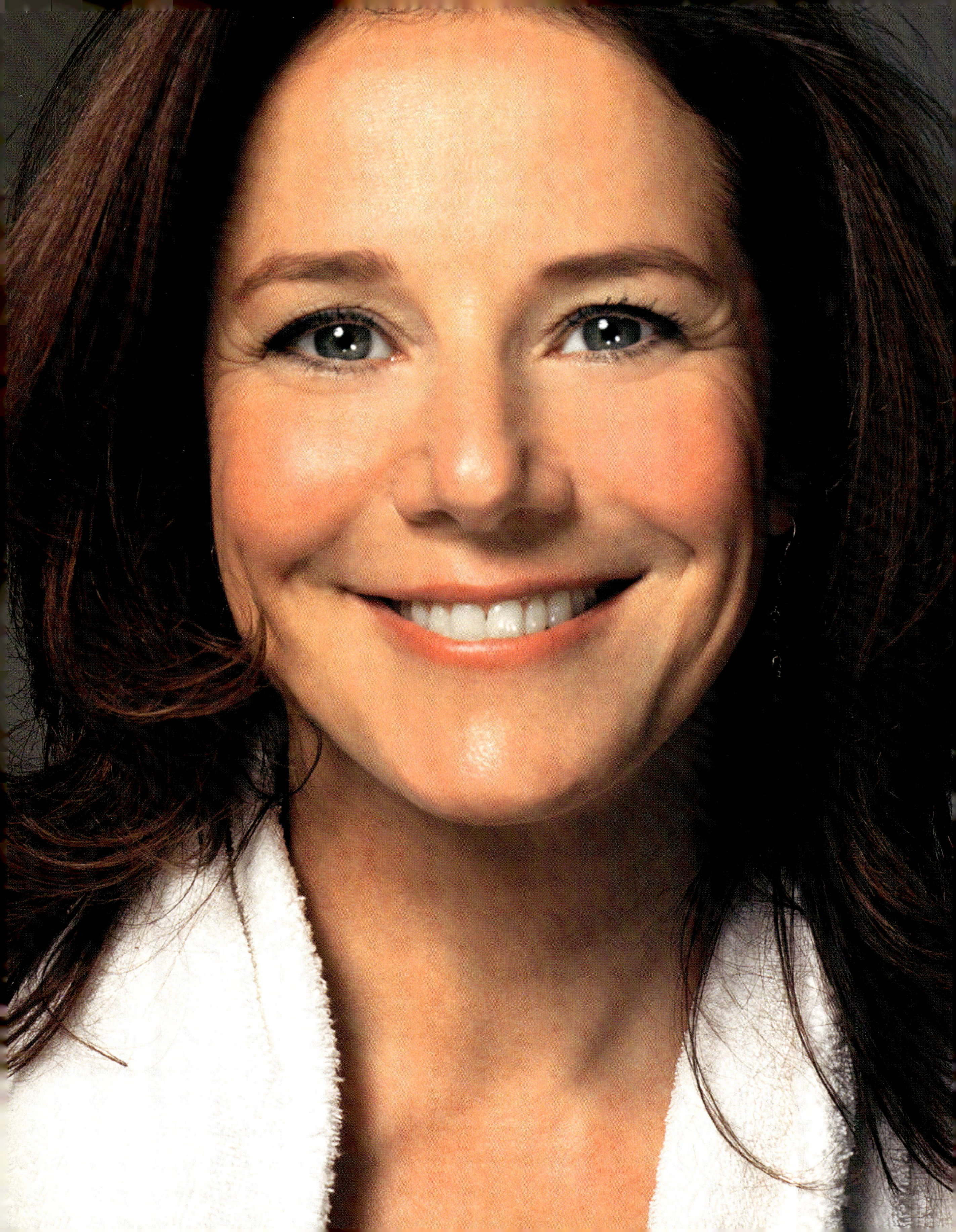

À travers ce qu'elle nous apprend, Bobbi soulève une question : comment exprimer sa beauté, naturelle ou pas, si l'on ne s'accepte pas à chaque stade de sa vie ? Cette question m'intéresse. J'approuve également ceux qui développent d'autres approches de la beauté que celle de Bobbi. C'est un univers vaste et il y a de la place pour tout le monde. Mieux comprendre ne peut mener qu'à mieux juger. Les effets de nos actes sont écrits sur notre visage. Pourquoi ne pas raconter d'innombrables histoires en plusieurs langues ?

Introduction
Être belle après 40 ans

Avec l'âge vient une certaine sérénité. Je prends conscience que j'entre dans la cinquantaine (aïe !). Après tant d'années passées à aspirer à des idéaux inaccessibles, j'ai finalement appris à lâcher prise et à me détendre. « Lâcher prise » ne signifie pas que j'aie arrêté de faire attention à mon visage, à mes cheveux ou à mon corps. J'y fais toujours attention, mais mes exigences sont plus réalistes. Je suis (enfin) bien dans ma peau – et c'est un tel soulagement. Mon énergie est désormais concentrée sur un nouvel idéal, une nouvelle réalité et une nouvelle ambition pour moi-même – et telle est l'essence même de ce livre.

Je ne sais pas pourquoi c'est un problème de vieillir. Un visage sans lignes ni plans, sans relief, est un visage sans expression – il manque de chaleur et de confiance. C'est pourquoi je suis effarée par le nombre de femmes qui dénaturent leur visage, aujourd'hui, dans le but de paraître plus jeunes. Aller voir son chirurgien esthétique est devenu aussi banal qu'aller chez le coiffeur. Je dois admettre que la chirurgie esthétique est du plus bel effet sur certaines femmes. Mais j'en vois beaucoup plus dont le visage a été tellement tiré qu'il en paraît artificiel, ou dont les formes sont exagérées au point qu'elles en sont monstrueuses. La frontière est bien étroite entre la chirurgie esthétique qui embellit et celle qui défigure. Quand vous vous en remettez au scalpel, vous n'avez aucune garantie de résultat – et il n'est plus possible de revenir en arrière.

Bien sûr, il est très facile de se sentir mal. Ouvrez n'importe quel magazine, et vous serez submergée de photos de jeunes filles à la plastique parfaite, qui n'ont pas vingt ans (elles n'ont dans certains cas pas plus de quatorze ans). Les mannequins au-delà de trente ans sont denrée rare. Mon conseil ? Ne vous comparez pas à ces images d'une jeunesse parfaite – vous serez toujours perdante. Il est humain de se comparer, mais faites-le au moins de manière réaliste : comparez-vous aux femmes de votre âge.

Je connais une femme d'une quarantaine d'années qui est d'une beauté moyenne, mais qui affiche une confiance au-dessus de la moyenne. Je l'ai abordée un jour, lors d'un événement professionnel, et j'ai commencé à me plaindre auprès d'elle de la difficulté à travailler dans un secteur envahi de mannequins très jeunes. Elle a ri et m'a conseillé de changer de secteur. En tant que brillante avocate pour un syndicat de chauffeurs routiers, elle était entourée d'hommes qui la trouvaient « sexy ». Elle se sentait très sûre d'elle. Il y a aussi cette femme de soixante-cinq ans qui dit avoir encore l'impression d'être une enfant. Elle est thérapeute musical dans une maison de retraite, et a quelques dizaines d'années de moins que la plupart des résidents, qui la trouvent éblouissante. Alors, vous voyez, la beauté et le vieillissement sont des notions bien relatives.

Trop de femmes de ma génération vivent mal le fait de ne plus être jeunes. Ces femmes vous font la liste détaillée de tout ce qu'elles n'aiment pas en elles – les rides, les valises sous les yeux, une lèvre supérieure trop fine... je pourrais continuer longtemps. Ces femmes sont tellement obsédées par ce qui ne va pas, qu'elles n'ont plus assez d'énergie pour se concentrer sur le positif.

Je crois qu'il faut que nous réapprenions à penser la beauté. Nous pouvons tomber dans le cercle vicieux de la haine de soi, mais nous pouvons aussi devenir plus fortes en apprenant à gérer ce qui nous rend malheureuses. Je veux que l'on cesse de stigmatiser l'âge. Le fait d'avancer en âge (ou de vieillir) devrait être vu comme un processus à travers lequel une femme gagne en vitalité, en force, en sagesse, et se découvre une nouvelle beauté. Il s'agit vraiment d'une évolution. Aujourd'hui, à tout âge, plusieurs choix s'offrent aux femmes pour être au top. Avec les informations nécessaires, un plan d'action et beaucoup de changements dans leur mode de vie, elles peuvent se sentir à quarante, cinquante ou soixante ans, mieux qu'elles ne sentaient dix ans, voire vingt ans plus tôt.

Quel que soit votre âge, il n'est jamais trop tard pour vous faire une promesse à vous-même. Si vous vous sentez submergée, je ne vous jette pas la pierre. D'innombrables livres, d'innombrables experts prétendent avoir la solution qui vous rendra plus belle et plus heureuse. Et il est impossible d'avoir la certitude que leurs conseils vous conviennent.

Je ne prétends pas quant à moi avoir toutes les réponses. Mais je peux vous offrir les stratégies et les astuces qui sont les miennes, celles que j'ai testées et qui *m'ont* aidée à me sentir mieux au fil des années. Dans cet ouvrage, je vous transmettrai les secrets que m'ont livrés des experts de confiance – dermatologues, coiffeurs, entraîneurs physiques, nutritionnistes, stylistes, médecins et bien d'autres – et les conseils de dizaines de femmes merveilleuses qui ont toute mon admiration.

Aujourd'hui encore, j'apprends à me sentir mieux, et j'espère continuer à apprendre toute ma vie. J'espère que votre voyage vous apportera un mieux-être physique et émotionnel. Et j'espère que ce livre vous aidera à avancer dans votre vie avec plus de beauté, de grâce et de bonheur.

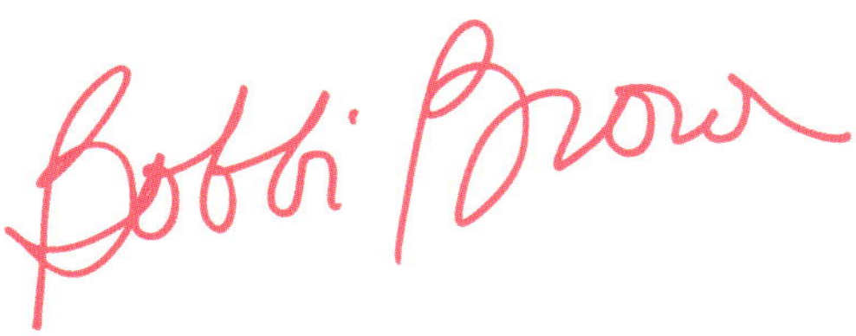

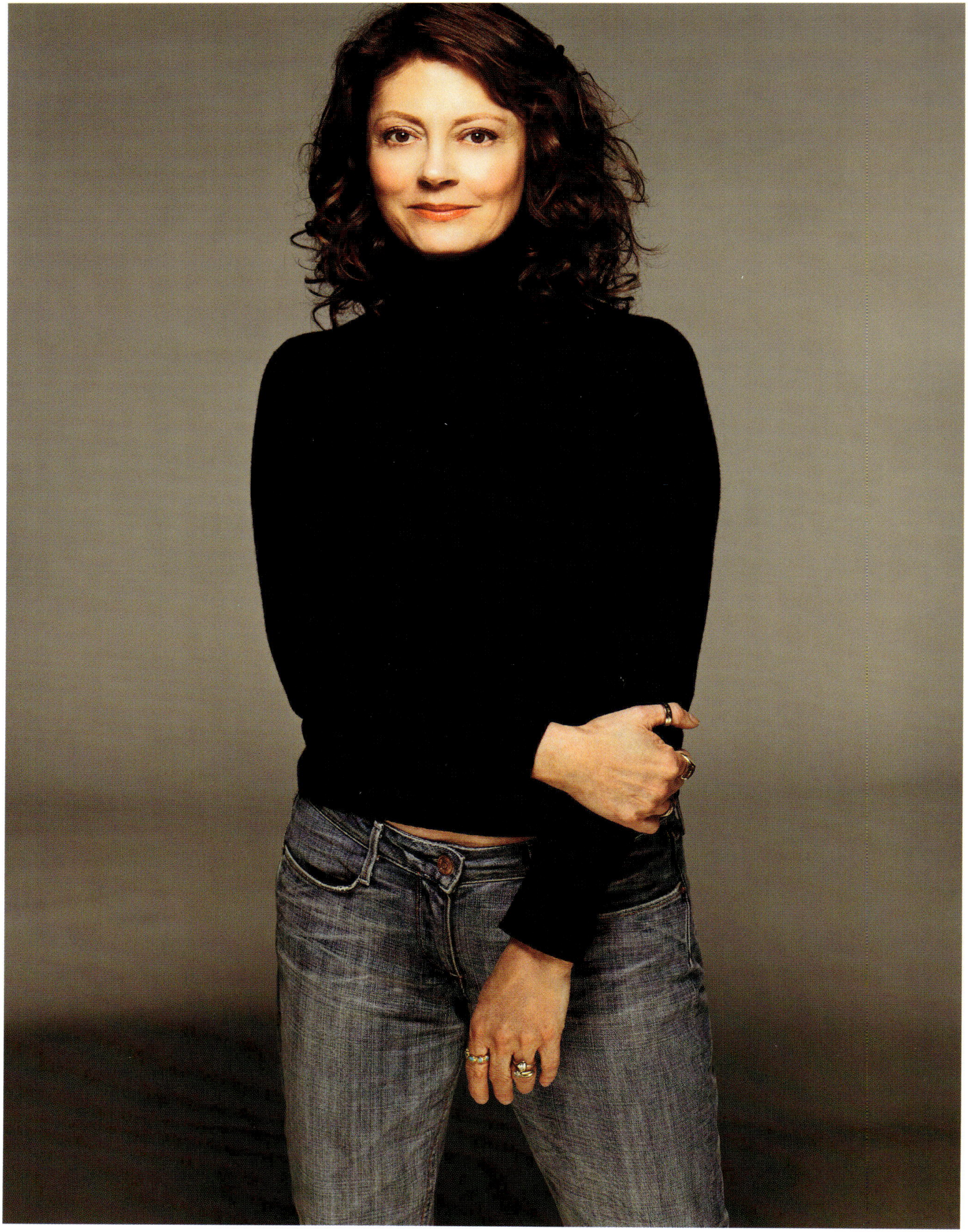

CHAPITRE 1

LES MODÈLES

Paroles de sagesse de femmes à la maturité rayonnante

J'ai admiré beaucoup de femmes tout au long de ma vie – des membres de ma famille, comme ma mère, ma grand-mère et ma tante Alice, et des beautés du grand écran comme Ali MacGraw, Grace Kelly, Sophia Loren et Audrey Hepburn. Ces femmes ont été des modèles, elles m'ont inspirée et aidée à devenir celle que je suis aujourd'hui.

Quand j'avais environ vingt ans, ma mère et moi avons vu Goldie Hawn et ses enfants dans un hall d'hôtel. Goldie portait un jean et des tennis, et les vêtements de ses enfants étaient assortis aux siens. Elle semblait très à l'aise et heureuse. Je me suis dit que j'aimerais lui ressembler quand je serais mère à mon tour.

Lorsque j'étais maquilleuse free-lance, mes modèles ont été les rédactrices en chef des magazines pour lesquels je travaillais. Pour elles, la mode semblait si naturelle… J'aimais leur style sobre, leur maquillage léger et leurs énormes montres (c'est un look que j'ai adopté et qui me définit bien aujourd'hui encore).

À trente ans, j'ai vu dans *Rolling Stone* une photo noir et blanc de Debra Winger que j'ai trouvée magnifique. Elle était sexy, radieuse, pleine de confiance… mais elle n'avait pas l'air d'une jeune fille. Elle avait la tête légèrement en arrière, un large sourire et quelques rides d'expression autour des yeux et de la bouche. C'était le genre de femme que je voulais devenir. En regardant sa beauté pleine d'aplomb, je me rappelle m'être dit : « OK, je peux y arriver. » Je n'ai jamais oublié cette photo et maintenant, quand je me regarde dans le miroir, je pense à Debra.

Toutes les femmes de ce chapitre sont belles – à l'intérieur comme à l'extérieur. Elles sont confiantes, fortes et charismatiques. Et, plus important encore, elles sont bien dans leur peau. Ces femmes m'inspirent à de nombreux égards, et j'espère qu'elles vous inspireront aussi.

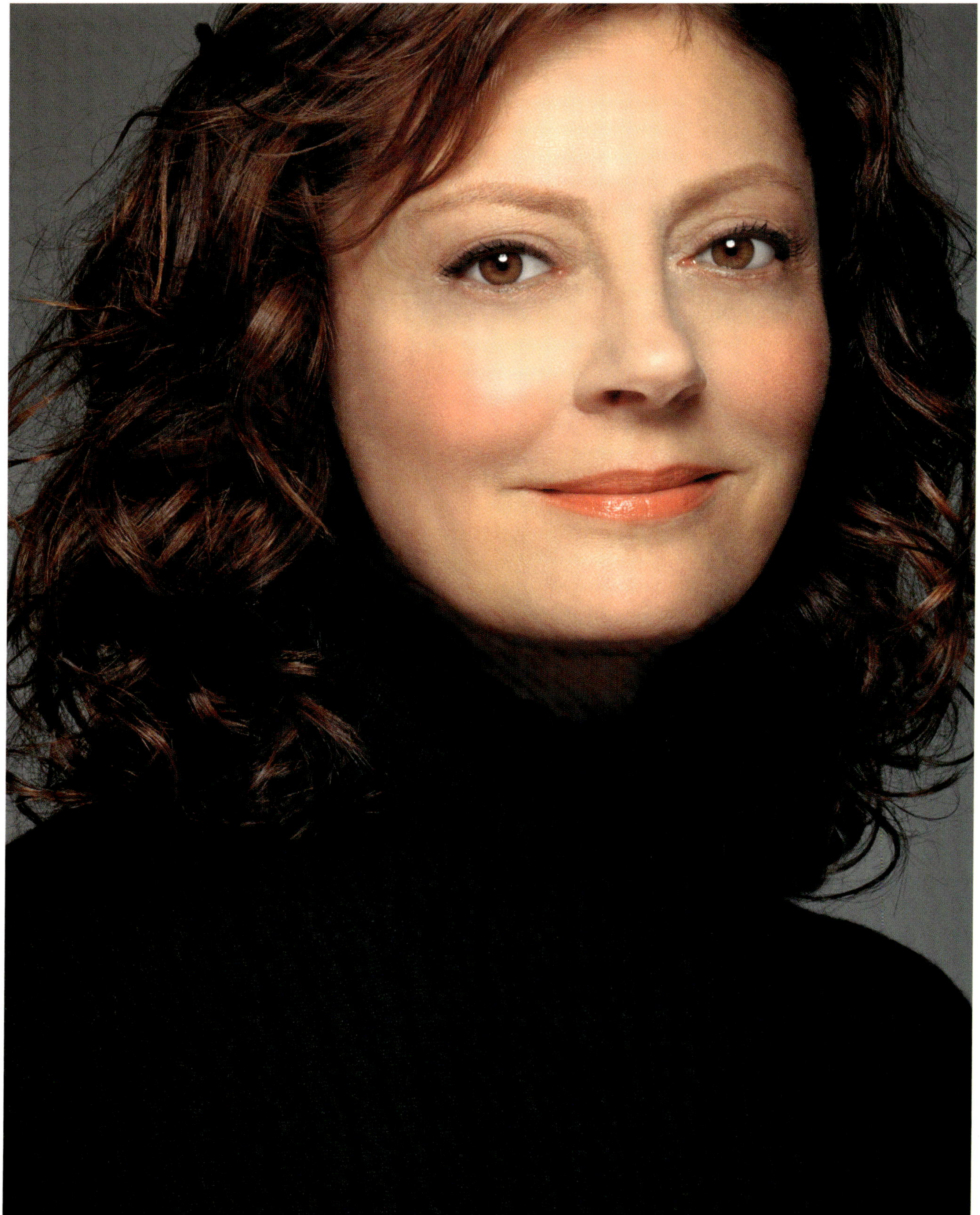

Susan Sarandon à propos...
ACTRICE

... de la beauté Quand j'étais enfant, je cherchais la beauté dans la perfection. En grandissant, j'ai commencé à accorder de la valeur aux imperfections – parce que c'est là que se nichent l'authenticité et la personnalité. C'est là que l'on voit ce qui fait qu'une personne est unique. Je suis émue par tout ce qui me rappelle que la vie est fragile, et qu'il faut du courage pour vivre.

... du vieillissement « Ce n'est pas pour les chochottes », pour citer Bette Davis.

... de sa beauté à elle Ne pas fumer, faire des exercices cardio-vasculaires, manger des légumes et, surtout, avoir une certaine attitude. C'est quand je suis ouverte, joyeuse, curieuse et bienveillante que je suis la plus belle. S'aimer. Réaliser que l'âge vous apporte de la sagesse, de la confiance, et vous dire que ceux qui cherchent encore à découvrir qui ils sont s'en rendent compte et vous admirent pour cela.

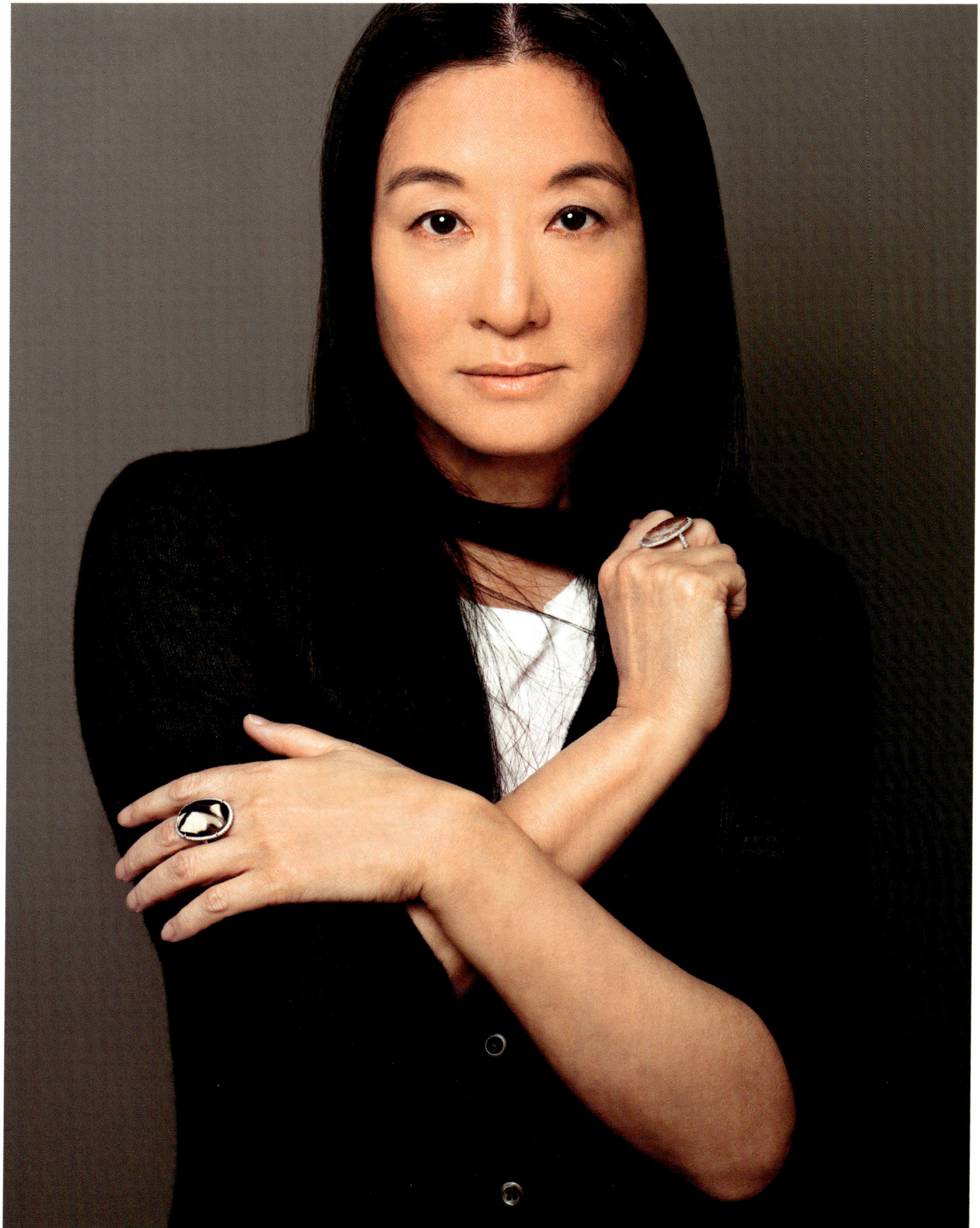

Vera Wang à propos...
CRÉATRICE DE MODE ET STYLISTE

... de la beauté C'est une manière subtile de vous regarder et de comprendre ce qui vous rendra un peu plus pure et élégante. Il faut toujours que l'on perçoive votre personnalité. La beauté est ce qui rend chaque visage unique... il ne faut jamais oublier cela.

... du vieillissement J'ai des amis de plus de soixante ou soixante-dix ans que je trouve absolument beaux ; pas parce qu'ils ont l'air jeunes, mais parce qu'ils ont gardé leur personnalité. Ils n'ont pas cédé aux sirènes de la chirurgie plastique ni à l'idée qu'il faut se conformer à une certaine esthétique pour être beau.

... de sa beauté à elle Mon plus grand secret, c'est le sommeil. C'est incroyable comme quelques nuits de repos me donnent meilleure mine. Mon autre arme secrète, c'est de maintenir un bon poids (plutôt qu'un poids plume). Je tiens à rester très simple et pure. Quand je me maquille, je me concentre sur mon teint, que j'égalise avec du fond de teint... Mon visage rajeunit littéralement de vingt ans. Je suis obsédée par la peau, parce que c'est notre enveloppe à tous – c'est l'accessoire par excellence.

Lorraine Bracco à propos...
ACTRICE ET RÉALISATRICE

... de la beauté Une personnalité. Quelqu'un qui est parfaitement à l'aise dans sa peau. Voilà ce qui est beau.

... du vieillissement Quand j'ai eu cinquante ans, j'ai décidé que ma devise serait « Davantage de fun ! » J'avais eu un petit ami beaucoup plus jeune que moi les quatre années précédentes... ça aide !

... de sa beauté à elle Je me suis battue contre l'acné de l'adulte pendant des années. Ça a commencé vers vingt-cinq ans. Pendant des années, mon dermatologue m'a encouragée à prendre de l'isotrétinoïne. Après plus de cinq ans de problèmes de peau conséquents, il devint évident que je souffrais d'un déséquilibre hormonal qui était souvent déclenché par le stress. Malgré l'insistance de mon dermatologue, j'ai attendu près de dix ans. L'idée de faire un tel traitement m'inspirait des sentiments mitigés. Quand je me suis finalement décidée, ma peau a complètement changé. Je ne peux pas vous dire à quel point j'ai repris confiance en moi et me suis sentie bien. Mon seul regret est de ne pas l'avoir fait plus tôt. N'oubliez pas : les médicaments ne conviennent pas à tout le monde, mais il est important de connaître les choix qui s'offrent à vous. En ce qui me concerne, c'était la bonne décision. Et puis aussi, une belle coupe de cheveux aide beaucoup !

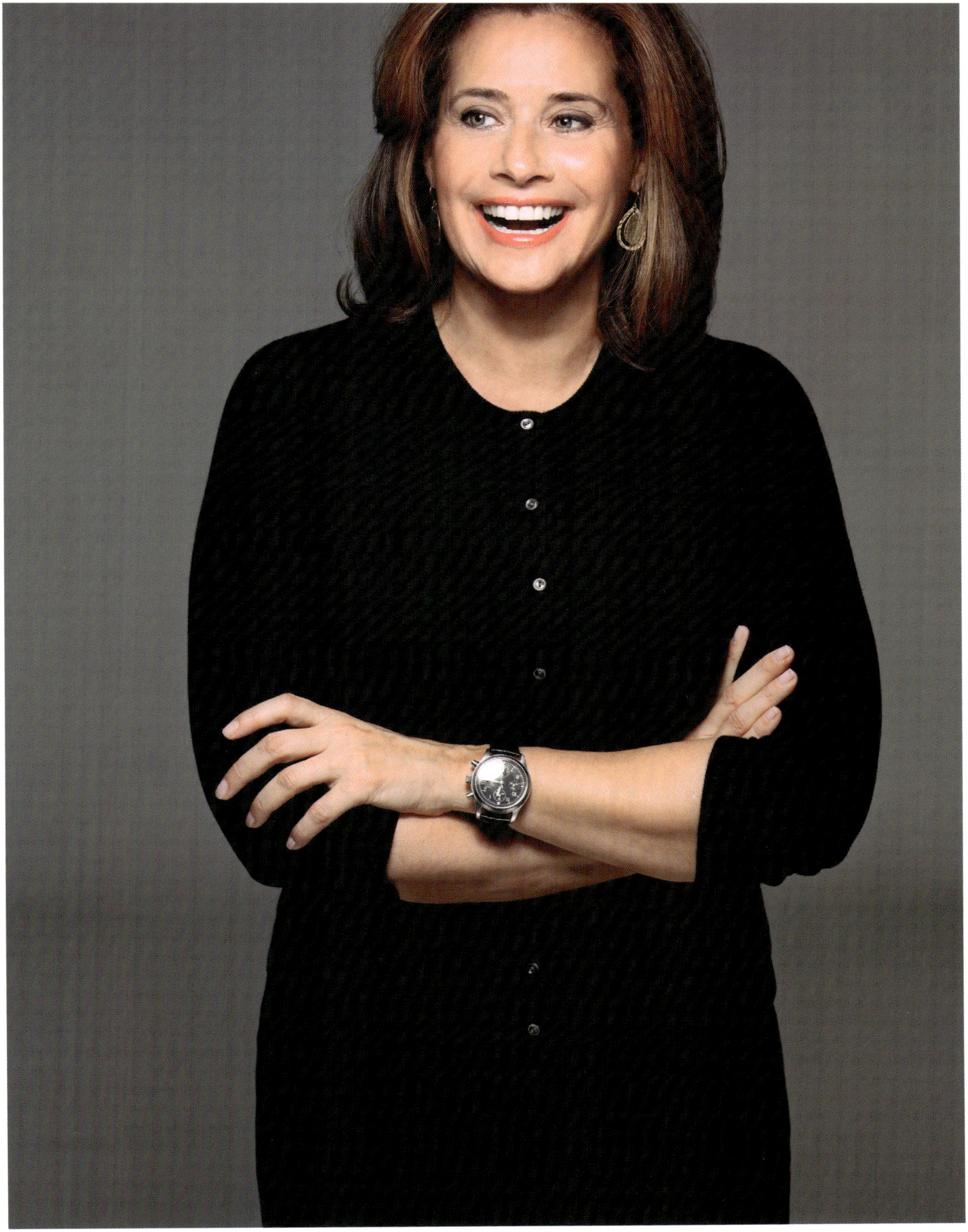

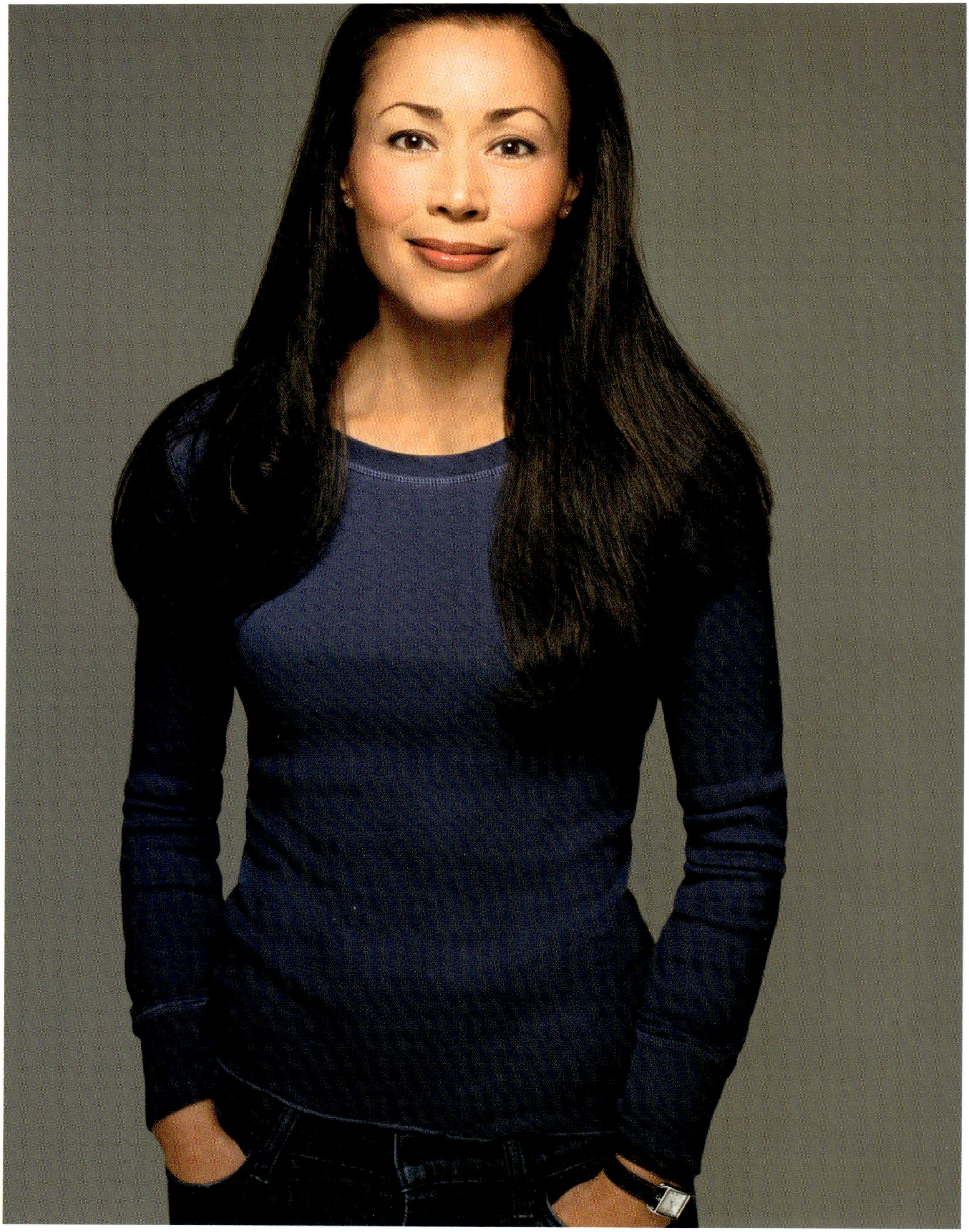

Ann Curry à propos...
JOURNALISTE TÉLÉ

... de la beauté Il fut un temps où la beauté me semblait être un accident de la nature. Jeune femme, je me suis rendu compte que c'était surtout une affaire de maquillage et d'hérédité, et je me sentais étrangement déconnectée quand des gens me disaient que j'étais belle. Mais maintenant que je vois ma vie sur mon visage – la souffrance sur mon front, la joie dans les petites pattes d'oie, la confiance dans mes yeux – je réalise que l'on mérite ce à quoi l'on finit par ressembler. Le temps, semble-t-il, nous donne une chance d'être vraiment beaux.

... du vieillissement Étant donné toute l'attention que l'on accorde à notre apparence, n'est-ce pas étonnant de savoir que l'essentiel vient de l'intérieur ? Je crois que nous devons convertir nos esprits.

... de sa beauté à elle Je mange moins de pain et de sucre, plus de fruits et de légumes frais, je fais un peu d'exercice, je m'hydrate régulièrement, et j'essaie de vraiment dormir. Mais par-dessus tout, ce qui m'aide à me sentir belle, c'est ce que je m'efforce de faire tous les jours pour être quelqu'un de bien. Je me sens vraiment très bien lorsque je fais quelque chose d'utile pour d'autres, et c'est ce que j'essaie de faire dans ma vie privée comme dans mon métier de journaliste. Alors, même quand je mange de mauvaises choses et que je ne dors pas assez, je vois le visage d'une femme heureuse dans le miroir, et je me sens belle.

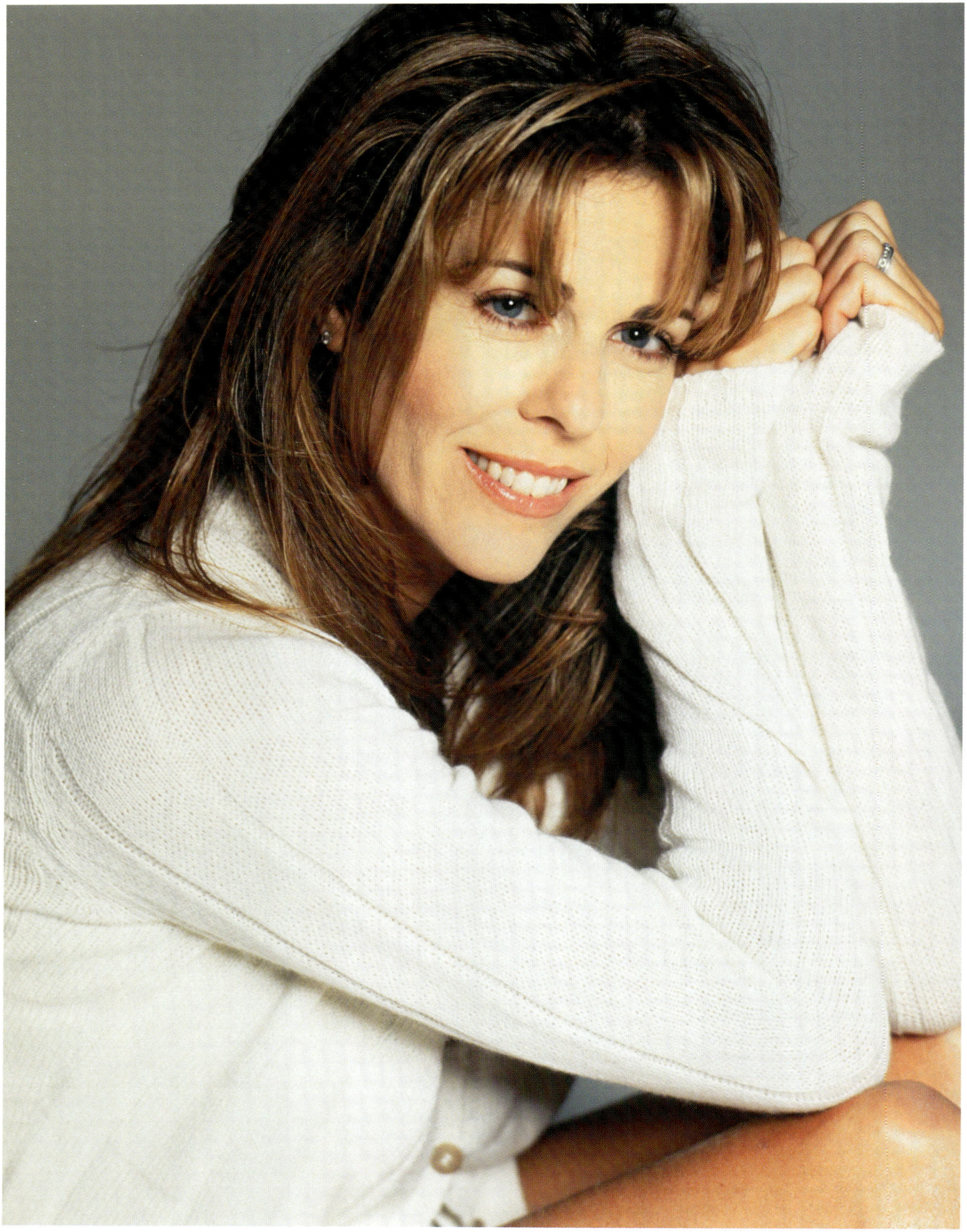

Rita Wilson à propos...
ACTRICE ET PRODUCTRICE

... de la beauté La beauté me paraît plus intérieure, maintenant. Je suis sensible à l'esprit de quelqu'un, à sa confiance, sa gentillesse et sa simplicité. Non pas que la beauté physique comme nous l'avons toujours perçue ne soit pas importante. Mais pour moi, elle n'est plus qu'un aspect de la beauté au sens où je l'entends désormais. Je suis attirée par des qualités qui sont plus éternelles que l'apparence physique.

... du vieillissement Je cherche des modèles chez tous ceux qui sont passés par là avant moi. Ma mère en est un très bel exemple. Elle a quatre-vingt-quatre ans, n'a jamais fait de chirurgie esthétique, et elle partage son esprit, son amour, son temps et tout son être à chaque instant. Son altruisme m'enseigne à utiliser mon énergie à bon escient.

... de sa beauté à elle Accepter. Il faut commencer par cela. Et ça n'a rien à voir avec l'âge. Quand vous acceptez ce que vous êtes, votre aspect physique, ce que Dieu vous a donné, vous vous sentez forcément libérée.

Marcia Gay à propos...
ACTRICE

... de la beauté La beauté est une *attitude* – une idée qui englobe la santé, l'alimentation, la peau, le maquillage, les vêtements et la *manière d'être*. Pour moi, la beauté est très loin des photos sur papier glacé des magazines. La beauté est dans le langage du corps, dans les gestes, dans un sourire ; la beauté est épurée, la beauté sent bon, la beauté se sent bien, la beauté est à l'aise. La beauté peut être excitante et audacieuse.

... du vieillissement Je gère les changements de la maturité en assumant totalement mon âge. Je ne suis pas opposée à une petite intervention chirurgicale si cela peut aider à se sentir mieux... Mais il est idiot de vouloir paraître vingt ans quand on en a quarante ! *J'essaie* d'être belle en action et en mots – non seulement cela peut transformer le physique, mais aussi l'énergie qui passe entre les gens. Une partie de la beauté, c'est d'être ouvert au changement. Quand vous avez quarante ans, c'est aussi d'essayer de comprendre les idées et la musique des belles adolescentes !

... de sa beauté à elle J'utilise toujours du fond de teint pour égaliser mon teint. J'ai de la couperose, or un nez rouge, ce n'est pas très beau. Depuis peu, j'utilise un blush brillant pour mes pommettes... ça donne une belle lumière à mon visage. Je colore mes cheveux ; certaines personnes s'accommodent très bien des cheveux gris, mais ce n'est pas mon cas ! J'aime bien aussi faire des mèches. Je respecte un régime sain et un programme d'exercices physiques. La nourriture, ça change tout ! Et je ne vois pas moins cher et plus efficace, pour être belle, que de se tenir bien droit.

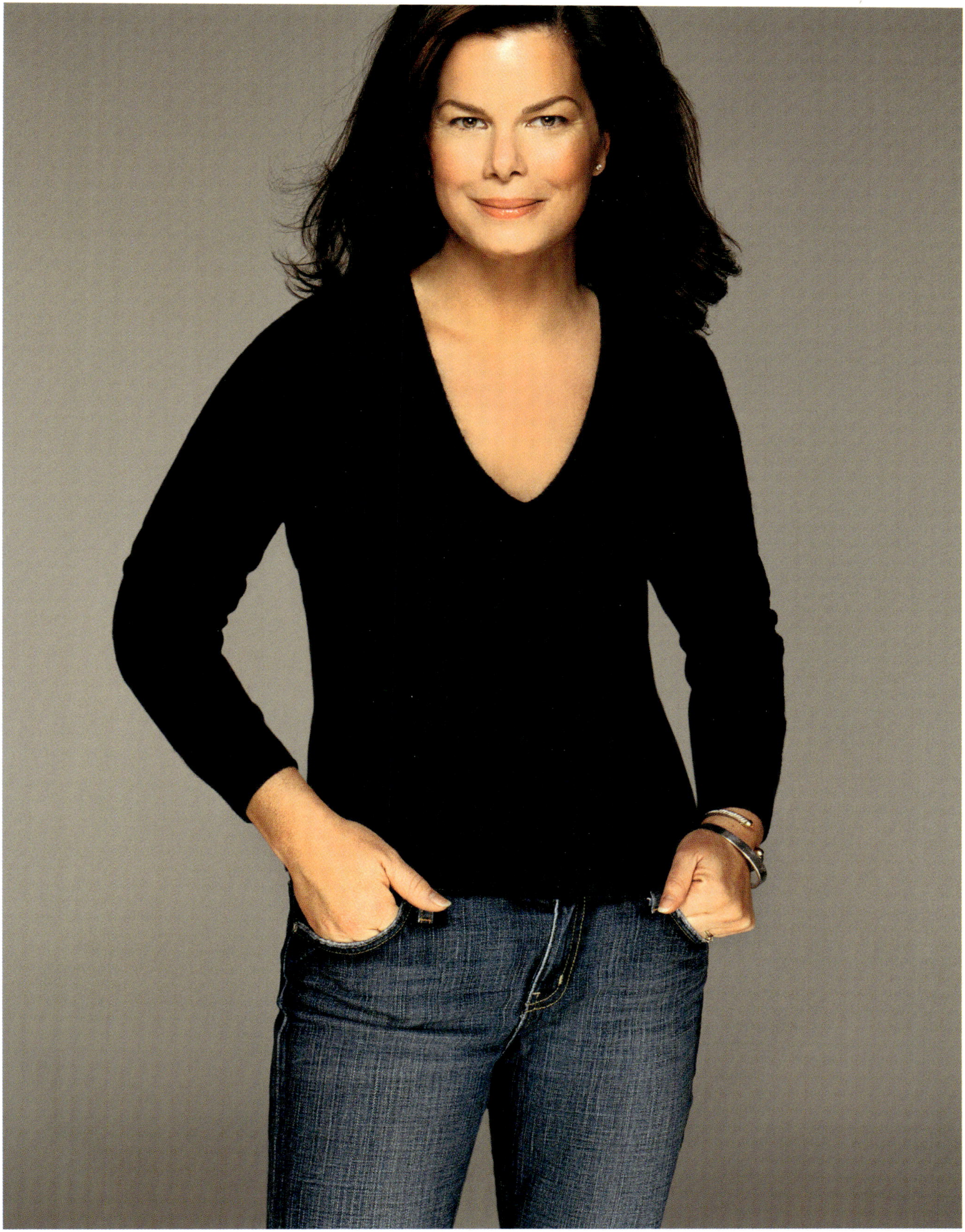

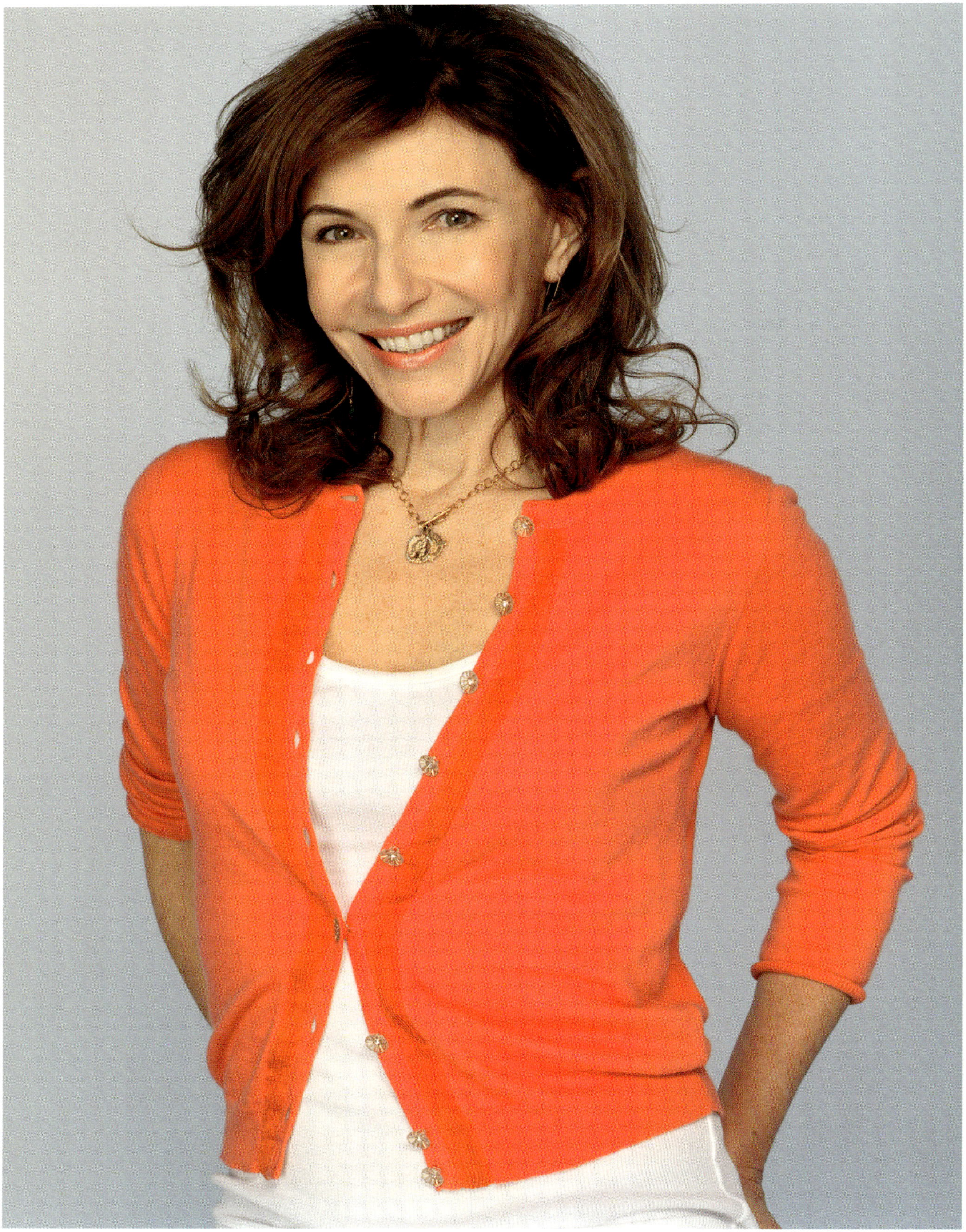

Mary Steenburgen à propos...
ACTRICE

... de la beauté Un beau visage est celui d'une personne qui trouve du sens à sa vie. Les détails ne sont pas très importants. Ce qui compte, c'est ce que ça dit de son monde intérieur.

... du vieillissement J'ai beaucoup de rides d'expression. Je chéris chacune d'entre elles et j'espère en avoir encore beaucoup d'autres.

... de sa beauté à elle J'ai négligé mes sourcils pendant très longtemps. Et puis je me suis rendu compte de l'importance d'avoir un bel arc bien dessiné. Une forme de sourcils adaptée à votre visage fait toute la différence. J'adore jouer avec la couleur et j'ai réalisé un jour que lorsque j'utilise un eye-liner prune sombre, le vert de mes yeux est mis en valeur.

Vanessa Williams à propos...
CHANTEUSE ET ACTRICE

... de la beauté Je crois que ça signifie être à l'aise – à l'aise avec vous-même, votre environnement et les situations auxquelles vous êtes confrontée. Le plus difficile est de profiter du moment présent et de ne pas avoir peur de l'avenir ni de regretter le passé.

... du vieillissement Tant qu'une femme a du pouvoir, l'âge n'est pas un obstacle. Si vous perdez votre pouvoir parce qu'il est lié à votre beauté, vous montrez votre vulnérabilité. Derrière la caméra, devant la caméra et dans la vie de tous les jours, je vois tant de femmes qui ont du pouvoir. Je crois que nous sommes à une époque où nous pouvons assumer notre âge sans limites.

... de sa beauté à elle Si vous avez une belle peau, vous n'avez pas besoin de grand-chose d'autre. J'aime le maquillage qui me donne un air naturel et ne prend pas plus de dix minutes. Il me suffit d'une peau douce et hydratée, d'un peu de gloss sur mes lèvres et de sourcils épilés pour me sentir bien.

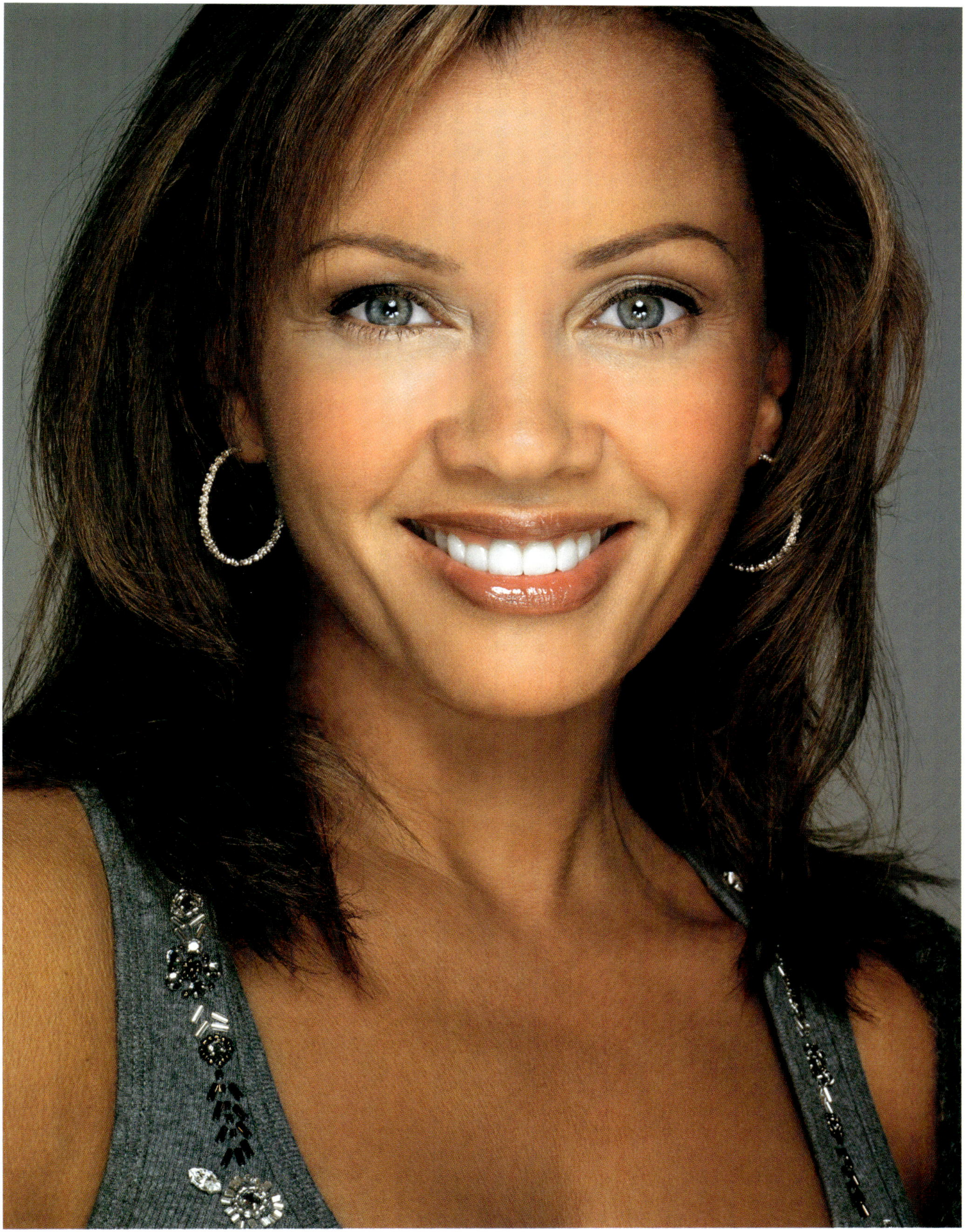

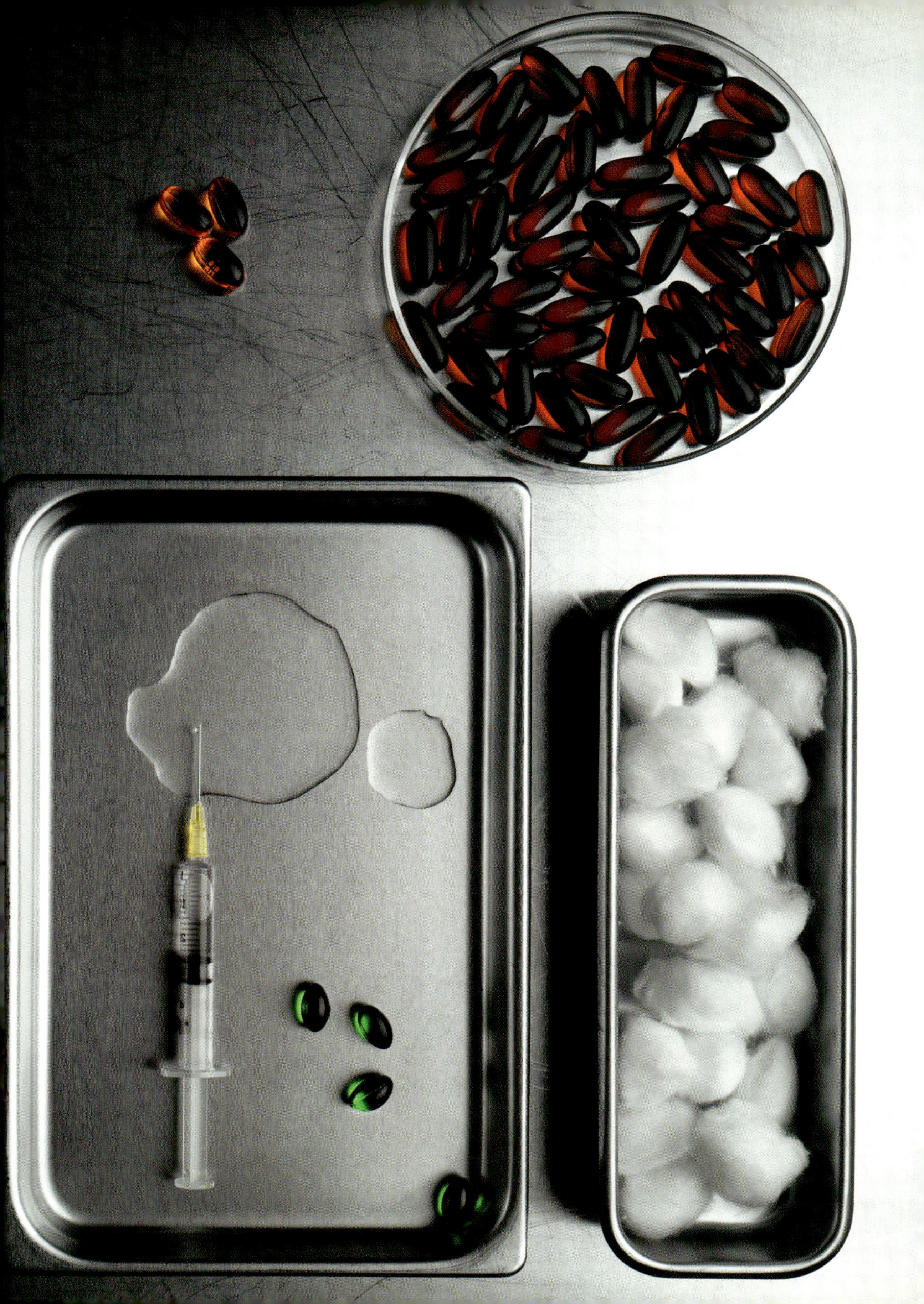

CHAPITRE 2

LES SOINS DE PEAU

Ce qu'un bon dermatologue peut faire pour vous

Si vous avez ce livre entre les mains, vous savez sans doute que je suis maquilleuse, pas dermatologue. Alors pourquoi un chapitre consacré à la dermatologie ? Une de mes convictions profondes est qu'un beau visage commence par une belle peau. Et dans ce domaine, votre dermatologue est votre allié – surtout à partir de quarante ans. Mon objectif, dans ce chapitre, est d'abord et avant tout de lever le voile sur les options non chirurgicales qui s'offrent à vous dans le traitement des problèmes de peau qui surviennent avec l'âge.

Je savais que j'apprendrais beaucoup de choses pendant mes recherches. Mais en commençant à discuter avec des dermatologues et autres experts, je me suis rendu compte qu'il existait un nombre incroyable de traitements. En outre, les experts ne sont pas tous d'accord sur ce qui fonctionne ou pas. Ce que l'un vous présente comme étant la « dernière merveille » laisse un autre sceptique. Comment allais-je faire la part des choses ?

J'ai commencé par dresser une liste de toutes les options possibles – depuis les traitements les plus banalisés jusqu'aux récentes innovations. Quand j'ai eu fini ce petit exercice, je ne pouvais pas en croire mes yeux. Il y en avait des pages. Je me suis rendu compte qu'une femme pourrait aller voir son dermatologue chaque jour pendant un mois, et essayer quelque chose de nouveau à chaque fois. Une démarche effrayante – et coûteuse. Je finissais par avoir des visions de femmes aux allures de cobayes pour qui ça aurait mal tourné, et ça ne me plaisait pas du tout.

Le déclic s'est produit un matin, devant ma télévision, alors que j'écoutais l'interview de deux célèbres mannequins d'une cinquantaine d'années. L'une d'elles était magnifique – le visage expressif, la peau lumineuse et de petites rides d'expression autour des yeux. Elle respirait le bonheur, elle était belle et très à l'aise dans sa peau. L'autre femme n'avait pas du tout l'air naturelle – aucune ride, une expression figée

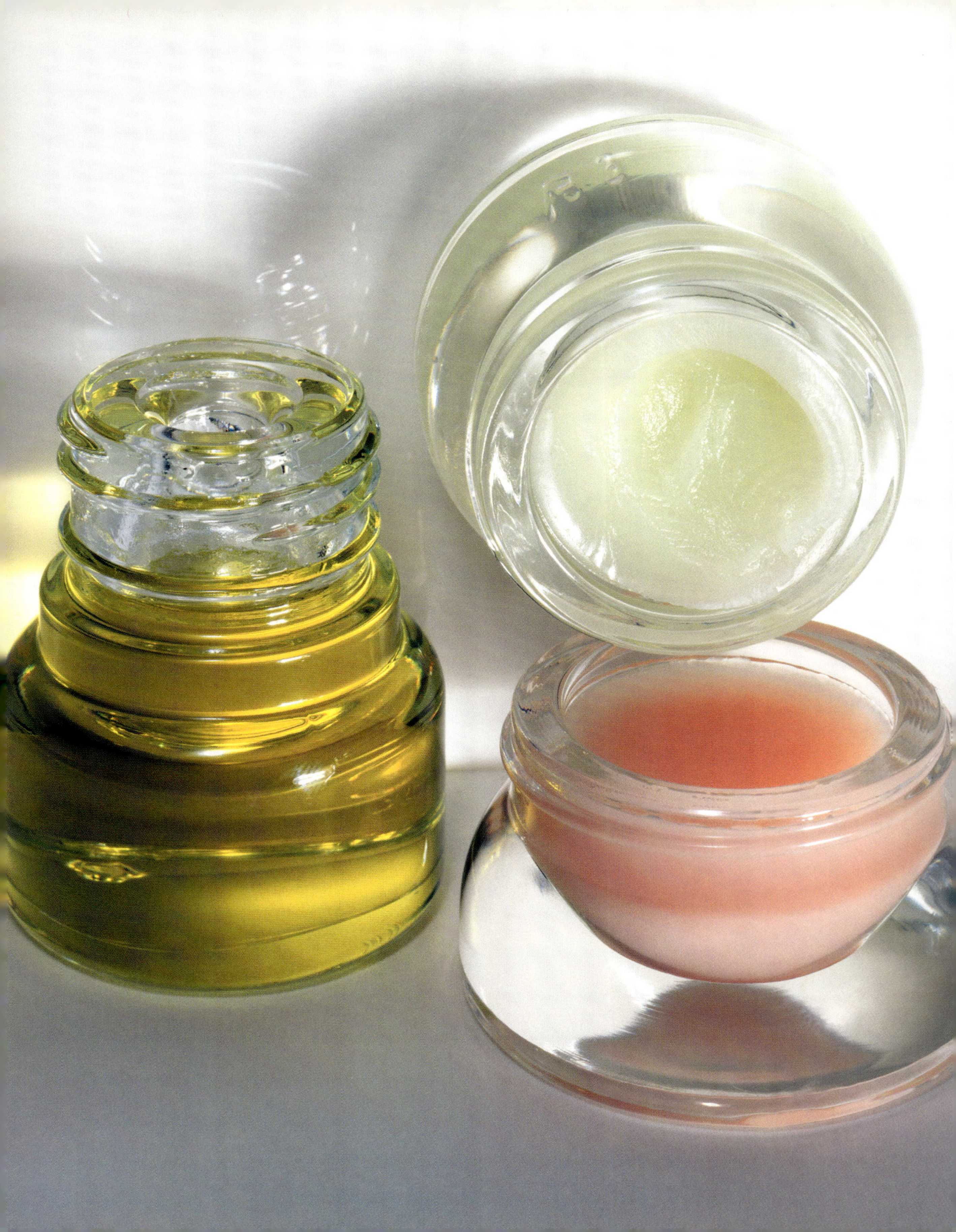

et un visage sans relief (sans doute le résultat, d'après ce que j'ai appris, de trop nombreuses injections).

C'est à ce moment-là que j'ai su exactement ce que j'allais dire dans ce chapitre. Je ne vais pas vous conseiller de faire tout ce que vous pouvez pour effacer toutes les marques de l'âge. La philosophie de ce livre est de trouver de petites choses qui vous rendront plus belle, sans modifier votre visage ni ce que vous êtes. C'est pourquoi j'ai testé et approuvé chacun des traitements que je vous recommande dans ce chapitre. Avec l'aide de ma propre dermatologue, le Dr Jeanine B. Downie, je vais vous présenter uniquement les traitements que j'ai utilisés et qui m'ont convaincue à 100 %, à quelques rares exceptions près. Et, puisque toutes les expériences ne se ressemblent pas, je vous ferai également partager celles d'autres femmes. (À noter : Ces traitements peuvent se révéler onéreux. Si votre budget est limité, le chapitre 3 vous donne des conseils de beauté indolores pour votre porte-monnaie.)

Je pense vraiment que ce n'est que le début – à l'avenir, nous aurons de plus en plus de choix pour être plus belles. Mais n'oubliez pas : il ne s'agit pas de paraître plus jeune ; il s'agit d'être la plus belle possible pour votre âge.

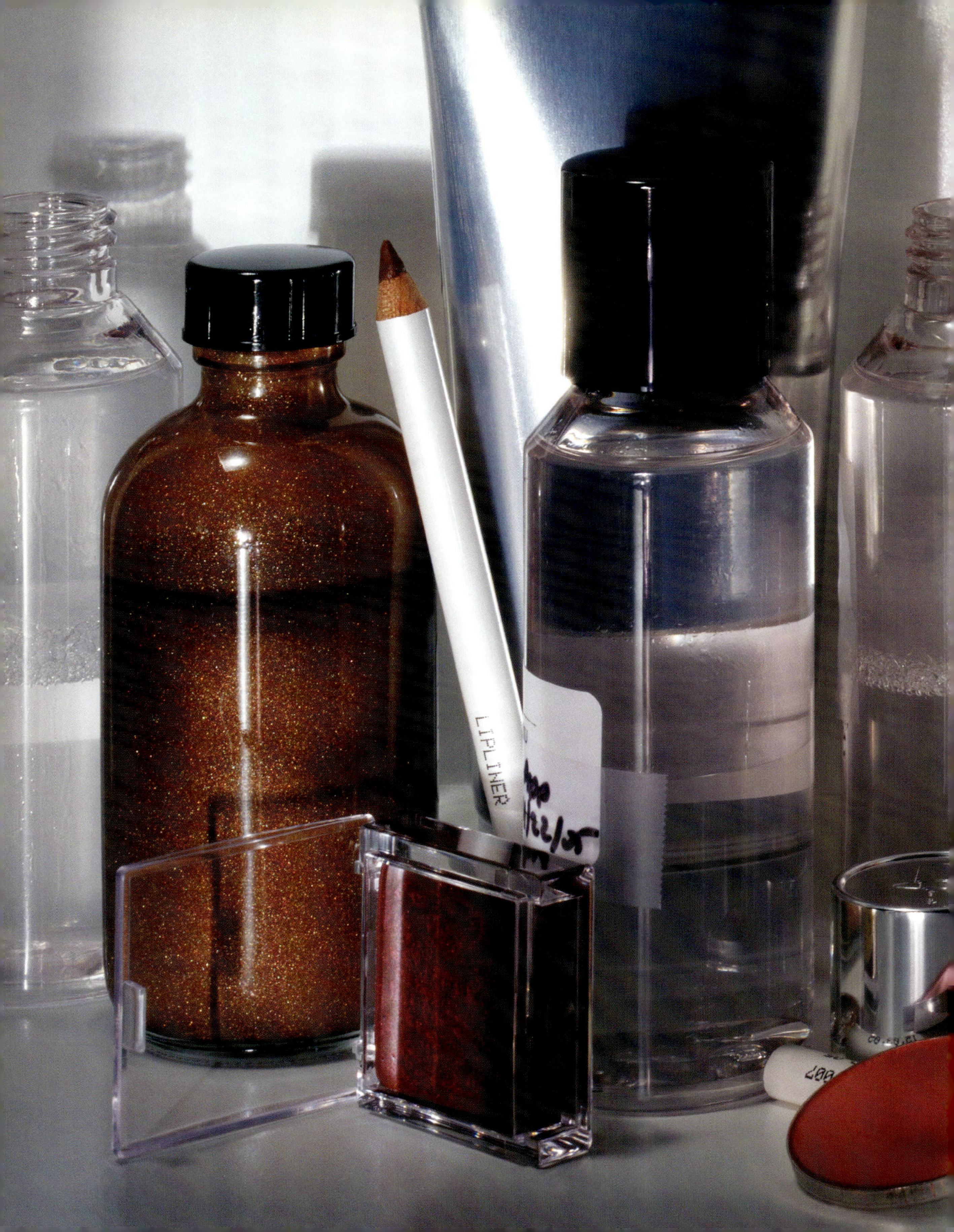
LIPLINER

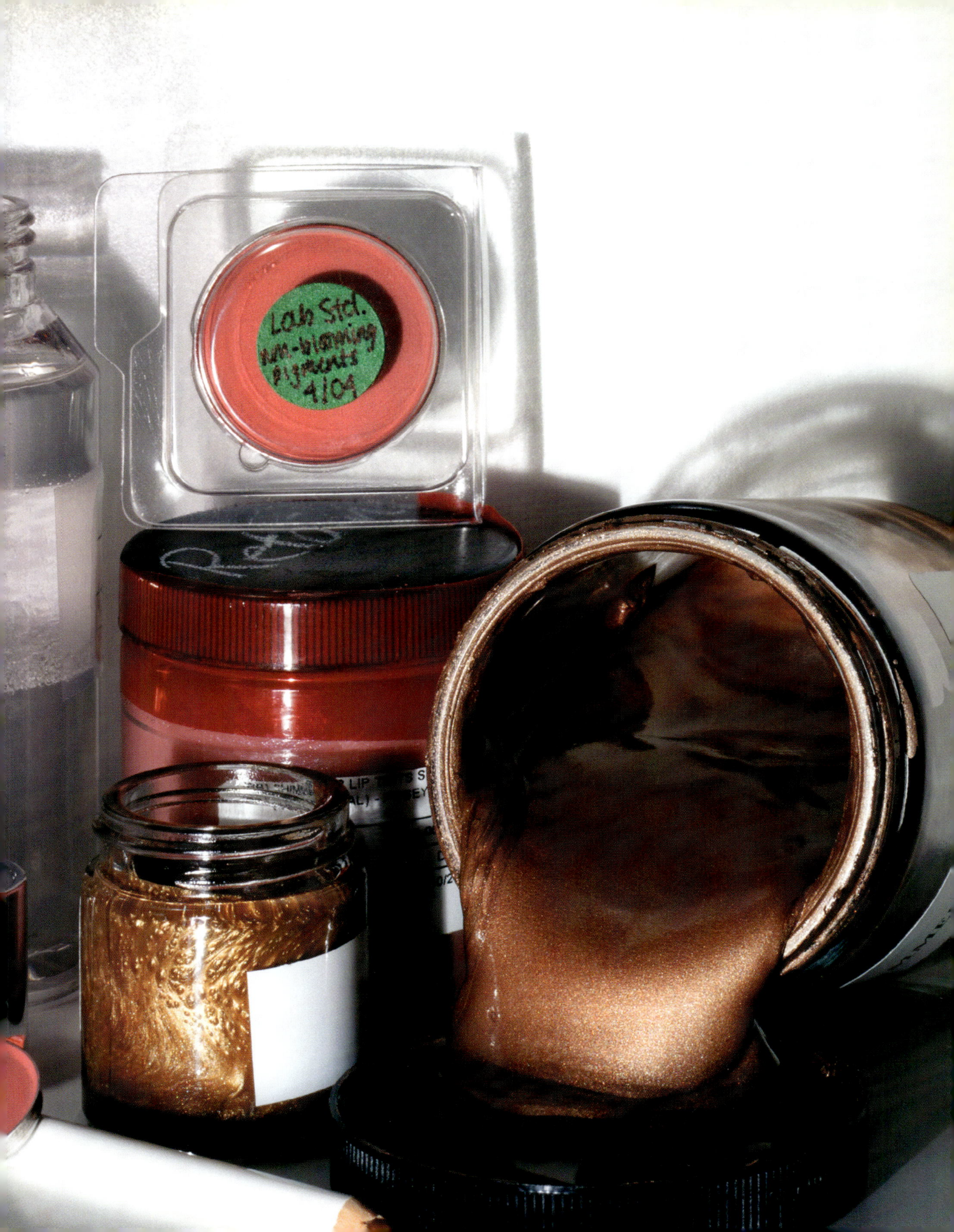
Lab Std.
non-blooming
Pigments
4/09

Que voyez-vous dans le miroir ?

Je suis de la génération des baby-boomers, et j'ai grandi à une époque où une peau bronzée était synonyme de beauté. La devise était alors : « Plus une peau est bronzée, plus elle est belle ». À l'adolescence, j'ai passé d'innombrables étés à me dorer au soleil, sans plus de protection qu'un bikini et un peu d'huile pour bébé et de teinture d'iode. Si j'avais su alors ce que je sais aujourd'hui des effets du soleil sur la peau, je me serais certainement couverte.

J'ai un bon patrimoine génétique, mais quand je regarde ma peau aujourd'hui, je vois les effets de toutes ces années pendant lesquelles je ne me suis pas protégée du soleil. Notre peau ne ment pas. Quand on n'en prend pas assez soin, elle le montre – en particulier quand vous atteignez la quarantaine, la cinquantaine et la soixantaine. Plusieurs facteurs ont un impact sur l'âge de votre peau. La génétique joue un grand rôle. Regardez les femmes plus âgées que vous dans votre famille, et vous aurez une idée de ce qui vous attend. Les choix que vous avez faits par le passé, notamment l'exposition au soleil, vont aussi entrer en ligne de compte. Non seulement une exposition excessive diminue votre taux de collagène et d'élastine, mais elle provoque une hyperpigmentation (les taches brunes, que l'on appelle aussi taches de vieillesse). Votre style de vie a également une influence sur votre peau – selon que vous buvez beaucoup d'eau ou pas (il est important d'hydrater votre peau de l'intérieur), que vous fumez ou non (la cigarette prive votre peau d'oxygène, affecte son élasticité, ternit votre teint et accentue les cernes) et que vous êtes stressée ou non (mon visage porte toujours des marques, quand j'ai passé une nuit blanche).

Mais certains changements qui affectent la peau après 40 ans sont totalement hors de contrôle. La peau se débarrasse en permanence de cellules mortes, mais ce processus de régénération ralentit peu à peu avec l'âge : c'est la raison pour laquelle votre peau perd l'éclat de sa jeunesse. Vous constaterez aussi d'autres changements : au-delà de 40 ans, la peau devient naturellement plus sèche ; la production de collagène diminue et la peau est plus fine ; les rides autour de vos yeux et de votre bouche sont plus visibles. À la cinquantaine, votre peau devra supporter les effets de la ménopause – vous remarquerez sans doute des modifications de texture et d'élasticité ; votre peau sera plus sèche ; sa pigmentation deviendra irrégulière, avec peut-être l'apparition de couperose. Après 60 ans, les rides s'accentuent et votre peau perd de sa couleur et de son élasticité.

Quel que soit votre âge, je vous conseille de mettre de la crème solaire chaque jour. Choisissez une crème qui bloque les UVA et les UVB, avec un indice de protection minimal de 15. Ne fuyez pas le soleil, mais respectez votre peau. (D'ailleurs, je pense toujours qu'une peau légèrement hâlée donne meilleure mine.) Ne vous exposez pas entre midi et 16 heures (période où les rayons du soleil sont les plus agressifs), mettez de la crème solaire et portez un chapeau.

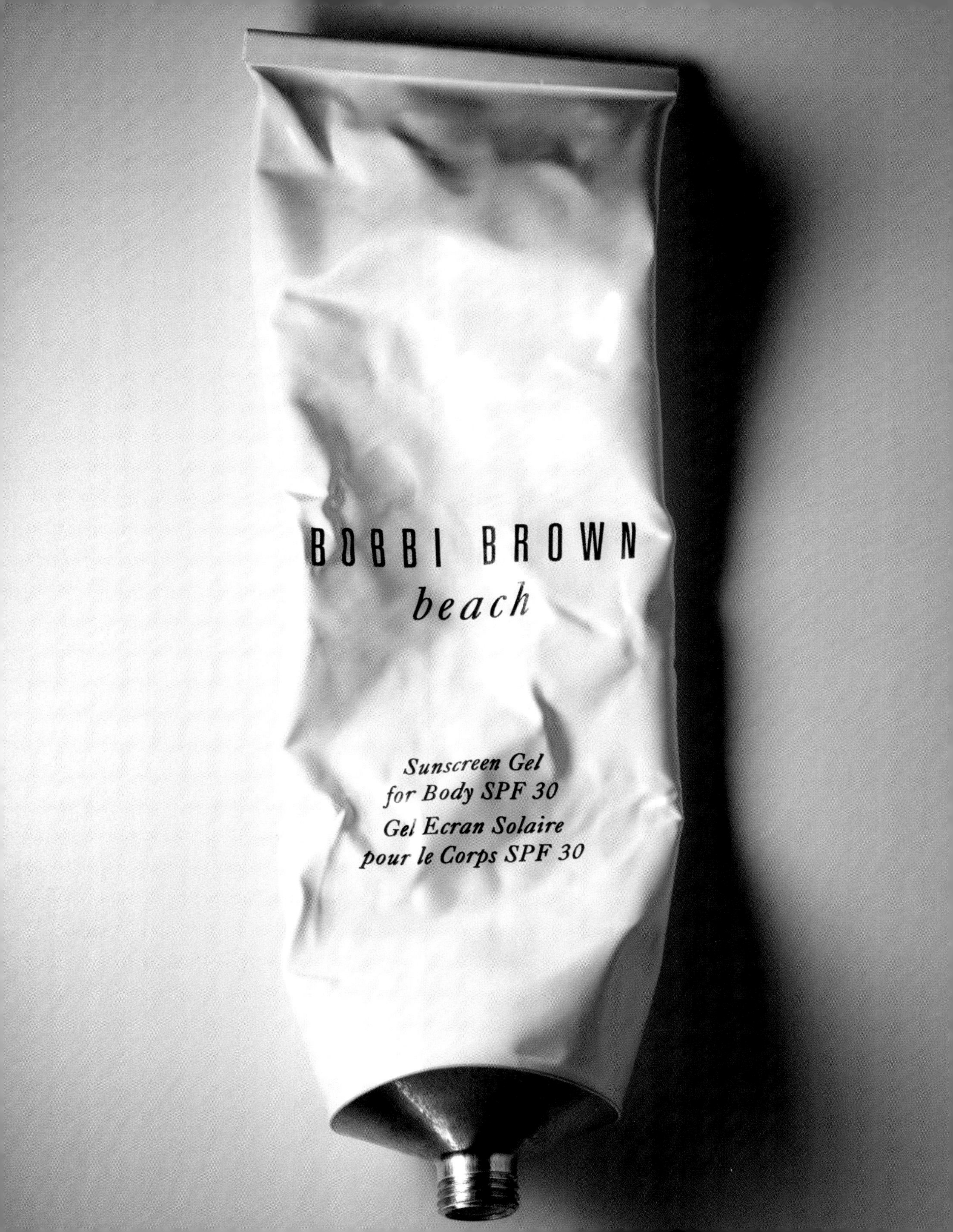
BOBBI BROWN
beach
Sunscreen Gel
for Body SPF 30
Gel Ecran Solaire
pour le Corps SPF 30

Atténuer les rides d'expression

En matière de ridules et de rides, je ne crois pas à la crème « miracle ». Si ça sonne trop beau pour être vrai, c'est probablement que ça ne l'est pas… Et je ne pense pas que nous devions nous acharner à effacer la moindre ride de notre visage – nous les avons toutes « gagnées » et nous devrions les assumer avec fierté (je commence d'ailleurs à aimer celles que j'ai autour des yeux lorsque je souris). Mais si vous voulez atténuer certaines de vos rides, il existe deux solutions typiques auxquelles je crois vraiment : les facteurs de croissance et les rétinoïdes.

Les facteurs de croissance sont des substances qui stimulent la régénération cellulaire dans différentes parties du corps.

En application locale, les facteurs de croissance favorisent la production de collagène, ce qui contribue à atténuer les rides. Selon le Dr Downie, les facteurs de croissance sont un choix pertinent si votre peau est trop sensible pour des produits contenant des rétinoïdes ou des acides alpha-hydroxydes (AHA). On peut utiliser les facteurs de croissance cinq fois par semaine, aussi longtemps qu'on le souhaite.

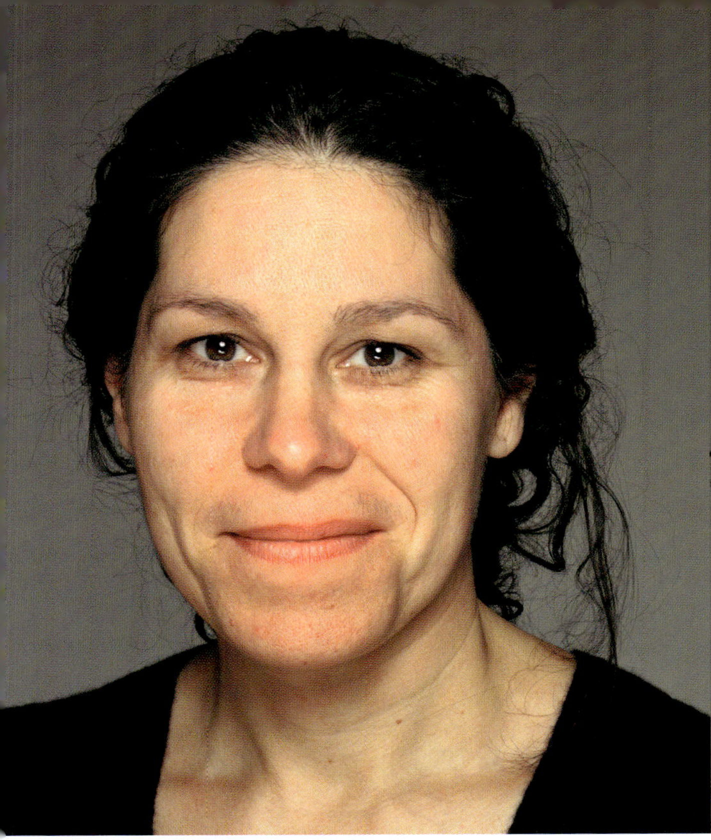

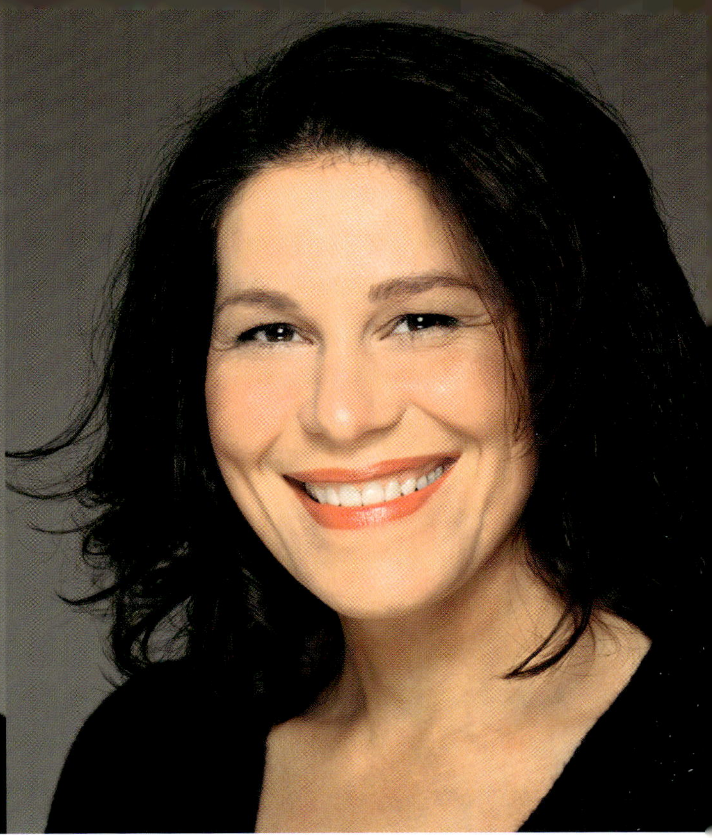

Tout ce dont Athie avait besoin pour être plus radieuse était un anticernes, du blush rose, des lèvres d'un rose pur et profond, et un peu d'éclat.

CAS ÉTUDIÉ : Athie Daniskas.

PROFIL : Depuis que je suis adulte, ma peau est passée par tous les états. Le mieux, c'était pendant mes quatre grossesses (sans doute en raison des changements hormonaux). Depuis, j'ai fréquemment des boutons et un teint irrégulier. Même si je pense que les rides vous donnent du caractère, j'aimerais bien essayer de rendre ma peau plus belle en utilisant une méthode naturelle et sans chirurgie. J'ai la peau très sensible et je fais donc attention à ce que j'applique sur mon visage. J'ai essayé différents types de soins du visage par le passé, mais aucun ne m'a satisfaite. Je suis donc excitée à l'idée de tester ce traitement !

EXPÉRIENCE : Le Dr Downie m'a d'abord dit qu'il était important de bien hydrater ma peau et de mettre de l'écran solaire tous les jours. Puis elle m'a montré comment appliquer une noix de TNS Recovery Complex (*Ndt* : facteur de croissance, non commercialisé en France) sur mon front, mes joues et mon menton, un soir sur deux. Au début du traitement, j'avais l'impression que tout remontait à la surface, j'avais des rougeurs et des sécheresses. Au bout d'une semaine, la texture de ma peau avait changé. Mes pores semblaient s'être resserrés et ma peau était plus douce.

RÉSULTATS : Ma peau s'est vraiment améliorée depuis que j'ai commencé le traitement, il y a deux mois. Les rides sur mon front et autour de mes yeux se sont estompées. J'ai même remarqué qu'une cicatrice sur ma tempe semble moins profonde. Ce n'est pas un traitement éclair : les améliorations sont progressives. Si vous êtes appliquée et confiante, vous finirez par constater les résultats.

Les rétinoïdes, des dérivés de la vitamine A, sont également efficaces pour stimuler la production de collagène et contribuer au renouvellement de la peau.

Les rétinoïdes peuvent provoquer des irritations et vous constaterez peut-être une certaine sécheresse ou une desquamation. Votre peau sera également plus sensible au soleil : il est donc particulièrement important de bien la protéger, avec une crème indice 30 minimum. Pour être vraiment efficaces, les rétinoïdes doivent être utilisés un certain temps – environ un mois. Mais je vous jure que j'ai immédiatement constaté une amélioration. Les crèmes en application locale qui contiennent des rétinoïdes sont disponibles sur prescription médicale. Elles peuvent être appliquées jusqu'à deux fois par semaine, si nécessaire.

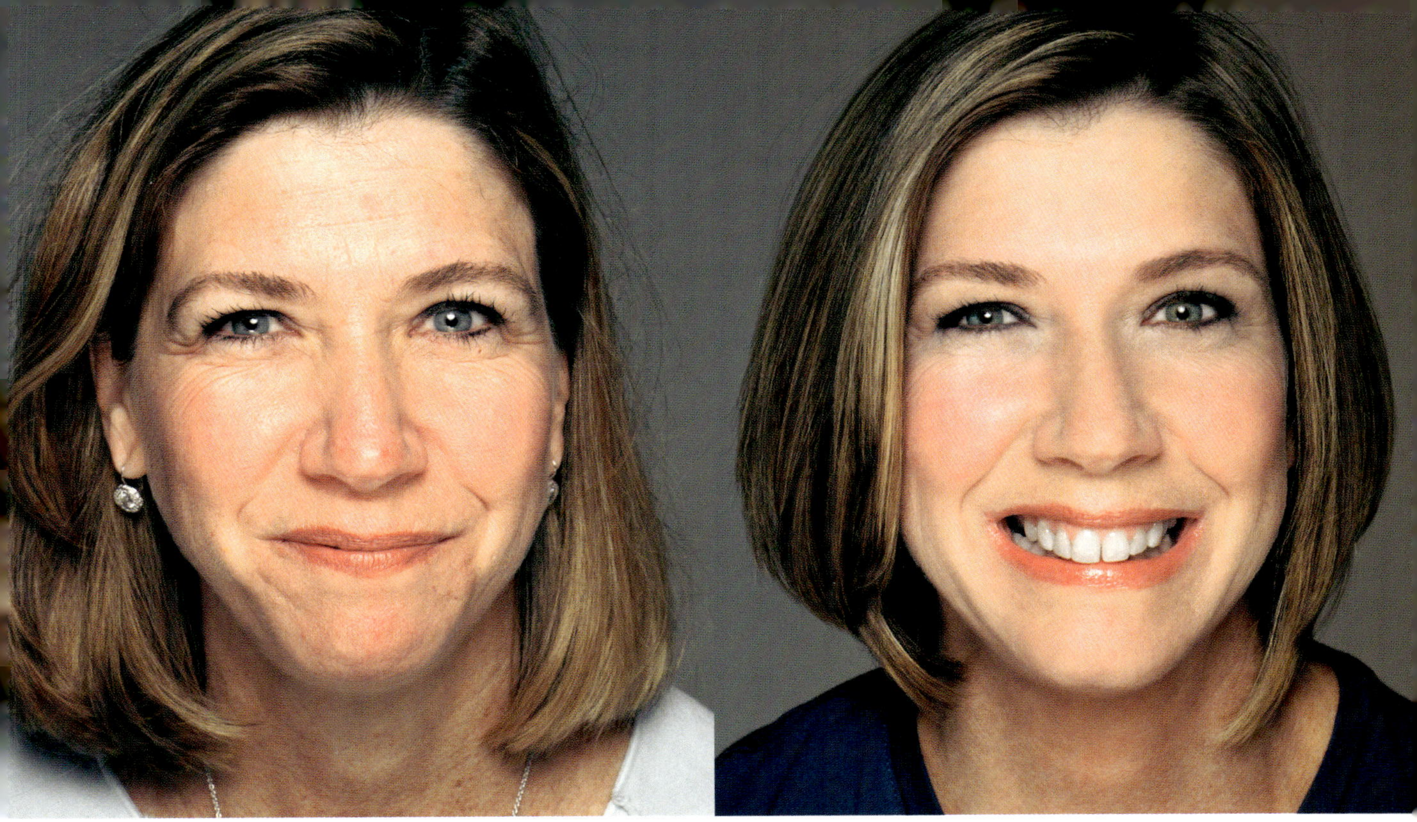

Les beaux yeux de Leslie sont vraiment mis en valeur par un trait de crayon bleu marine. Le fond de teint lisse sa peau et égalise son teint.

CAS ÉTUDIÉ : Leslie Larson.

PROFIL : J'ai ce que j'appelle une « peau bariolée » : j'ai des taches de rousseur, de petits vaisseaux éclatés et un teint inégal. Les changements les plus notables de ma peau, avec le temps, sont les rides profondes apparues sur mon front et une sécheresse extrême. J'ai beau hydrater ma peau de manière très consciencieuse et boire beaucoup d'eau, elle tire toujours (mon père est dans le même cas). Je suis d'une génération qui n'était pas consciente des dangers du soleil, alors je me suis beaucoup exposée étant plus jeune. Je le paye aujourd'hui, mais je m'applique à atténuer les dégâts. (Je mets de la crème solaire chaque jour, et si je dois rester longtemps dehors, je me protège avec un chapeau ou je reste à l'ombre sous un parasol.)

EXPÉRIENCE : J'ai appliqué la crème aux rétinoïdes un soir sur deux. On m'avait dit d'attendre vingt minutes pour qu'elle pénètre bien avant d'appliquer ma crème hydratante. La première chose que j'ai remarquée, c'est un peu de sécheresse et de desquamation. Ça a duré environ les deux premières semaines du traitement, et maintenant ma peau commence à être plus douce, surtout sur mes joues.

RÉSULTATS : Après un mois d'utilisation, ma peau est plus douce et mes ridules se voient moins. L'amélioration globale est évidente, même si les rides sont toujours là. Je crois qu'il est important d'être réaliste sur cette crème, et de savoir ce qu'elle peut faire pour vous. Vous ne pouvez pas arrêter le processus de vieillissement, mais vous pouvez le ralentir un peu. Mon visage est celui d'une femme mûre, et cela me va bien.

Raviver une peau terne

Mon regard est toujours attiré par les femmes dont la peau est lumineuse. Je trouve qu'il n'y a rien de plus beau. Une peau jeune est naturellement pleine de lumière – voyez la peau d'un bébé, d'un enfant ou même d'une femme d'une vingtaine d'années. Malheureusement, le teint devient terne avec l'âge, car le renouvellement cellulaire diminue. Outre l'exfoliation, le peeling chimique est un moyen efficace de stimuler le processus par lequel la peau se renouvelle.

Le peeling chimique

Il s'agit essentiellement d'appliquer une solution acide sur le visage, pour débarrasser la peau de ses cellules mortes.

Les peelings ne sont pas tous égaux ! Ceux que vous pouvez faire chez vous (et que l'on trouve en parapharmacie) présentent le plus bas pourcentage d'acide. Ils sont si doux que vous ne constaterez pas une différence fondamentale sur votre peau. Les peelings proposés en instituts sont un peu moins doux, et il ne faut pas en faire plus d'un ou deux par mois. Quant aux peelings chimiques, réalisés par un dermatologue, ils contiennent en général de l'acide glycolique, de l'acide salicylique, de l'acide lactique ou de l'acide trichloracétique. La proportion d'acide utilisée pour un peeling varie de 20 % (pour un peeling superficiel) à 99 % (pour un peeling profond), en fonction de votre type de peau et du résultat escompté. Un peeling superficiel provoque rarement des irritations, n'implique pas une immobilisation et peut être fait à un rythme hebdomadaire. Avec un peeling moyen ou profond, la peau rougit et se desquame, et il faut compter une semaine pour qu'elle redevienne normale. On peut faire un peeling moyen toutes les deux semaines, en fonction du type de peau. Mais il ne faut pas faire plus d'un peeling profond par mois. La peau étant particulièrement sensible après un tel traitement, il est important de bien la protéger avec une crème solaire indice 30 minimum.

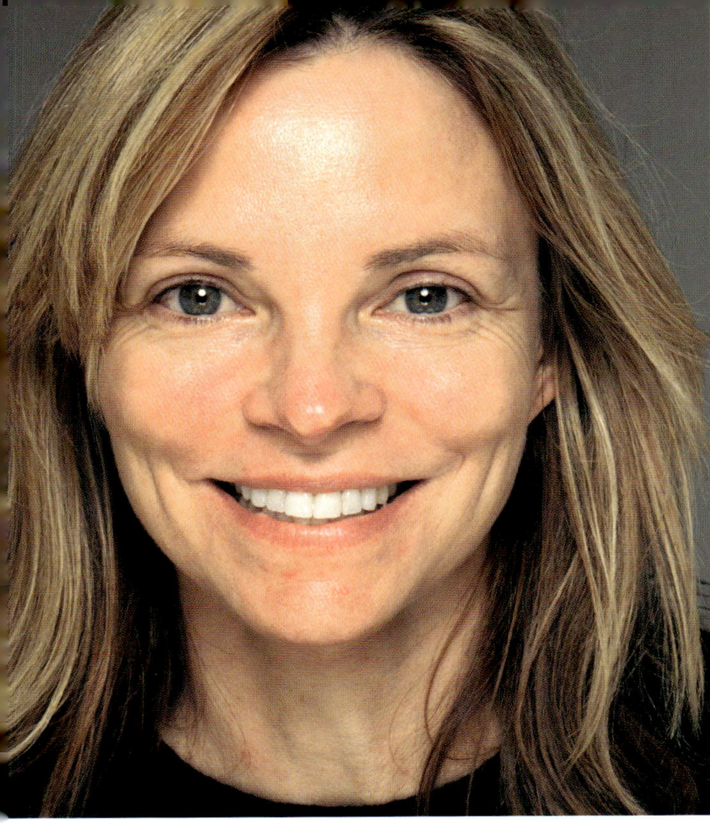

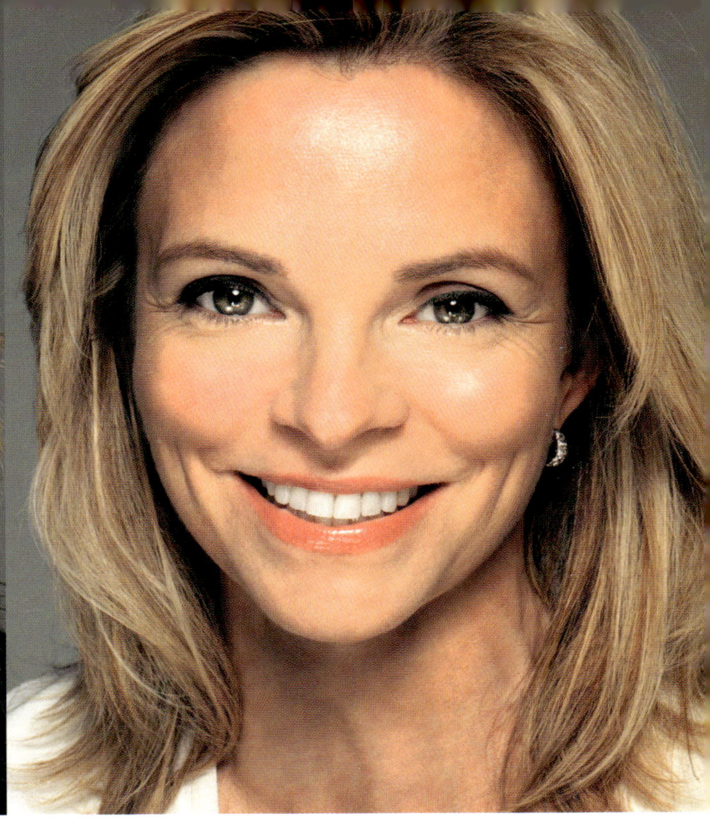

J'ai utilisé un mascara noir pour souligner les yeux de Julie, une ombre à sourcils pour mieux en dessiner le trait et du rose à lèvres et à joues pour l'éclat de son visage.

CAS ÉTUDIÉ : Julie Jackson.

PROFIL : Je crois que le plus surprenant, pour beaucoup de femmes de mon âge, c'est la différence entre ce que l'on ressent à l'intérieur (j'ai toujours l'impression d'avoir 17 ans !) et ce que l'on voit dans le miroir. En ce qui me concerne, les changements se sont produits de manière très subtile ; j'ai commencé à découvrir quelques taches de vieillesse, ma peau devenait vraiment sèche en hiver, et je recommençais à avoir de l'acné. J'aimerais avoir une belle peau le plus longtemps possible, et je ne veux pas de traitements agressifs. Ce qui me pose problème, avec un peeling chimique, c'est de savoir au bout de combien de temps je pourrai retourner au bureau. J'ai aussi entendu qu'on pouvait avoir des boutons, alors je crains que le résultat ne soit pire qu'avant...

EXPÉRIENCE : C'est très rapide – ça n'a pas pris plus de cinq minutes. On a tamponné la solution acide sur tout mon visage et on m'a donné un éventail pour que je puisse soulager le léger picotement pendant l'application. On m'a rincé le visage immédiatement après. J'avais la peau qui tirait un peu, mais le peeling ne semblait pas entraîner d'autres effets indésirables (rougeurs ou irritations, par exemple). Je n'aurais pas à prendre quelques jours de congé, ce qui était mon souci majeur. J'ai remarqué que certains de mes pores étaient resserrés, et on m'a dit qu'il fallait attendre trois ou quatre jours pour apprécier pleinement les effets du peeling.

RÉSULTATS : J'avais la peau un peu sèche le lendemain et j'ai eu un bouton, qui a disparu rapidement. Trois ou quatre jours plus tard, je ne ressentais plus aucune gêne et ma peau était très belle – vraiment claire et très douce. Depuis que j'ai fait ce peeling, j'utilise moins de maquillage qu'avant : un peu de fond de teint et de poudre me suffisent pour être belle. Aucun temps d'immobilisation et un superbe résultat : je suis prête à recommencer !

Retrouver de l'élasticité

C'est un changement inévitable qui vient avec l'âge : l'élasticité de la peau diminue peu à peu.
À qui la faute ? Certains facteurs échappent à notre contrôle, comme le terrain génétique ou un niveau bas d'œstrogènes dans le corps (pour plus d'informations sur les effets des œstrogènes sur votre peau, reportez-vous au chapitre 6, consacré à la ménopause). Mais nous pouvons agir sur d'autres facteurs qui influencent l'élasticité de la peau : la cigarette, le stress, le régime alimentaire et le soleil. Même si c'est plus facile à dire qu'à faire, essayez de ne pas stresser quand les choses commencent à aller de travers. Votre peau n'est peut-être pas aussi souple qu'avant, mais vous êtes certainement plus avisée, plus sage et plus sûre de vous.

Le photorajeunissement

Si ce que vous voyez dans le miroir vous ennuie vraiment, pensez au photorajeunissement (laser non abrasif).

Voici comment ça fonctionne : cette technique utilise le laser de façon douce. La lumière pulsée pénètre sous la peau, qui ne subit aucune blessure. Les tissus cutanés absorbent l'énergie de la lumière, puis se « soignent » en produisant du collagène plus élastique. Une séance dure environ un quart d'heure, et vous pouvez vous attendre à constater une amélioration après trois à cinq séances, espacées de trois à quatre semaines. Ce traitement ne vous rendra pas la peau de vos 20 ans, mais il vous aidera à avoir une peau plus ferme et tonique. Après un rajeunissement au laser, la peau est plus sensible au soleil alors n'oubliez pas d'appliquer une crème protectrice. Outre une amélioration globale de la peau, le photorajeunissement aide aussi à estomper les rougeurs.

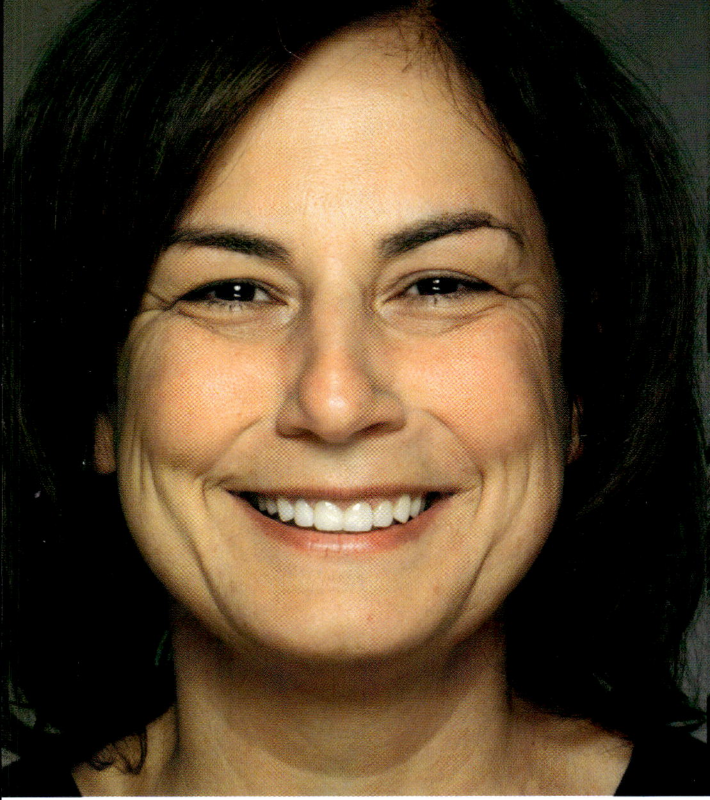

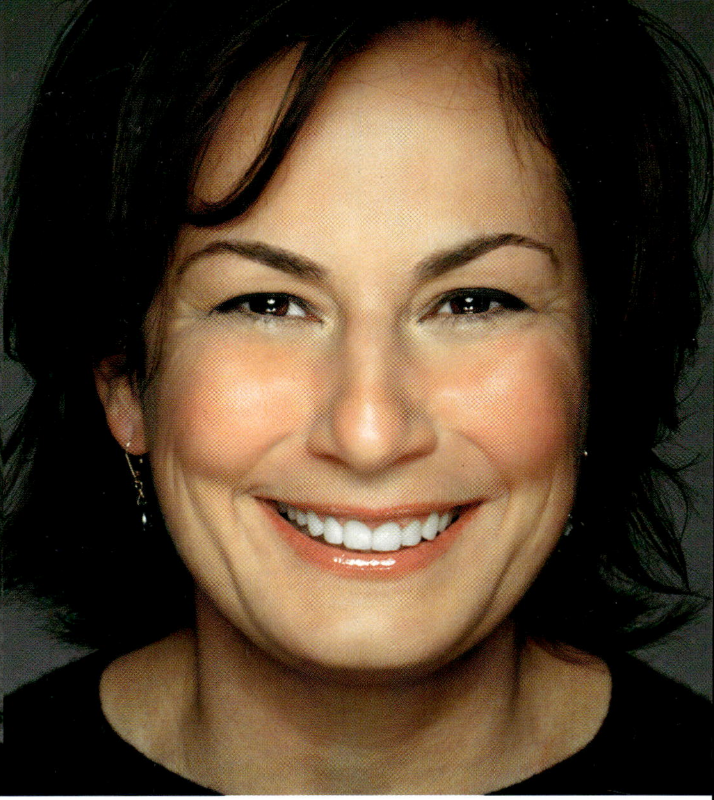

Avec une coupe dégradée, Amy paraît tout de suite plus jeune. Un peu d'eye-liner noir fait pétiller son regard et complète son maquillage.

CAS ÉTUDIÉ : Amy Rosen.

PROFIL : L'approche de la cinquantaine m'a fait réfléchir à poser de nouveaux jalons. J'ai toujours eu une belle peau malgré des soins on ne peut plus simples. J'ai passé beaucoup trop de temps au soleil lorsque j'étais jeune adulte. Jusqu'à récemment, je pensais ne pas avoir à en payer le prix. Mais maintenant, je repère quelques taches brunes. Ces cinq dernières années, ma peau s'est vraiment desséchée et est plus relâchée qu'avant. J'ai quelques marbrures sur le visage et j'ai commencé à utiliser un fond de teint pour les cacher. Les dermatos proposent tellement de traitements différents que si vous ne faites pas attention, c'est facile de dépasser les bornes en prenant un peu de ceci et un peu de cela. À 50 ans, je ne veux pas faire semblant d'en avoir 30.

EXPÉRIENCE : J'ai commencé une série de quatre séances laser, de moins de dix minutes chacune. Le Dr Downie m'a mis du gel sur le visage et a passé le laser sur les zones où j'avais des vaisseaux éclatés. J'ai senti un léger picotement. Ce que j'ai apprécié dans ce traitement, c'est qu'il est très subtil et que je n'ai pas eu l'impression que l'on manipulait ma peau outre mesure. Je me suis dit que ça n'allait pas entraîner des bleus ou autres dégâts cutanés visibles.

RÉSULTATS : À chaque fois que je repartais après une séance, je me sentais mieux. Je ne pouvais pas précisément dire ce qui allait mieux, car les différences étaient subtiles, mais elles étaient bien réelles. J'ai un meilleur teint que depuis bien longtemps. Mon nez et mes joues sont moins rouges, et je n'ai plus besoin de maquillage pour égaliser mon teint. Mes taches de soleil ont disparu. C'est ce que j'ai adoré dans ce traitement. Ces taches étaient la première chose que je voyais en me regardant dans le rétroviseur. Et ne plus les voir suffit à me faire passer une bonne journée ! Au bout de quatre séances, je me rends compte que je pourrais devenir accro.

Effacer des taches brunes

Les taches brunes – ou taches de soleil, taches de vieillissement – sont le résultat d'une combinaison de facteurs : une exposition prolongée au soleil sans protection (ou trop peu), des variations hormonales naturelles (pilule contraceptive, grossesse et ménopause) et un terrain génétique. J'ai commencé à remarquer des taches brunes à l'approche de la quarantaine. J'ai tenté de m'en débarrasser à l'aide de produits dépigmentants et du resurfacing laser. Les produits dépigmentants contiennent de l'hydroquinone, un antioxydant qui lutte contre les enzymes cutanés responsables de la production de mélanine. Les produits contenant 2 % d'hydroquinone, disponibles sans ordonnance, peuvent légèrement éclaircir les taches. Les préparations à 4 %, sur ordonnance uniquement, ont la réputation d'être bien plus efficaces. J'ai essayé pendant quelques mois une crème combinant de l'hydroquinone à 4 %, un stéroïde local et de la trétinoïne, un dérivé de la vitamine A. Je n'ai pas constaté de différence flagrante dans la coloration de mes taches.

Le resurfacing laser

À mon avis, rien de plus efficace que le resurfacing laser pour vous débarrasser des taches brunes.

Les lasers abrasifs visent essentiellement la mélanine (un pigment qui colore votre peau), qu'ils détruisent en morceaux. On applique un anesthésiant local avant l'intervention pour minimiser les picotements, puis le laser chauffe les couches supérieures de la peau et les supprime. De petites croûtes se forment peu après, puis tombent, laissant apparaître une peau sans taches (les taches les plus tenaces peuvent nécessiter plusieurs séances). La peau traitée au laser est plus sensible au soleil : il faut donc appliquer une crème protectrice anti-UVA et UVB, indice 30 minimum.

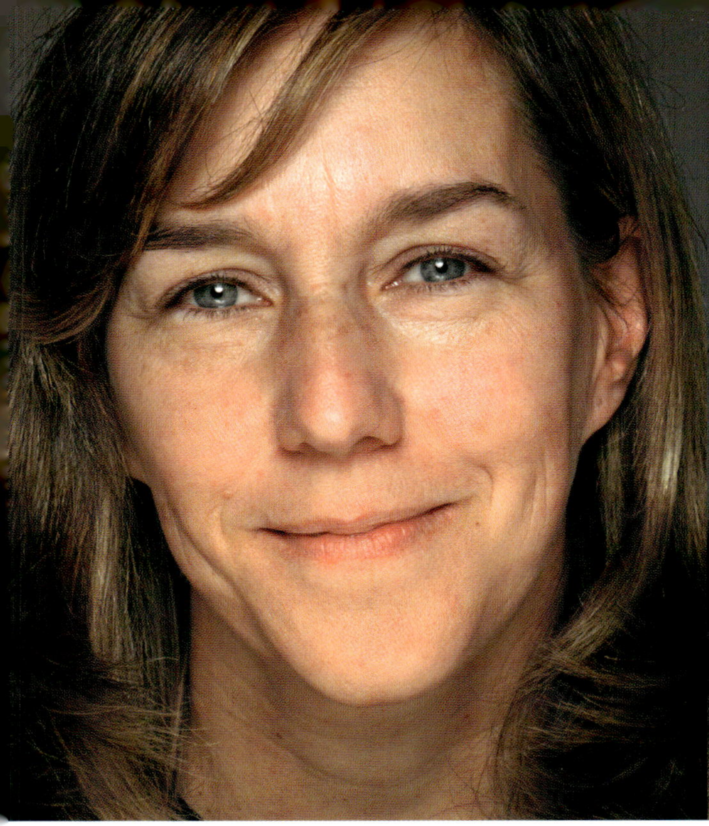

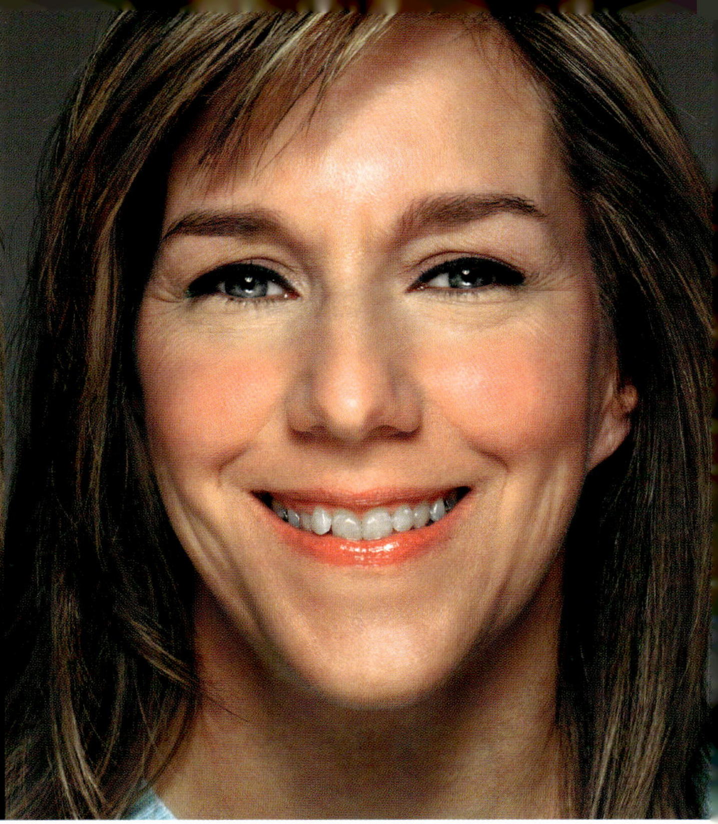

J'ai utilisé un blush rose et un gloss pétale de rose pour rehausser et illuminer le visage de Naomi, tout en conservant son look naturel.

CAS ÉTUDIÉ : Naomi Drewitz.

PROFIL : J'ai d'abord vu ma grand-mère, puis ma mère avoir des taches sur le visage – mais je pensais que ça ne m'arriverait pas. J'avais à peine plus de 30 ans quand les premières taches sont apparues. D'abord sur mes mains et mes bras, puis sur mon visage. Je les détestais, je trouvais qu'elles me vieillissaient. J'ai tout essayé pour les cacher – depuis le maquillage jusqu'à une crème enrichie en vitamine E. Depuis cinq ans, je ne m'expose plus au soleil, pour empêcher l'apparition de nouvelles taches. J'aimerais bien essayer le resurfacing laser, et la douleur ou les picotements ne me font pas peur. Ce qui m'inquiète, c'est ce à quoi je vais ressembler juste après l'intervention, comment ça va évoluer et les éventuelles cicatrices.

EXPÉRIENCE : L'intervention s'est bien passée, elle a pris environ vingt minutes. Le Dr Downie a utilisé une sorte de petit crayon pour brûler les taches sur mon visage et ma poitrine. En sortant du cabinet, je ne voyais aucune différence. Mais deux heures plus tard, les taches traitées ont rosi et le soir même, elles étaient brunes. Le lendemain matin, des croûtes ont commencé à se former. Après quelques jours, elles ont noirci et commencé à me démanger terriblement. Le Dr Downie m'a dit de continuer d'hydrater les taches avec de la vaseline, et d'appliquer une crème solaire indice 30 en permanence. Le plus dur, c'était de ne pas me gratter...

RÉSULTATS : Les croûtes ont fini par se rétracter et tomber. Je dois dire que j'ai été agréablement surprise. Toutes les taches brunes n'avaient pas entièrement disparu, mais elles étaient toutes atténuées. La tache la plus visible sur ma joue – celle qui me gênait le plus – est beaucoup plus légère, et toutes celles de ma poitrine ont disparu. L'effet global est superbe. Quand vous avez des taches brunes, vous vous habituez à les voir et vous ne réalisez pas à quoi vous pourriez ressembler sans elles. Vous avez le teint plus net, plus frais.

Les soins du visage en spa
Interview de Marcia Kilgore

J'ai toujours adoré les spas. C'est l'un des rares endroits où mon esprit prend le temps de se reposer de sa course folle habituelle. Lors d'un récent voyage à Telluride, je me suis offert un soin du visage à l'oxygène. On m'a vaporisé de l'oxygène pur, qui est censé améliorer la circulation sanguine et stimuler les cellules. Je ne sais pas si ce soin a vraiment eu un impact sur mes cellules, mais il m'a fait une belle peau plus lumineuse.

Les clients comme les professionnels des spas ont tous des avis différents sur les bienfaits des soins du visage. Pour certains, c'est une façon de se détendre et de se faire dorloter. D'autres, plus pragmatiques, les estiment indispensables à la bonne santé de la peau. J'ai voulu recueillir l'avis d'expert de Marcia Kilgore, fondatrice du célèbre institut de beauté Bliss (*Ndt* : le spa Bliss se trouve à New York).

Bobbi – Quels sont les bienfaits des soins du visage ?

Marcia – Dans le monde d'aujourd'hui, nous sommes tellement pressés que c'est un vrai luxe de faire quelque chose vraiment pour soi – pas de téléphone qui sonne, pas d'enfants qui crient, pas de petit ami ou de mari qui vous demande quoi que ce soit. Les soins du visage sont incroyablement relaxants : c'est pour cela que vous vous sentez mieux. Ensuite, il y a leurs nombreux bienfaits pour la peau. Les soins incluant la microdermabrasion sont régénérants : cette technique débarrasse l'épiderme de ses couches supérieures mortes, pour révéler une peau douce et fraîche. Elle stimule également le drainage lymphatique, qui aide la peau à évacuer les toxines.

Quand nous vieillissons, nos parois capillaires deviennent moins perméables (à cause des effets physiologiques de l'âge, mais aussi du tabac et des dégâts dus au soleil), ce qui signifie que les cellules de la peau reçoivent moins de sang. Les soins du visage à l'oxygène ont un effet drainant sur la peau, qui désengorge les vaisseaux capillaires et leur permet de délivrer davantage de nutriments aux cellules cutanées. Un des principaux objectifs des soins du visage est de nettoyer les pores. C'est important, parce que c'est en grande partie par les pores que les principes actifs (des produits de soin) et l'oxygène ambiant pénètrent dans la peau. Et avec des pores propres, les risques de boutons sont moindres car le milieu est moins favorable aux bactéries anaérobiques.

Bobbi – À quelle fréquence faut-il se faire un soin du visage ?

Marcia – Idéalement, tous les quatre ou six mois. Même une fois par an, cela fera du bien à votre peau. Si vous ne pouvez pas aller en institut, vous pouvez facilement vous faire un mini soin chez vous. Appliquez une compresse tiède sur votre visage et appuyez doucement sur les pores (quoi que vous fassiez, n'utilisez pas vos ongles). Pour avoir une peau plus lumineuse, faites une exfoliation avec un mélange de jus d'orange et de bicarbonate de soude. Rincez bien immédiatement après, pour éviter les irritations.

Bobbi – Entre deux soins du visage, comment garder une belle peau ?

Marcia – Il est important de respecter quelques principes de base. Choisissez un produit nettoyant qui enlève l'excès de sébum, hydratez votre peau pour freiner l'évaporation du flux d'eau transépidermique, et mettez chaque jour une crème solaire (le soleil est responsable de 90 % du vieillissement visible de la peau). Sous la douche, exfoliez-vous trois fois par semaine, pour éliminer les peaux mortes. Mais n'agressez pas votre peau – le plus n'est pas forcément le mieux.

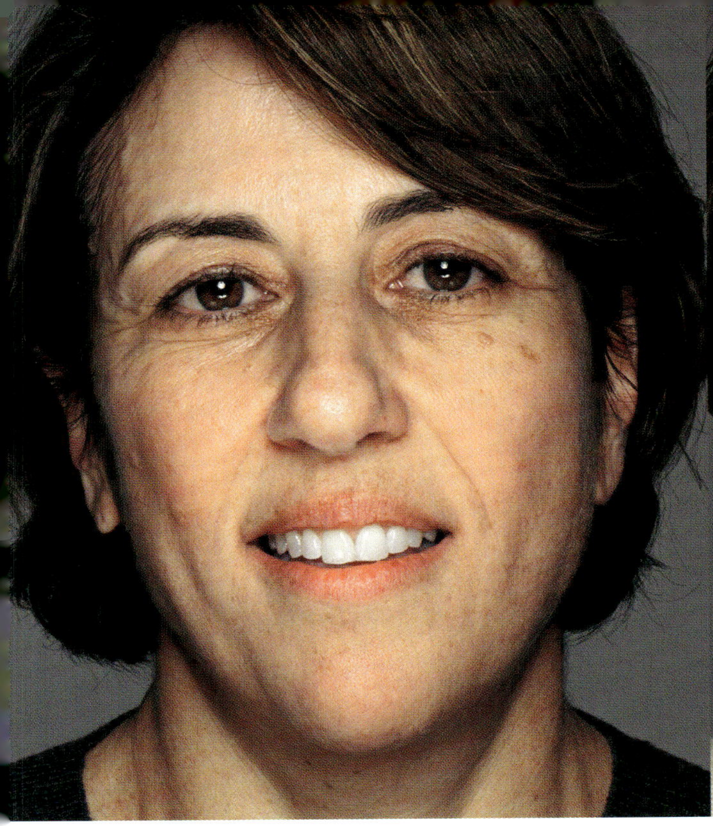

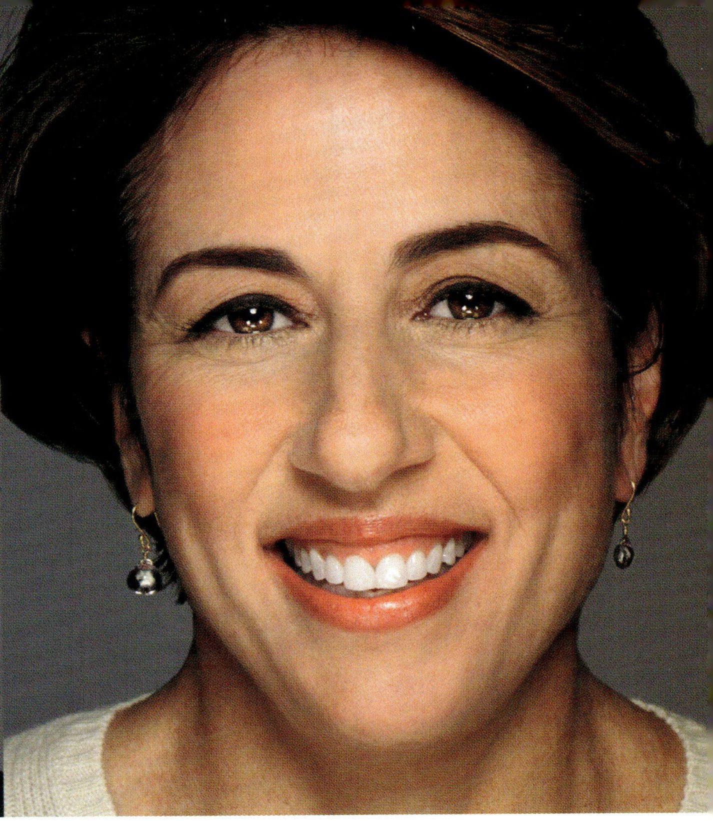

Pour parfaire la peau d'Amy, j'ai utilisé un fond de teint d'un ton chaud. Le blush nectar sur ses pommettes donne une belle lumière à son visage.

CAS ÉTUDIÉ : Amy Lazarus.

PROFIL : J'ai une peau sensible qui tend à subir une éruption de boutons une fois par an. J'ai passé beaucoup de temps au soleil quand j'étais plus jeune et j'ai beaucoup de taches tenaces dont même les traitements au laser ne sont pas venus à bout. L'âge n'était pas un problème pour moi à 40 ans, mais je me suis pris une claque après 45 ans. Ça ne m'enchante pas de vieillir, mais je n'en fais pas non plus une obsession. J'ai fait plusieurs soins du visage et, en général, je n'ai pas relevé une énorme amélioration de l'état de ma peau. Pour ma part, les soins du visage sont un bon moment de détente, une bonne manière de recharger les batteries.

EXPÉRIENCE : Je suis allée à l'institut Bliss pour faire leur soin « Steep Clean », qui comprend une microdermabrasion, un massage, un nettoyage de pores et un masque apaisant. La microdermabrasion n'était pas très agréable – j'avais l'impression qu'on me passait un papier de verre sur le visage et je craignais d'en ressortir rouge et pleine de marques. Après le nettoyage de pores, l'esthéticienne m'a appliqué un masque vraiment relaxant (mais je suis sûre que la musique d'ambiance et la couverture chauffante y étaient pour quelque chose !).

RÉSULTATS : Après des soins du visage aussi longs, j'avais peur que ma peau ne soit irritée. J'ai été agréablement surprise : aucune rougeur ni quoi que ce soit. Pendant plusieurs jours, ma peau était manifestement plus jeune – cela se voyait et je le sentais. Même mon mari m'en a fait la remarque. L'esthéticienne m'a donné de bons conseils pour prendre soin de ma peau au quotidien (elle m'a conseillé un autre gel nettoyant parce que celui que j'utilisais n'enlevait pas complètement mon maquillage, un produit hydratant plus émollient et une crème dépigmentante pour mes taches de soleil). Je pense que ces petits changements ont également aidé.

BOTOX : LE MOINS POSSIBLE

Si vous vous décidez pour le Botox, commencez tout doucement – vous pourrez toujours renouveler les injections. Et n'oubliez pas : il faut beaucoup de temps pour effacer un mauvais résultat. Je crois volontiers qu'une petite dose de Botox entre les sourcils et à certains endroits du front peut donner un effet naturel (l'idée est de conserver la mobilité du visage). Mais les injections de collagène dans les lèvres, les gels ou le Botox à d'autres endroits du corps, tout cela n'est jamais beau à regarder.

Le Botox peut atténuer les rides d'expression du visage, mais c'est le traitement sur lequel je suis le plus réservée.

Bien qu'étant contre l'injection de produits chimiques inutiles dans mon corps, le Botox à petite dose peut faire des merveilles. La majorité des femmes que je connais utilisent du Botox. Ce produit est controversé, car c'est un dérivé d'une bactérie contenant une toxine responsable du botulisme, une intoxication alimentaire. Mais les experts assurent que cette protéine purifiée ne reste pas dans le corps et qu'une injection de Botox n'entraîne aucun risque de botulisme.

Le Botox bloque la contraction des muscles du visage. Le traitement dure environ dix minutes. Il consiste en une série de petites injections, que vous ressentez comme autant de légers pincements. Le Dr Downie et moi sommes d'accord sur un point : le Botox, oui, mais le moins possible. L'air figé est passé de mode. Aujourd'hui, le but est de conserver un air naturel qui respecte les mouvements du visage. Vous constaterez les résultats sous sept à dix jours et l'effet du Botox peut durer de trois à quatre mois. Si vous vous décidez pour ce traitement, adressez-vous à un médecin spécialisé. N'allez pas dans un spa ou une « Botox party ». En matière de Botox, l'adage selon lequel « la qualité se paye » est une réalité. Si le produit est mal appliqué, vous risquez de vous retrouver avec des sourcils figés (qui vous donneront une expression d'étonnement permanente) ou des paupières tombantes, parce que l'injection aura été faite dans le mauvais muscle...

Les « liftings » non chirurgicaux
Trop beau pour être vrai ?

Un jour, le bistouri deviendra peut-être un souvenir du passé grâce à la moisson de nouvelles techniques qui promettent de tonifier et de retendre le visage sans intervention chirurgicale. Même si l'on manque de recul pour établir leur efficacité, je crois qu'il faut s'y intéresser de près. Si elles permettent d'avoir une mine reposée, plus belle, sans que les autres se disent « Oh, elle a fait quelque chose... », alors je vote pour !

L'ACUPUNCTURE FACIALE

On pique des aiguilles très fines sur différents points du visage et du cuir chevelu. Les muscles se contractent ou se détendent. Il faut plusieurs séances pour constater des résultats (on recommande souvent 8 à 12 séances hebdomadaires).

LE THERMAGE

Cette technique tonifie et retend la peau par radiofréquence. Un petit instrument de métal émet des ondes RF (*Ndt* : radiofréquence) qui sont absorbées par la peau. Cela provoque un échauffement et le collagène se retend. Le thermage fonctionne bien chez les personnes qui commencent à constater un relâchement cutané. Quand la perte d'élasticité est plus importante, les résultats sont souvent décevants. Prévoyez plusieurs séances mensuelles (pendant 3 à 6 mois) pour les premiers résultats.

LE TITAN

C'est une toute nouvelle technique qui utilise l'énergie lumineuse. Une lumière infrarouge chauffe le derme, sous la surface de la peau, ce qui a pour effet de contracter le collagène. Le Titan stimule aussi la production d'un nouveau collagène plus élastique. Ce traitement prend du temps : il faut compter une séance par mois, pendant 3 à 6 mois, avant de constater une amélioration.

Glossaire des soins de peau : les ingrédients à connaître

À chaque fois que je me balade dans les rayons « Soins de la peau » des grands magasins ou des pharmacies, j'ai l'impression d'être en cours de chimie à la fac. Aujourd'hui, les produits contiennent toutes sortes d'ingrédients qui prétendent faire du bien à votre peau de l'intérieur et à l'extérieur.

Certains se fondent sur des preuves tangibles, mais d'autres déforment un peu la réalité. Je crois que chaque femme devrait être son propre expert – et pour cela, il faut savoir comment agissent un certain nombre de composants. Voici un aperçu de ceux que nous rencontrons le plus souvent.

Acides alpha-hydroxydes (AHA) : ce sont des acides naturels qui contribuent à l'élimination des cellules mortes superficielles et accélèrent l'exfoliation naturelle de la peau. On les trouve dans les produits laitiers (acide lactique), dans le sucre (acide glycolique) et les agrumes (acide citrique). En application locale, les AHA aident à atténuer les ridules et débouchent les pores.

Acides glycoliques : ils font partie de la famille des AHA. Ils contribuent à accélérer le processus par lequel la peau se débarrasse de sa couche supérieure de cellules mortes pour laisser apparaître une couche neuve et douce.

Acide hyaluronique : de la famille du sucre, on le trouve dans de nombreux produits hydratants car il aide la peau à retenir l'eau et lui donne un aspect plus régulier.

Antioxydants : ils protègent la peau de l'effet néfaste des radicaux libres (ou oxydants). Les radicaux libres sont des molécules instables produites à cause de la pollution, du tabac, des UV et d'autres facteurs externes. Ces molécules instables attaquent la peau, provoquant des signes visibles de vieillissement, comme les ridules et les rides. Les antioxydants comprennent la vitamine C (qui atténue l'hyperpigmentation), la vitamine E (que l'on trouve dans beaucoup de produits hydratants, car elle rend la peau plus souple et plus douce) et le thé vert (présent dans de nombreux produits anti-âge).

Céramides : ils ralentissent l'évaporation d'eau et contribuent au renouvellement cellulaire. Ils constituent la première ligne de défense pour les peaux sèches, gercées ou fissurées. On les trouve dans de nombreux produits hydratants.

Collagène : utilisée en application locale, cette protéine naturelle de la peau a la réputation de retenir l'eau. Les avis des experts sont partagés quant à savoir si les crèmes au collagène aident aussi la peau à produire son propre collagène.

Cuivre : certains experts pensent qu'il favorise la production de collagène et d'élastine, deux éléments importants de la structure de soutien de la peau. On dit aussi que le cuivre accélère la guérison des blessures, mais son efficacité ne fait pas encore l'unanimité.

Facteurs de croissance : ils contrôlent la croissance cellulaire dans différentes parties du corps. On les utilise dans les crèmes anti-âge pour contribuer à la production de collagène et atténuer les ridules et les rides.

Hydroquinone : cet antioxydant lutte contre les enzymes de la peau responsables de la production de pigment. Certains dermatologues recommandent des produits contenant de l'hydroquinone pour atténuer les taches brunes.

Isoflavones de soja : selon certains experts, ils bloqueraient le passage de la mélanine, ce qui les rendrait utiles dans le traitement des taches brunes. Ces phytohormones ont aussi un effet sur la peau similaire à celui des œstrogènes, et pourraient limiter la perte de collagène après la ménopause.

Rétinoïdes : ce sont des dérivés de la vitamine A qui stimulent la production de collagène et aident au renouvellement de la peau. Les rétinoïdes sont aussi prescrits dans le traitement de l'acné, car ils aident à désobstruer les pores.

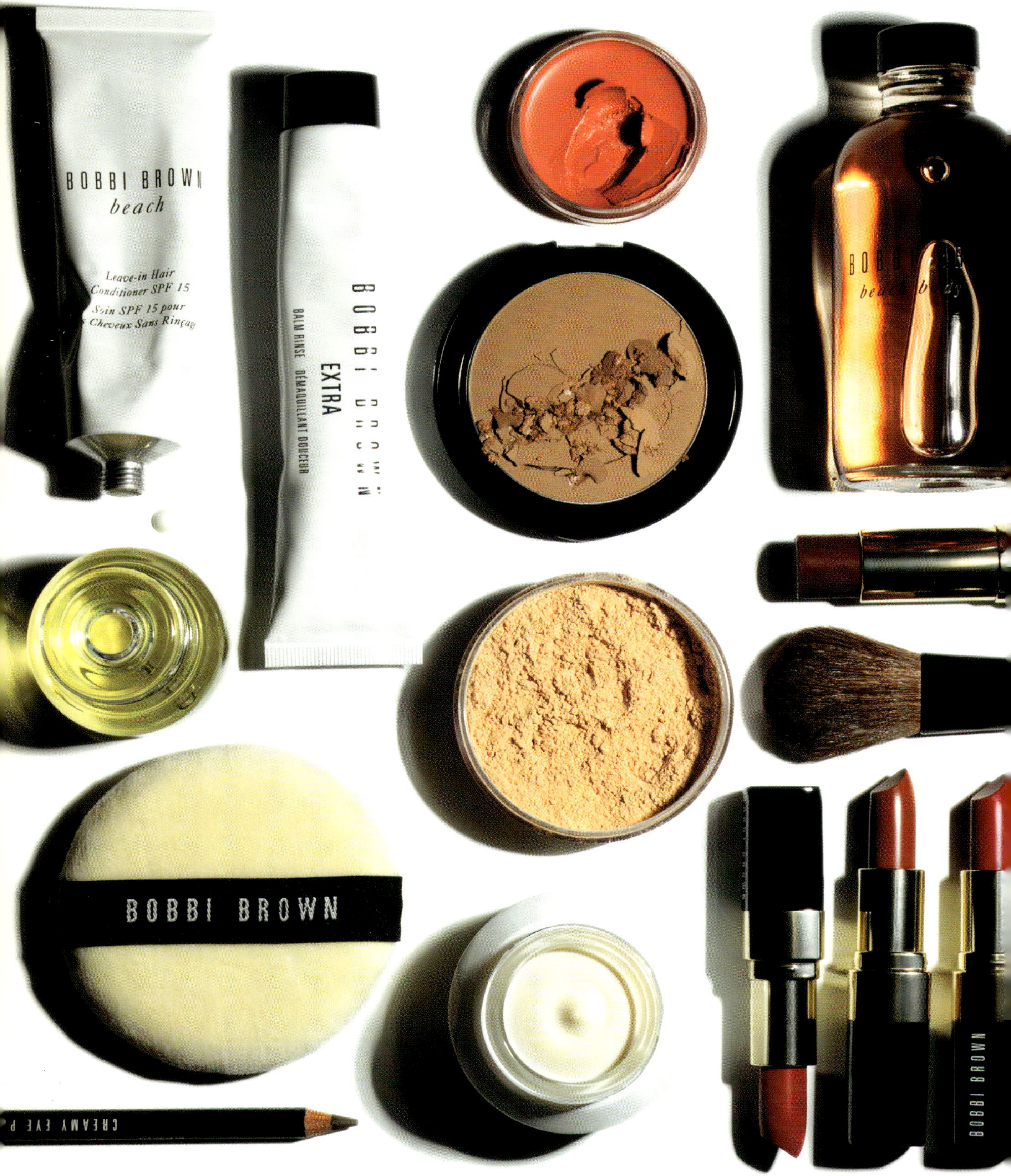
BOBBI BROWN
beach
Leave-in Hair
Conditioner SPF 15
Soin SPF 15 pour
s Cheveux Sans Rinçage
BOBBI BROWN
EXTRA
BALM RINSE DÉMAQUILLANT DOUCEUR
BOBBI BROWN
CREAMY EYE P
BOBBI BROWN

CHAPITRE 3

LE LIFTING COSMÉTIQUE

Balayer les années sans la chirurgie

J'avais trente ans quand je me suis rendu compte que le maquillage pouvait avoir le même effet qu'un lifting (ou mieux encore). Gail, une amie proche, allait avoir 40 ans. À l'approche de son anniversaire, elle déprimait et pleurait le début de son « déclin physique ». Nous avons dix ans d'écart, mais je n'avais jamais considéré Gail comme étant plus âgée que moi – je pensais juste que c'était une très belle femme. Gail me dit qu'elle réfléchissait à la chirurgie esthétique et qu'elle prenait rendez-vous chez les meilleurs praticiens pour des consultations. Il me semblait vraiment que Gail n'avait besoin que d'un bon maquillage pour se refaire une beauté. J'ai donc insisté pour qu'elle vienne me voir au salon de Frédéric Fekkai (*Ndt* : célèbre spécialiste de la beauté et de la coiffure aux États-Unis. En France, la marque Frédéric Fekkai est essentiellement connue pour ses produits capillaires haut de gamme), où je travaillais comme maquilleuse.

Gail a accepté. Avant de prendre le moindre pinceau, je lui ai demandé de s'asseoir et de m'expliquer ce qu'elle n'aimait pas dans son visage. Elle s'est plainte de ses paupières tombantes. (C'est vrai, elle avait ce genre d'yeux mais je les trouvais charmants, comme chez un Elvis ou une Charlotte Rampling.) Ensuite, Gail a insisté sur le relâchement de sa peau (honnêtement, je ne voyais pas de quoi elle parlait) et son teint brouillé (d'accord, il était un peu terne). Une fois sa complainte terminée, j'ai reculé d'un pas pour considérer son visage dans son ensemble, et je me suis mise au travail.

Je me suis d'abord concentrée sur sa peau. Pour atténuer ses ridules et améliorer l'aspect de sa peau, j'ai appliqué une crème contour des yeux qui pénètre rapidement, un produit hydratant pour le visage et une noix de baume riche pour le visage. J'ai éclairci ses cernes en utilisant les correcteurs de teint appropriés, que j'ai appliqués le plus près possible de ses cils et jusqu'au coin intérieur de ses yeux. J'ai ensuite utilisé une crème hydratante teintée, puis mis du fond de teint uniquement là où sa peau avait un aspect inégal (autour du nez, de la bouche, et sur les côtés de son visage). Pour corriger son teint brouillé, j'ai choisi un sublimateur medium que j'ai appliqué sur ses joues, son front, son nez et son cou.

Sa peau était désormais parfaite ; je pouvais passer à la partie la plus amusante : relever ses traits grâce au maquillage. J'ai légèrement rehaussé ses sourcils avec une ombre claire et utilisé une combinaison d'ombre à paupières ivoire (sur toute la paupière), d'ombre à paupières gris taupe (sur la paupière inférieure) et d'ombre contour (au coin des paupières) pour rehausser ses yeux et intensifier son regard. Ensuite, j'ai souligné ses yeux bleus brillants avec une ombre bleu marine. J'ai terminé le maquillage des yeux en courbant ses cils et en appliquant deux couches de mascara épais et très noir. Pour ses pommettes, j'ai utilisé un peu de blush rose brillant puis une once de baume, pour l'éclat – et pour détourner son attention des rides qui la dérangeaient. Dernière étape : du rose à lèvres, un trait de crayon à lèvres et un gloss rose léger. J'ai tendu un miroir à Gail pour qu'elle puisse voir ce que j'avais fait. Après quelques secondes, elle a dit exactement ce que j'espérais : « Oh mon dieu ! C'est comme un lifting instantané ! » (Je n'ai pas vu Gail depuis quinze ans et je suis sûre qu'elle est toujours très belle.)

Quand j'ai eu 40 ans, ce fut mon tour de découvrir à quel point un bon maquillage peut faire la différence. Comme tout s'affaisse et s'affadit, l'astuce consiste à rehausser le visage, à lui redonner vie, avec les bonnes textures, les bonnes couleurs et les bonnes techniques. Comme j'ai su prendre soin de ma peau et que j'ai beaucoup appris sur le maquillage au cours de ma vie, je n'ai jamais (pas une seule seconde) pensé à faire un lifting.

Dans le chapitre précédent, avec l'aide du Dr Downie, je vous ai présenté les traitements qui sont efficaces pour moi et qui me rendent plus belle (sans me dénaturer). Dans ce chapitre, je vais vous faire découvrir les soins et les produits de maquillage utiles pour corriger les soucis de beauté qui surgissent avec l'âge.

CINQ ÉTAPES POUR UN RÉSULTAT IMMÉDIAT

DONNER CORPS

Appliquez d'abord des produits (une couche de crème hydratante sous un baume riche et dense) qui donnent corps à la peau. Grâce à la chaleur de vos doigts, les crèmes se mélangeront mieux.

ILLUMINER

Pour éclaircir la zone sous vos yeux et attirer l'attention sur le haut du visage, utilisez un correcteur de teint dans les tons pêche ou rose, associé à un correcteur jaune. Appliquez bien près des cils et jusqu'au coin intérieur de vos yeux.

DONNER DE L'ÉCLAT

Appliquez du blush sur le haut de vos pommettes.

SOULIGNER

Quand vous mettez du crayon sur vos yeux, prolongez légèrement le trait vers l'extérieur. Choisissez un crayon gras qui soit bien visible lorsque vos yeux sont ouverts.

PARFAIRE

Après le rouge à lèvres et le crayon à lèvres, appliquez par-dessus un peu de gloss brillant.

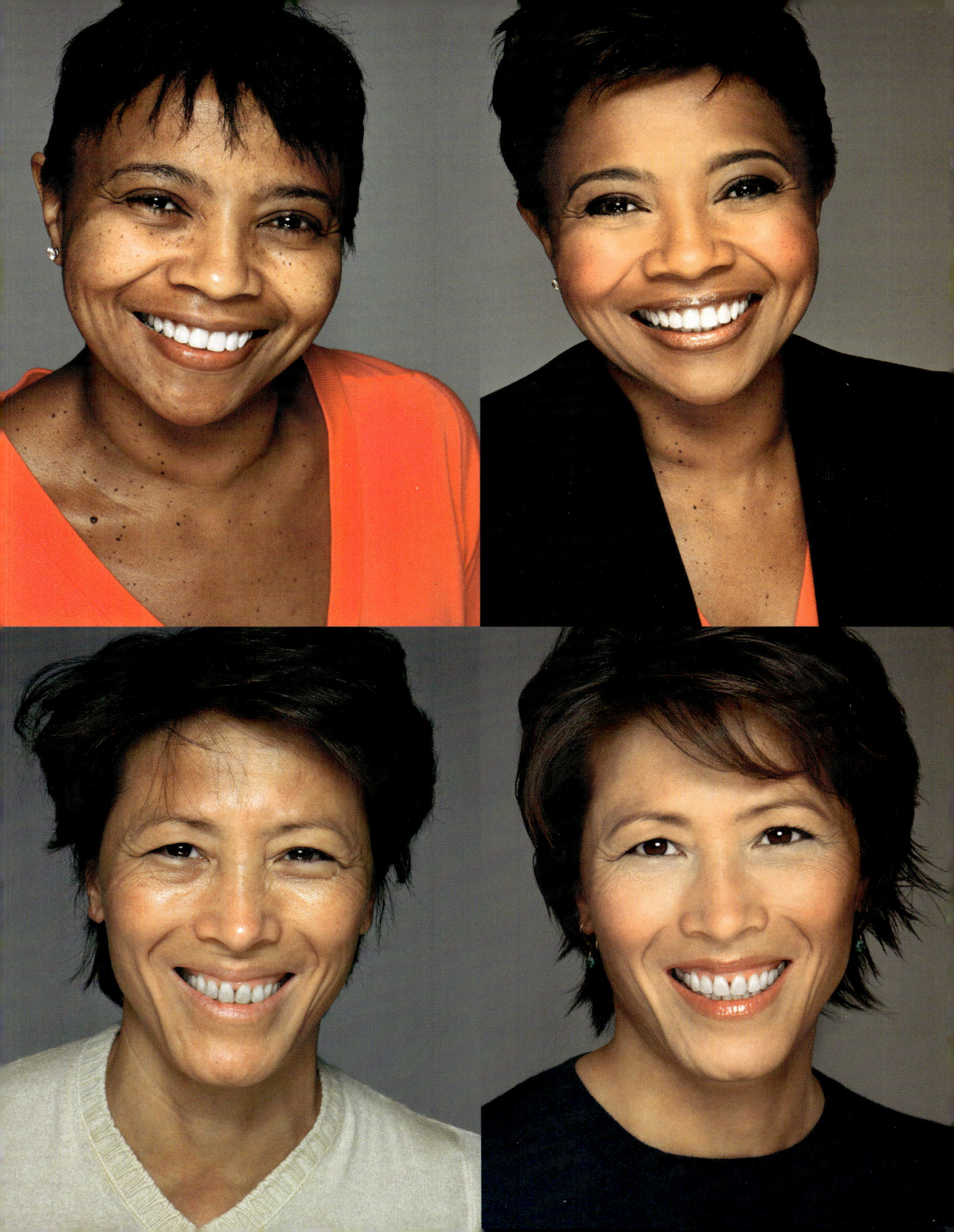

D'une peau nue à une belle peau

Prendre soin de sa peau

Nos habitudes beauté devraient toujours commencer par un soin de la peau. Quand la peau n'est pas vraiment propre ni hydratée, cela se voit. L'état de la peau dépend de nombreux facteurs. Outre l'hérédité, vous devez faire attention à ce que vous mangez, au temps et au stress que vous endurez. Cela signifie que les besoins de votre peau peuvent varier d'un jour à l'autre : un jour elle sera très sèche, le lendemain non. Alors, au lieu d'avoir recours systématiquement aux mêmes produits, apprenez à repérer les besoins de votre peau et adaptez vos soins en fonction de cela.

Les basiques

Ces produits devraient constituer vos soins de beauté quotidiens.

Un produit nettoyant. Si vous avez la peau sèche, utilisez un produit à base de crème ou d'huile, qui hydrate en même temps qu'il nettoie la peau. Choisissez l'huile de germe de blé, qui nettoie sans décaper, et la glycérine, qui attire l'eau à la surface de la peau. Les gels à base d'eau avec des composants anti-brillance, comme les extraits d'algues, sont parfaits quand vous avez une sensation de peau grasse. Idéalement, il vous faut deux produits : le premier pour les jours où votre peau est un peu plus grasse, le second pour les jours de peau sèche. N'utilisez jamais, pour votre visage, un savon pour le corps : trop abrasif, vous auriez la peau qui tire.

Un écran solaire. Je suis convaincue de son utilité tout au long de l'année, et pas seulement en été. Il est essentiel de vous protéger avec une crème d'indice 15 à 25 quand vous sortez, que vous vous promenez ou que vous allez travailler. Si vous prévoyez de passer beaucoup de temps au soleil, privilégiez un indice 30 à 50. Appliquez la protection solaire avant votre crème hydratante et votre maquillage. Pour gagner du temps : les crèmes hydratantes incluant une protection solaire sont tout aussi efficaces.

Un produit hydratant. C'est l'étape la plus importante pour avoir le teint frais, avec ou sans maquillage. Quand la peau n'est pas bien hydratée, elle paraît terne, fatiguée et plus vieille qu'elle n'est en réalité. Optez pour une lotion hydratante légère pour une utilisation quotidienne, et lorsque vous avez une sensation de peau sèche, choisissez une crème hydratante plus riche, à base de vaseline, de glycérine ou de beurre de karité par exemple. Même les peaux grasses ont besoin d'être hydratées : vous pouvez vous procurer un produit non gras qui hydrate tout en régulant la production de sébum. Chaque soir, dorlotez votre peau à l'aide d'une crème réparatrice riche. N'ayez pas peur des huiles de visage – leur effet positif est immédiat. Et testez des combinaisons, par exemple une crème hydratante avec un baume riche ou une huile de visage.

Une crème contour des yeux. Autour des yeux, la peau est plus délicate que sur le reste du visage et nécessite un soin particulier. Le matin (avant d'appliquer un correcteur de teint), utilisez une crème contour des yeux légère (elle doit donner une sensation d'humidité) qui hydrate et pénètre la peau. Le soir, préférez un baume plus riche, à base de beurre de karité ou de cire d'abeille, qui restera plus longtemps sur la peau et continuera de l'hydrater pendant votre sommeil.

Les extras

Ces produits sont de bons compléments lorsque votre peau semble avoir besoin de soins supplémentaires.

La lotion tonique. En cas de sensation de peau trop grasse ou si vous vous maquillez beaucoup, la lotion tonique permet de purifier la peau en complément de votre produit nettoyant. Les formules les plus récentes sont sans alcool et ne privent pas la peau de ses lubrifiants indispensables.

Les masques. Les masques à l'argile purifient la peau en vidant les pores de leurs impuretés. Les masques hydratants à la glycérine ou aux huiles essentielles restaurent l'hydratation de la peau, qui retrouve sa douceur. Les masques à l'acide glycolique et les masques granuleux ont des propriétés exfoliantes et aident à nettoyer les pores. Pour un soin spa à la maison, faites un masque chaque semaine. Vous pouvez les alterner en fonction du symptôme à traiter.

Les sérums. Ces liquides concentrés contiennent en général de la vitamine C et d'autres composants nourrissants qui contribuent à améliorer l'aspect de la peau. Ils aident également à diminuer les effets du vieillissement. Appliquez-les sur une peau propre, avant de l'hydrater.

Les baumes protecteurs. Je ne sors jamais sans un baume. Ces produits hydratants extra riches sont conçus pour traiter les zones de peau sèche sur le visage, les mains, les pieds et le corps. Privilégiez les formules épaisses, par exemple à base de beurre de karité ou d'extrait d'avocat. Pour une peau subtilement radieuse, je réchauffe un peu de baume au creux d'une main et j'en badigeonne mes joues après m'être maquillée.

Les exfoliants. Ils servent à accélérer la perte des cellules mortes. Vous pouvez vous exfolier une à deux fois par semaine avec un produit pas trop agressif et spécifique au visage.

Les huiles pour le visage. Ce sont des produits de beauté anciens, qui sont parfaits pour les peaux sèches et n'obstruent pas les pores. Je ne me soucie guère de ce que disent les dermatologues – en tant qu'experte de la beauté, je recommande vivement les huiles de sésame, d'amande douce, d'olive et de jojoba.

Manier le pinceau comme un pro

Tous les maquilleurs professionnels vous le diront : un bon pinceau est aussi important qu'un bon cosmétique. Selon les magasins que vous fréquentez, vous en trouverez pour un prix allant de 7 à 35 euros. En général, les marques des maquilleurs professionnels sont les meilleures et la dépense en vaut la peine. Si vous voulez fouiner un peu, vous trouverez aussi de bons produits à moindre prix dans les supermarchés, les boutiques de cosmétiques et même dans les magasins d'arts graphiques.

Où que vous achetiez vos pinceaux, vous devez prêter attention à certaines caractéristiques. La sensation des poils sur votre main doit être douce. Testez le pinceau en le passant sur votre visage ; la sensation est plus importante que le fait qu'il soit en poils naturels ou synthétiques. Passez vos doigts entre les poils pour vous assurer qu'ils ne tombent pas. Comme les manches sont parfois proposés en différentes tailles, n'hésitez pas à choisir celui dont la prise vous est la plus agréable.

Si vous n'êtes pas habituée à vous maquiller, commencez par ces pinceaux basiques :

Pinceau correcteur de teint. Il permet d'atteindre des endroits difficiles, comme le coin intérieur des yeux et la base de cils. Vous pouvez aussi l'utiliser pour appliquer une touche de maquillage sur une imperfection locale.

Pinceau blush. Sa forme large et ronde, ses faces biseautées permettent d'appliquer exactement ce qu'il faut de blush sur vos pommettes. Il vous donne un éclat naturel et uniforme.

Pinceau à sourcils. Sa tête biseautée vous permet de dessiner aisément la forme de vos sourcils avec une ombre appropriée, pour un look naturel.

Pinceau ombre à paupières. La petite touffe de poils de ce pinceau prélève la dose adéquate de poudre pour vos paupières inférieures.

Pinceau eye-liner. C'est la meilleure façon d'obtenir un trait parfait. Vous pouvez l'utiliser sec, avec de la poudre, ou humide pour une définition plus nette et un trait plus durable. Pensez aussi à ce pinceau pour un usage plus ponctuel. Il sera un judicieux complément lorsque vous maîtriserez mieux votre maquillage quotidien.

Pinceau fond de teint. Idéal pour obtenir un teint uniforme sur tout le visage. Ce pinceau convient à un fond de teint liquide ou en crème.

Pinceau poudre. Sa touffe fuselée s'adapte aux contours de votre visage et vous permet d'appliquer aisément une poudre libre, pour une finition parfaite.

Pinceau sublimateur de teint. Avec ce pinceau plat et large, c'est un jeu d'enfant de donner un reflet ensoleillé à votre teint. Utilisez-le pour appliquer un sublimateur de façon homogène.

Pinceau fard à paupières. Sa touffe large est conçue pour couvrir toute la zone oculaire. Très pratique pour appliquer une ombre de base.

Pinceau lèvres. Ce pinceau aux poils courts et fuselés constitue une aide précieuse pour appliquer une coloration plus sombre sur vos lèvres. Vous l'utiliserez pour adoucir et homogénéiser le trait du crayon à lèvres.

Peigne à sourcils. Grâce à cet accessoire, qui ressemble à une brosse à dents, vos sourcils bien peignés vous feront un regard net.

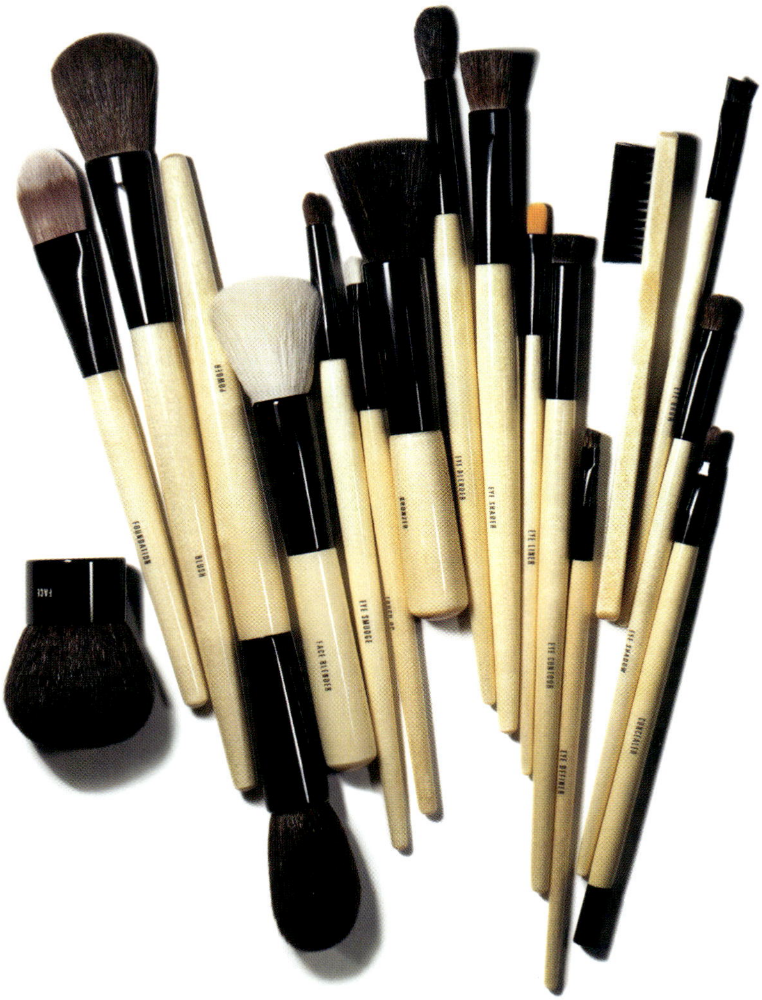

PRENEZ SOIN DE VOS PINCEAUX

Si vous en prenez soin, vos pinceaux peuvent vous accompagner toute votre vie. Nettoyez-les régulièrement, au moins tous les deux ou trois mois (plus souvent s'ils se salissent ou deviennent difficiles à utiliser). Utilisez un savon doux, comme du savon ou du shampoing pour bébé, pour enlever les résidus de maquillage. D'abord, trempez le bout des poils dans l'eau tiède. Mettez un petit peu de savon au creux de votre main, puis essuyez-le avec le pinceau. Massez doucement la touffe de poils. Remuez le pinceau dans l'eau pour le rincer. Essuyez délicatement les poils avec une serviette et redonnez-leur leur forme initiale. Enfin, laissez sécher le pinceau à l'air libre.

LES ACCESSOIRES DES PROS

Outre vos pinceaux, n'oubliez pas de glisser ces trois accessoires dans votre trousse de maquillage.

UNE ÉPONGE

Idéale pour appliquer et mélanger le fond de teint et les textures crémeuses.

UN RECOURBE-CILS

Un choix judicieux si vos cils sont trop droits. Choisissez-en un en métal avec des coussinets en caoutchouc.

UNE PINCE À ÉPILER

Parfaite pour un éclaircissement rapide des sourcils. Optez pour une pince aux extrémités biseautées, qui peut saisir les poils les plus fins.

Parvenir à une peau parfaite

Les basiques

Certaines femmes naissent avec une peau parfaite. D'autres, dont je fais partie, doivent faire quelques efforts pour leur ressembler. La bonne nouvelle, c'est qu'avoir une belle peau est plus facile que vous ne l'imaginez. Le secret ? Tout est dans le correcteur de teint, le fond de teint et la poudre.

Le correcteur de teint

Si je devais choisir le produit le plus efficace pour avoir meilleure mine, ce serait le correcteur anticernes, en raison de la manière dont il éclaire le visage comme par magie. C'est la meilleure solution pour atténuer les cernes (et avoir un air reposé, même quand vous ne l'êtes pas !). Choisissez un correcteur jaune, un ou deux tons en dessous de votre fond de teint. Oubliez ceux qui sont trop clairs, trop roses ou blancs, ou encore qui sont crayeux ou gras.

Utilisez un pinceau fin à poils fermes pour appliquer généreusement le correcteur le long de la rangée inférieure des cils et dans le coin intérieur de l'œil. Tapotez doucement du bout de l'index pour le faire légèrement pénétrer. Soyez aussi douce que possible, sinon vous risquez tout simplement de l'enlever. Si la peau est encore sombre, appliquez une seconde couche.

Pour éviter les craquelures de la mi-journée, stabilisez le correcteur avec un peu de poudre libre. Utilisez pour cela une houppe en feutre ou un petit pinceau adapté. Pour un air des plus naturels, choisissez de la poudre blanche si vous avez une peau très claire, ou de la poudre beige si vous avez une peau plus foncée.

Le fond de teint

C'est mon « truc » pour obtenir un teint lisse et régulier. En tant que maquilleuse professionnelle, j'en suis venue à la conclusion que les fonds de teint à dominante jaune donnent les résultats les plus naturels sur tous les types de peau. Pour trouver la teinte qui vous convient parfaitement, appliquez-en plusieurs sur un côté de votre visage et voyez comment elles se reflètent à la lumière du jour : la teinte qui disparaît est la bonne. Si vous êtes obligée de mettre du fond de teint sur votre cou afin qu'il s'accorde à votre visage, vous n'utilisez pas la bonne teinte ! C'est une bonne idée d'avoir deux couleurs de fond de teint : une pour l'hiver et une pour l'été, légèrement plus foncée, puisque votre peau tend à revêtir une coloration plus chaude.

Utilisez vos doigts ou une éponge pour appliquer du fond de teint localement, là où la peau a quelques imperfections qu'il faut corriger – en particulier autour du nez et de la bouche, des zones propices aux rougeurs. Pour obtenir un teint uniforme sur tout le visage, utilisez un pinceau adapté pour appliquer et étaler correctement le fond de teint.

Les formules de fond de teint offrent un choix large en matière de textures et de couvrance, depuis les crèmes hydratantes teintées jusqu'aux fonds de teint crémeux ou compacts. Voici un aperçu de ce que propose chaque formule :

Les crèmes hydratantes teintées combinent les bienfaits d'une crème pour le visage et les effets lissants d'un fond de teint. C'est un bon choix pour les peaux normales et normales à sèches qui ont besoin d'une couvrance minimale.

Les fonds de teint liquides et en crème sont disponibles en formule hydratante et non grasse. Ils sont faciles à étaler et ont une couvrance moyenne à totale, selon la dose utilisée. Si vous choisissez une texture liquide, remuez bien le flacon pour que les particules les plus lourdes ne restent pas au fond.

Les fonds de teint en stick font partie de mes préférés : on les emporte partout et ils sont faciles et rapides à utiliser. C'est un bon choix pour les peaux normales. Ils ne risquent pas de se renverser et on peut aussi s'en servir pour masquer une imperfection ou un bouton.

Les fonds de teint compacts sont les plus adaptés aux peaux grasses, grâce à leur texture poudreuse. Pour éviter de ressembler à un gâteau au sucre glace, choisissez-en un qui ne soit tout de même pas trop poudreux. Beaucoup de fonds de teint compacts proposent différentes éponges grâce auxquelles vous contrôlez mieux la couvrance recherchée.

La poudre

Pour fixer le fond de teint et éviter les reflets brillants, terminez en vous poudrant le visage. Je pense qu'une poudre pâle, à dominante jaune, est la mieux adaptée à toutes les colorations de peau. Un grand mythe du maquillage veut que la poudre translucide soit invisible. Pour ma part, je trouve qu'elle donne un teint terreux, cendré. Il en va de même pour les poudres pourpres, roses ou vertes conçues pour « corriger » la couleur – elles ne donnent pas un teint naturel, alors oubliez-les. Optez pour une poudre à la texture très légère et soyeuse. J'utilise de la poudre libre quand je suis chez moi et de la poudre pressée quand je voyage, car elle supporte mieux ces conditions. Utilisez une houppe feutrée pour appliquer la poudre et balayez l'éventuel surplus à l'aide d'un pinceau adapté. Si vous avez la peau grasse, ne lésinez pas sur la quantité de poudre. Si vous avez la peau sèche, contentez-vous de vous poudrer le front, le nez et le menton.

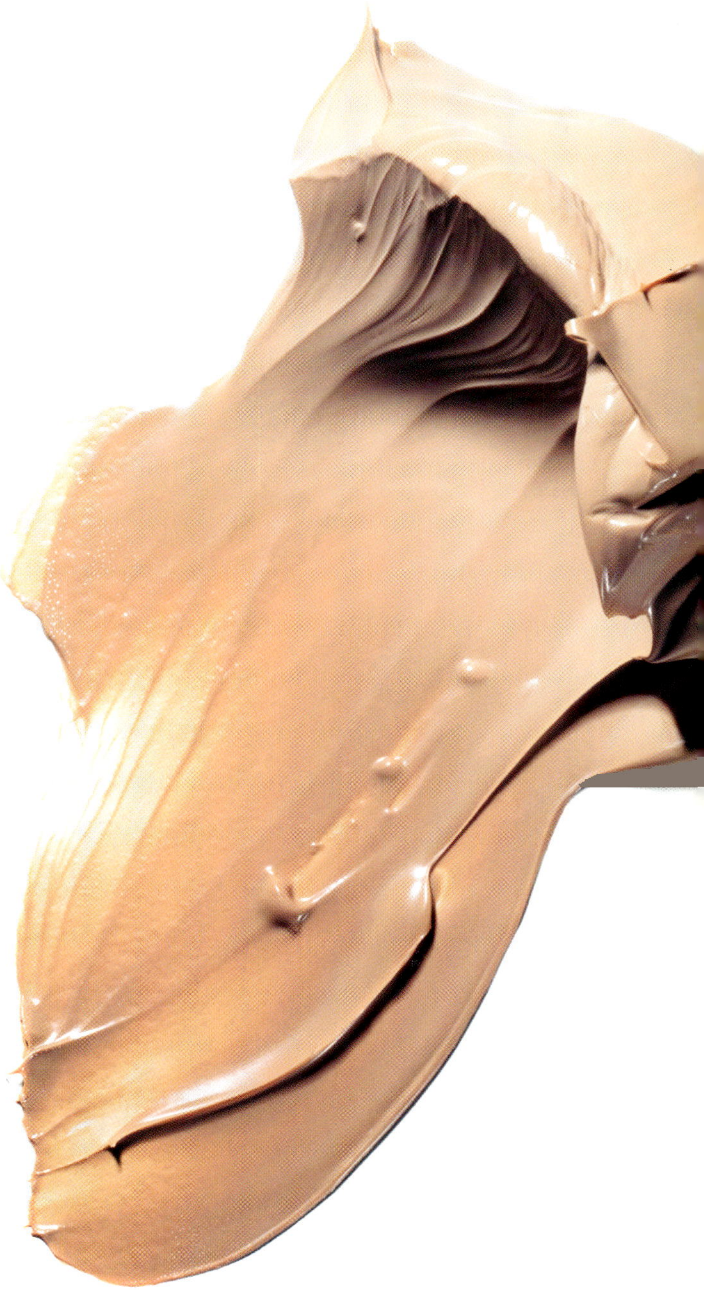

Une beauté simple pas à pas

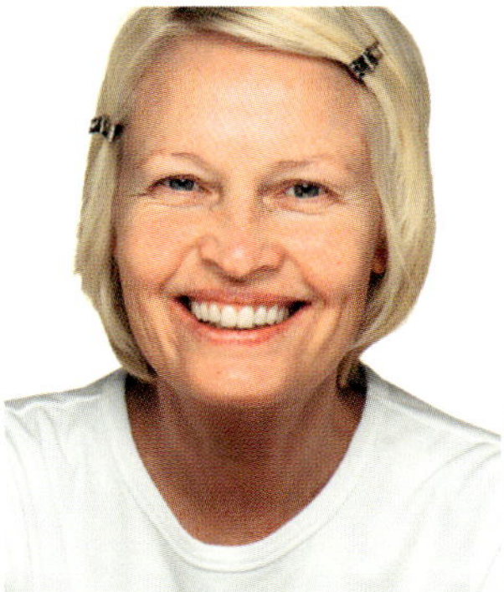

GUNILLA SANS MAQUILLAGE
Pour faire ressortir sa beauté naturelle, Gunilla avait juste besoin de quelques étapes simples et des bons produits.

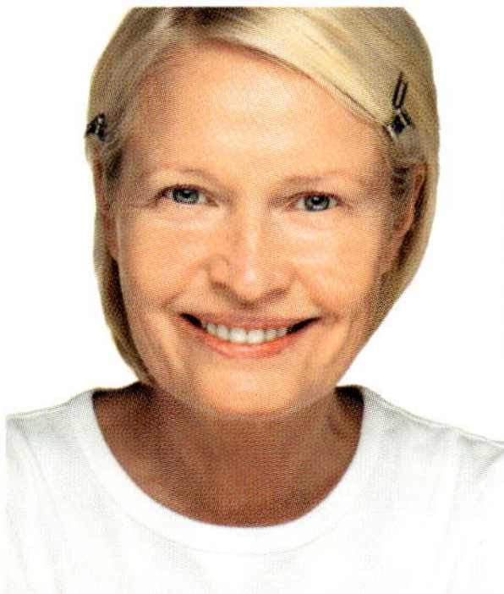

CORRECTEUR / FOND DE TEINT / POUDRE
J'ai utilisé un correcteur à dominante jaune pour couvrir les cernes roses de Gunilla. J'ai homogénéisé son teint à l'aide d'un baume hydratant teinté et d'une touche de poudre.

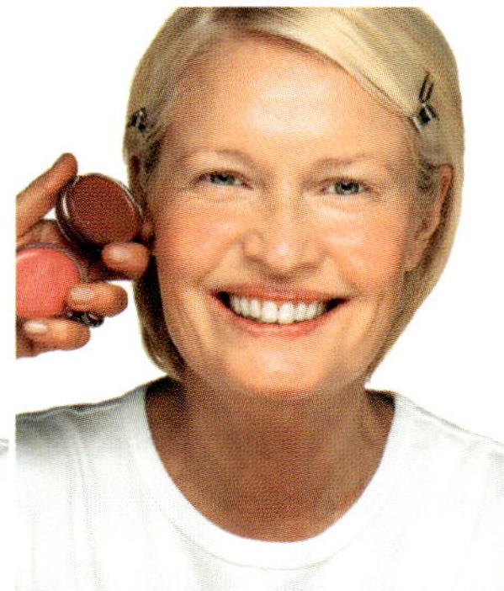

BLUSH
Pour illuminer le visage de Gunilla, j'ai appliqué un blush rose crémeux sur ses pommettes.

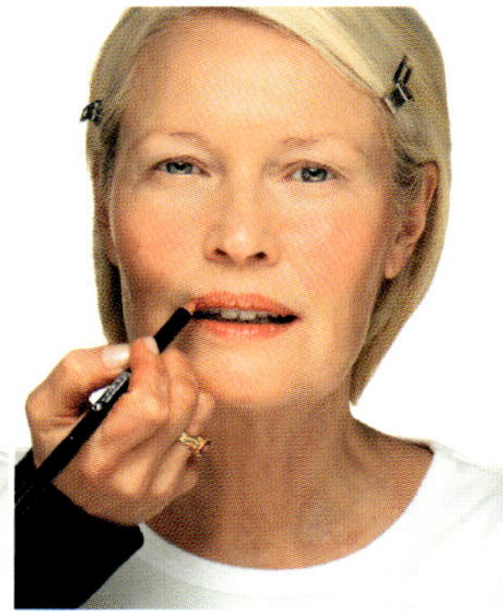

COULEUR / CRAYON À LÈVRES
Les lèvres de Gunilla sont bien roses : j'ai rehaussé cette coloration avec un gloss et un crayon à lèvres roses.

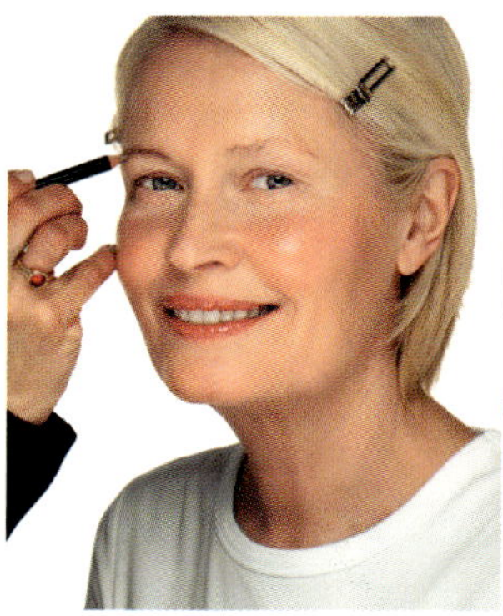

SOURCILS
Avec un crayon à sourcils à mine tendre, j'ai redessiné les zones clairsemées des sourcils de Gunilla en préservant leur forme naturelle.

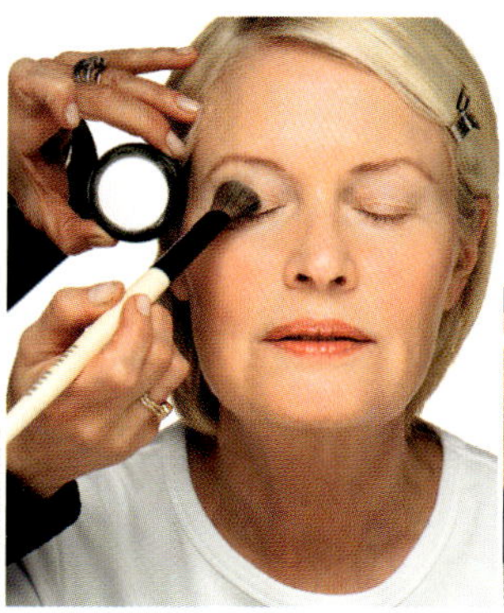

OMBRE 1
Pour que les yeux de Gunilla rayonnent davantage, j'ai appliqué une ombre blanche tout autour.

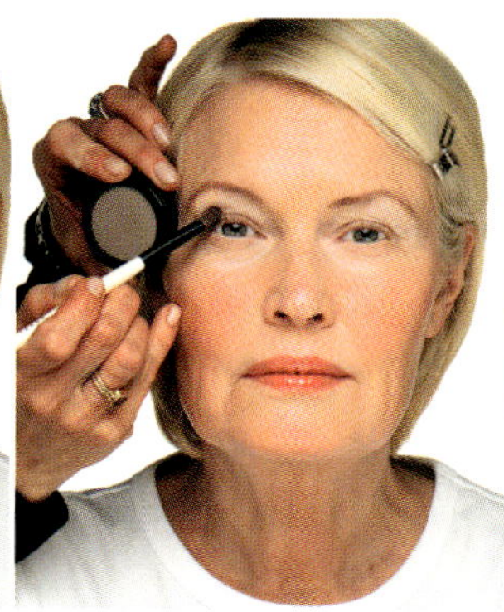

OMBRE 2
J'ai ensuite appliqué une ombre grise sur ses paupières supérieures.

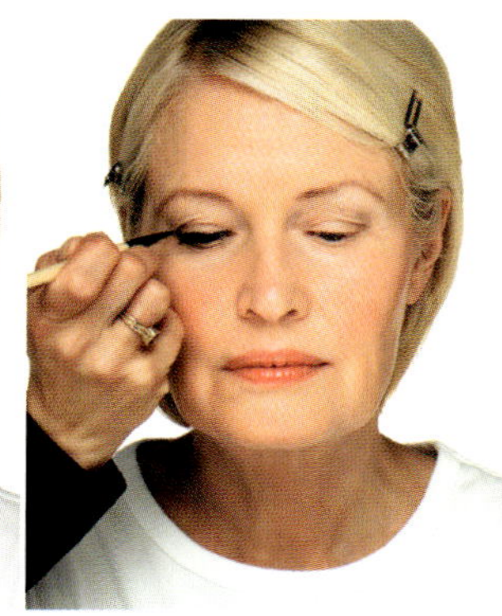

EYE-LINER ET MASCARA
Le long des cils des paupières supérieures, j'ai tracé un trait bleu cobalt à l'aide d'un eye-liner gel, afin de rehausser et d'ouvrir son regard. Il a suffi de deux couches de mascara pour augmenter le volume des cils de Gunilla.

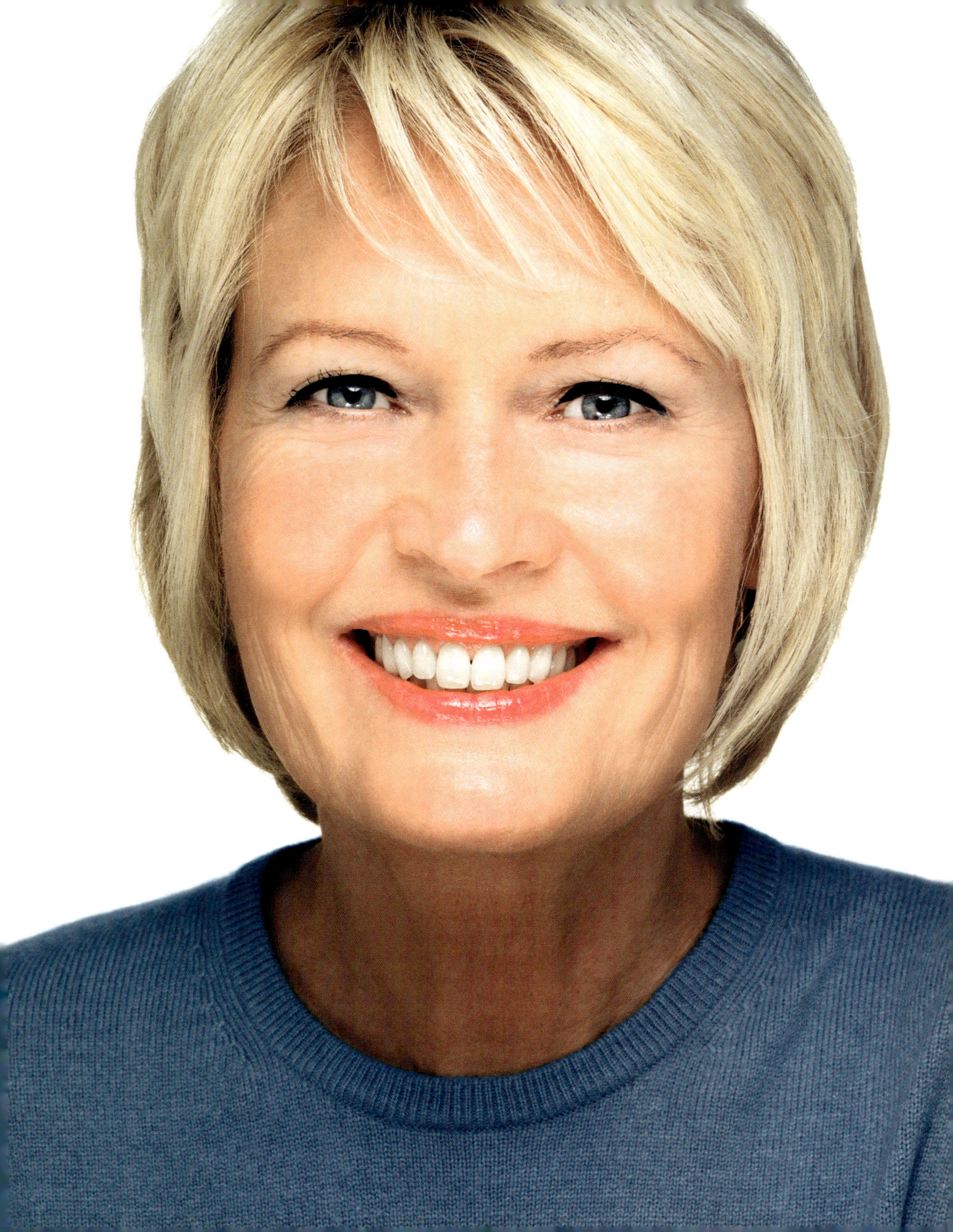

Souci à corriger
Cernes prononcés

Les cernes sont le fléau de la plupart des femmes que je connais. Ils résultent de la combinaison de plusieurs facteurs. Certains d'entre eux échappent à notre contrôle – le processus de vieillissement (la peau autour des yeux devient plus fine, ce qui rend les vaisseaux sanguins plus apparents), l'hérédité et les allergies. Mais pour d'autres, nous pouvons agir : le sommeil, le stress, le tabac et le soin que nous prenons de nous-même.

Que faire ?

Aucun des produits disponibles sur le marché n'efface les cernes. Au mieux, une crème contour des yeux peut hydrater la peau à cet endroit et donner un air plus pimpant. Il est essentiel d'en trouver une qui hydrate légèrement, afin que votre correcteur anticernes s'applique bien. Une formule plus riche et plus dense, à base de beurre de karité et de cire d'abeille, est à privilégier pour la nuit : elle hydrate votre peau jusqu'au matin.

Pour moi, la meilleure manière d'atténuer les cernes très foncés (ceux qui ont une nuance verdâtre ou violacée) est de commencer avec un correcteur rose ou pêche, puis d'appliquer le correcteur jaune. Il est possible que le ton rose ou pêche suffise, mais la plupart du temps il faudra recouvrir cette première couche. Quand on a des cernes marqués, il faut attirer l'attention sur le haut des yeux. Or, beaucoup de femmes ayant des cernes sombres ont également les paupières sombres : il faut donc éclaircir cette zone à l'aide d'une ombre légère (blanche ou ivoire). Ne mettez pas de mascara sur vos cils inférieurs et ne les soulignez pas d'un trait de crayon. Enfin, une touche de blush rose pastel ou pêche sur les pommettes contribuera aussi à minimiser les cernes.

LE SECRET DE BOBBI : LE BON CORRECTEUR DE TEINT

Il est possible que vous ayez besoin de changer la couleur de votre correcteur pour un ton plus clair ou différent, en raison de facteurs comme le changement de saison, des perturbations hormonales, un manque de sommeil ou du stress. Parfois, ce qui est adapté à ma peau le matin ne l'est plus l'après-midi. Il est judicieux de disposer d'une palette de tons différents – ça vous sera plus utile qu'un nouveau rouge à lèvres. Faites les bons investissements !

LE SECRET DE BOBBI : OUVRIR LE REGARD

En appliquant du correcteur dans le petit renfoncement à la base de l'arête du nez (la zone creuse qui est près du coin intérieur de l'œil), vous ouvrirez votre regard et lui donnerez plus d'éclat.

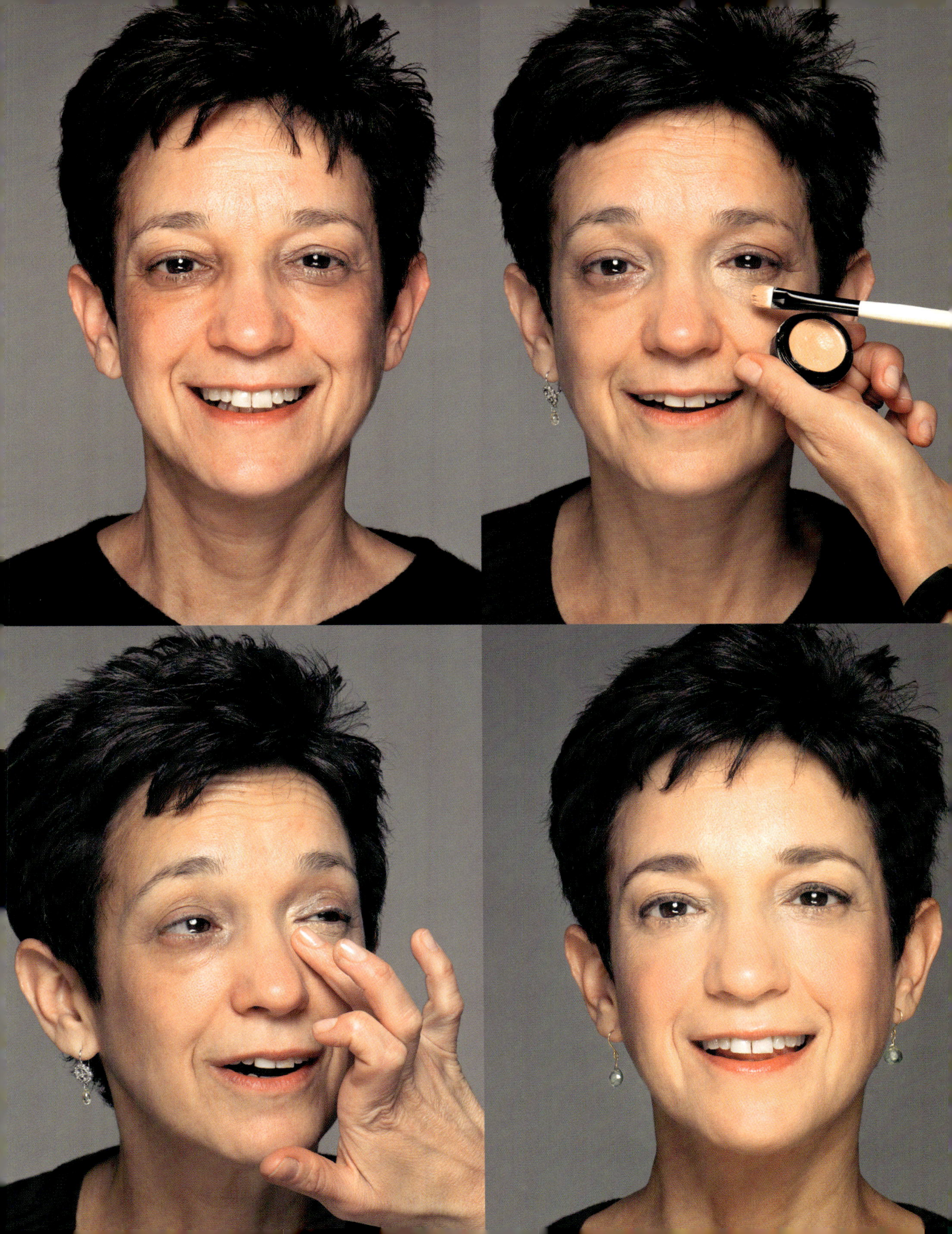

Soucis à corriger
Ridules, rides et perte d'élasticité

Ridules et rides

Elles sont inévitables et avec l'âge, personne n'y échappe. Certains matins, quand je me regarde dans le miroir, je vois des rides dont je suis sûre qu'elles n'étaient pas là la veille au soir ! Au lieu de piquer une crise de nerfs, je restaure l'hydratation de ma peau en buvant beaucoup d'eau et en ayant recours à toutes mes crèmes et mes huiles.

Que faire ?

En vérité, aucune crème ne vous débarrasse de vos rides, mais vous pouvez les atténuer considérablement grâce à une bonne hydratation. Selon le degré de sécheresse de votre peau, vous utiliserez tout ou partie des produits suivants : une huile de visage, une crème hydratante et un baume apaisant. Il faut évaluer les besoins de votre visage à ce moment précis.

Si vous avez la peau qui tire vraiment, commencez par une huile de visage émolliente. Optez pour des huiles essentielles naturelles : sésame, amande douce, olive. Elles aident les peaux sèches à rétablir leur niveau naturel de lipides. Si vous avez l'impression d'avoir une flaque d'huile sur le visage, massez-le pour faire pénétrer l'huile. Ensuite, appliquez une crème contenant des agents très hydratants, comme le squalène ou la vaseline. Réchauffez la crème au creux d'une main et étalez-la en tapotant doucement votre visage. Attendez quelques minutes ; si vous avez encore une sensation de peau sèche, mettez davantage de crème. Quand ma peau est vraiment sèche, je termine par un baume apaisant que j'applique sur les zones les plus sèches de mon visage (optez pour un baume au beurre de karité et à la cire d'abeille).

Maintenant que votre peau est bien hydratée, vous êtes prête pour le maquillage. J'aime bien les baumes hydratants teintés et les fonds de teint hydratants, qui atténuent les ridules et les rides au lieu de s'y installer. Regardez sur l'étiquette si votre maquillage contient de l'hyaluronate de sodium, qui préserve l'hydratation de la peau, et de la vaseline, qui donne une consistance crémeuse. La couleur est également un élément important. Assurez-vous que votre fond de teint correspond exactement à la couleur de votre peau. Sinon, même si c'est un bon produit, le résultat ne sera pas joli à regarder. Couvrez bien votre visage de manière homogène. Vous pouvez alors continuer votre maquillage.

Perte d'élasticité

La perte d'élasticité est la conséquence d'une diminution du taux d'élastine (une protéine) dans votre peau. Comme son nom l'indique, l'élastine donne à la peau son élasticité : elle lui permet de s'étirer puis de reprendre sa forme initiale. D'autres facteurs contribuent au relâchement de la peau : les régimes yo-yo, les dégâts du soleil et le tabac.

Que faire ?

J'ai moi-même constaté une amélioration après avoir utilisé une crème aux rétinoïdes ou une crème pour application locale contenant des facteurs de croissance. Les rétinoïdes stimulent la production de collagène, qui donne à la peau un aspect plus ferme, plus tonique.

En matière de maquillage, les crèmes qui fonctionnent si bien sur les ridules et les rides sont également efficaces pour la perte d'élasticité. Au lieu d'essayer de dissimuler le problème sous une tonne de fard (sachez-le, on ne peut guère camoufler le relâchement de la peau), je préfère détourner l'attention par un bon maquillage. Par exemple, prenez un eye-liner plus foncé et mettez une touche de blush plus brillant sur vos pommettes – ces deux astuces rehausseront votre visage.

Soucis à corriger
Boutons et cicatrices

Les boutons

C'est terrible à dire, mais les boutons ne sont pas l'apanage de l'adolescence. À l'heure de la périménopause et de la ménopause, beaucoup de femmes se plaignent d'avoir des boutons ; c'est une conséquence du déséquilibre hormonal entre œstrogènes et progestérone. Au lieu de les tripoter (ce qui risque de les infecter et de laisser des marques), soignez-les avec un rétinoïde local et dissimulez-les sous un peu de maquillage.

Que faire ?

N'utilisez jamais de correcteur de teint pour cacher un bouton : comme il doit être plus clair que votre peau, il ne ferait qu'attirer l'attention sur cette imperfection. La manière la plus efficace de dissimuler un bouton, c'est d'utiliser une crème teintée de texture moyenne, ou bien du fond de teint en stick. Une texture liquide serait trop fine et ne serait pas assez couvrante. Vous devez choisir un ton qui correspond à la couleur de votre peau. Pour cela, appliquez la crème ou le fond de teint sur un côté de votre visage : la teinte qui disparaît à la lumière naturelle est la bonne.

À l'aide d'un pinceau correcteur, appliquez la crème ou le fond de teint sur votre bouton. Tapotez avec l'index pour faire pénétrer. Puis recouvrez d'un peu de poudre très légère, avec une houppe de feutre ou un pinceau adapté. Si le bouton est encore visible, renouvelez l'opération (crème ou fond de teint, puis poudre).

Les cicatrices

Pour ma part, j'aime beaucoup les cicatrices car je trouve qu'elles donnent du caractère. Chacune est unique pour la femme qui la porte – et ça, c'est beau. Si vous avez envie de camoufler vos cicatrices, sachez que vous n'y parviendrez pas à 100 %. Cependant, certains produits donneront un bon résultat.

Que faire ?

La meilleure chose à faire est d'utiliser un stick de fond de teint ou un correcteur de teint dense et longue durée. Quel que soit le produit que vous choisirez, il faut que la coloration soit exactement celle de votre peau.

À l'aide d'un pinceau correcteur, appliquez le fond de teint ou le correcteur directement sur la cicatrice. Vous devrez peut-être d'abord réchauffer le produit dans la paume de votre main. Mettez-en une petite dose, et ajoutez-en si nécessaire. Une fois que vous avez camouflé la cicatrice, stabilisez le fond de teint ou le correcteur en le recouvrant d'une poudre adaptée à votre pigmentation.

Souci à corriger
Texture de peau inégale

Certaines femmes se plaignent de ne pas avoir la peau lisse. Avec l'âge, la texture de la peau change, elle paraît plus rêche que lorsque l'on avait 20 ou 30 ans.

Que faire ?

La bonne nouvelle, c'est qu'avec un fond de teint approprié, votre peau paraîtra plus lisse. Après avoir préparé votre peau en l'hydratant, égalisez-la en utilisant un fond de teint mousse, de l'exacte couleur de votre peau. Testez-en la couleur sur votre visage, pas sur votre main ou sur vos bras : il est rare que la pigmentation du visage soit la même que celle du reste du corps. (Si le fond de teint disparaît sur votre visage, c'est la couleur parfaite.)

Le fond de teint mousse, disponible en formule hydratante et non grasse, est d'une texture proche de la crème fouettée. Il fonctionne bien sur ce genre de peau, car il agit comme un mastic, lissant les zones qui en ont besoin. Pour garder un look naturel, assurez-vous que le fond de teint se résorbe en une fine couche. Si vous avez une peau à tendance grasse, terminez par un peu de poudre sur le front, le nez et le menton (utilisez une houppe pour appliquer la poudre et un pinceau à poudre pour parfaire le résultat). Non seulement la poudre stabilise le fond de teint, mais elle donne un aspect plus homogène au visage.

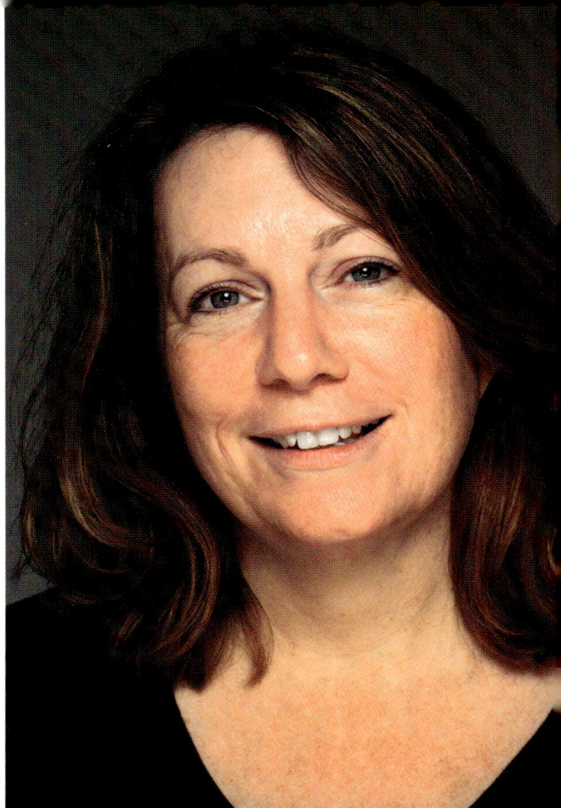

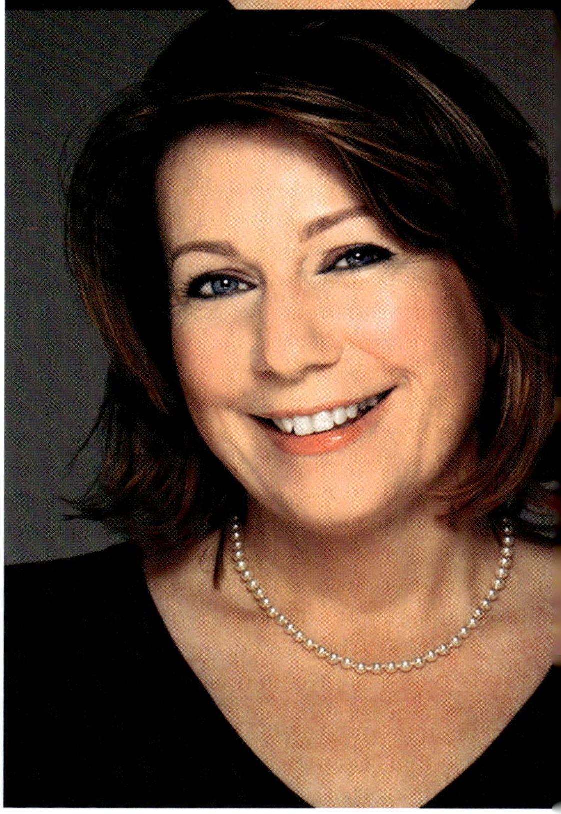

Souci à corriger
Pigmentation inégale

C'est un problème courant chez les femmes à partir de la trentaine. La peau est toujours lisse, mais quelques taches apparaissent et la pigmentation est inégale. Vous pouvez avoir quelques rougeurs autour du nez et une dépigmentation due au soleil et aux changements hormonaux.

Que faire ?

La meilleure manière d'uniformiser votre teint est d'utiliser une crème hydratante teintée ou du fond de teint. Pour un résultat plus naturel, assurez-vous que le produit que vous utilisez a une dominante jaune et s'accorde à la coloration de votre peau. La majorité des femmes ont une peau à dominante jaune, qu'elle soit très claire ou très foncée ; c'est pourquoi un cosmétique à dominante rose produit un effet de « masque » plutôt artificiel. La crème hydratante teintée ou le fond de teint ne doivent pas modifier votre couleur de peau, ils doivent l'uniformiser. Appliquez-en en particulier autour du nez, de la bouche et sur les côtés du visage, où l'on déplore souvent des rougeurs.

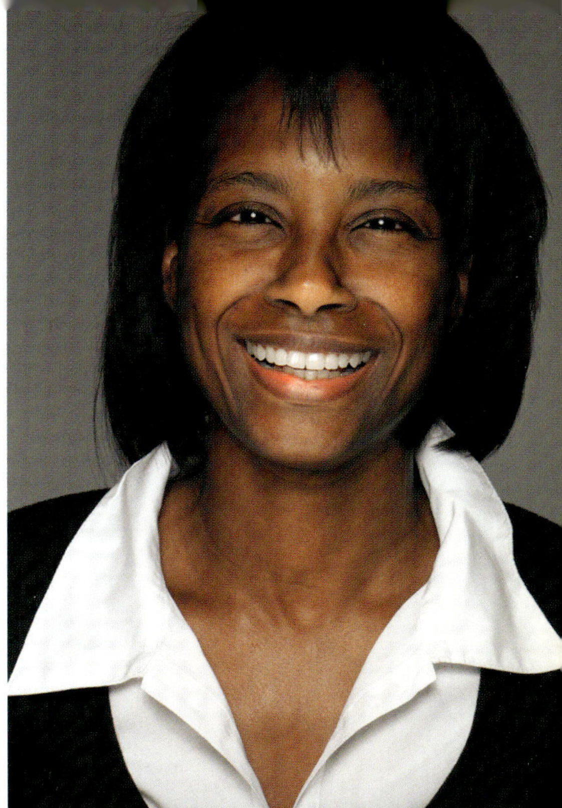

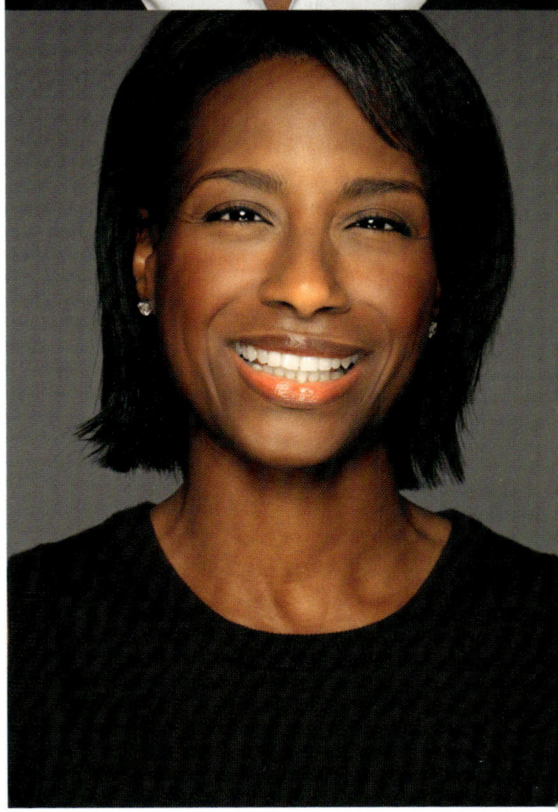

Soucis à corriger
Rougeurs et couperose

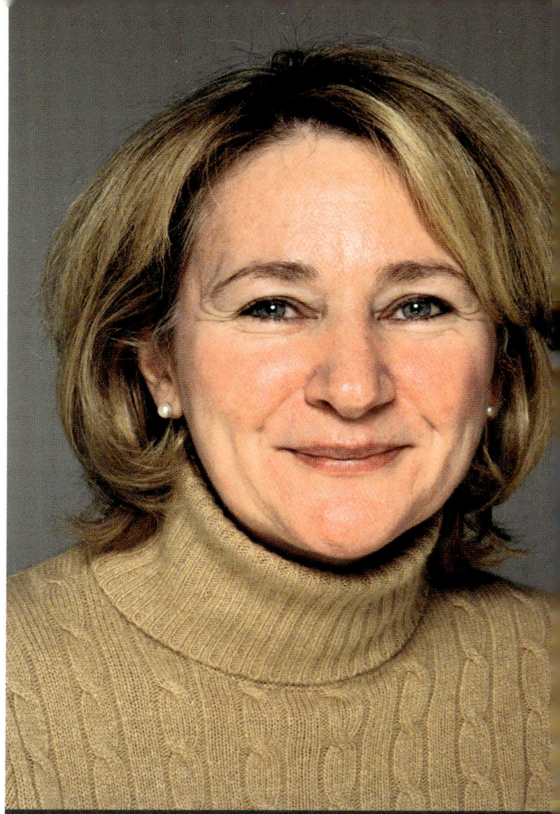

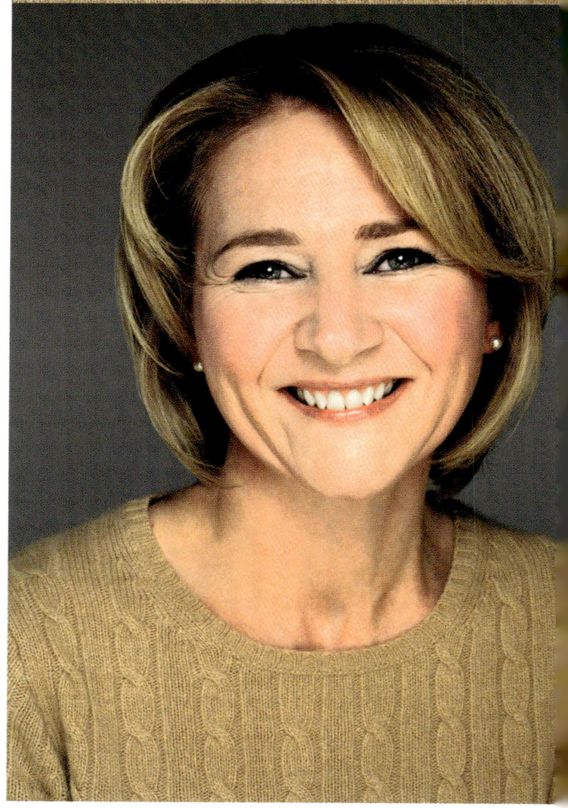

Les rougeurs sont souvent un signe précurseur de couperose, alors prenez soin de votre peau dès à présent, avant que le problème ne s'aggrave. À chaque fois qu'une femme vient me demander conseil, je commence par l'interroger sur les produits qu'elle utilise. Trop de femmes se lavent le visage avec des produits agressifs, qui irritent leur peau.

Que faire ?

Si vous êtes souvent dehors, protégez bien votre visage du soleil avec une crème d'indice 30 minimum (je vois beaucoup d'adeptes du ski qui ont des rougeurs parce qu'ils dévalent les pentes sans aucune protection solaire). Essayez de ne pas aggraver votre problème en évitant les masques et autres produits agressifs (n'utilisez jamais de produits contenant des AHA). Optez pour un pain ou un gel nettoyant sans savon, et une crème hydratante pour le visage très douce (ou une huile de visage). Si les rougeurs persistent, votre dermatologue vous conseillera un traitement local contre la couperose. Le métronidazole, disponible en crème, lotion ou gel, lutte contre la bactérie responsable de la couperose.

Une crème hydratante teintée ou un fond de teint à dominante jaune sont les meilleures armes pour atténuer les rougeurs. N'utilisez pas de correcteur vert ou pourpre – vous auriez juste l'air d'avoir mis du vert ou du pourpre sur votre visage. À l'aide d'une éponge de maquillage ou d'un pinceau, appliquez doucement la crème teintée ou le fond de teint sur toute la surface de votre visage. Ensuite, si des zones de rougeur sont toujours visibles, appliquez localement du fond de teint à l'aide d'un pinceau correcteur. Si vos joues sont encore un peu rouges, oubliez le blush et terminez directement par une légère couche de sublimateur de teint. Les tons bruns du sublimateur contrebalanceront les rougeurs. Afin qu'il n'y ait pas de contraste entre votre visage et votre cou, appliquez également du sublimateur sur ce dernier.

Souci à corriger
Taches brunes

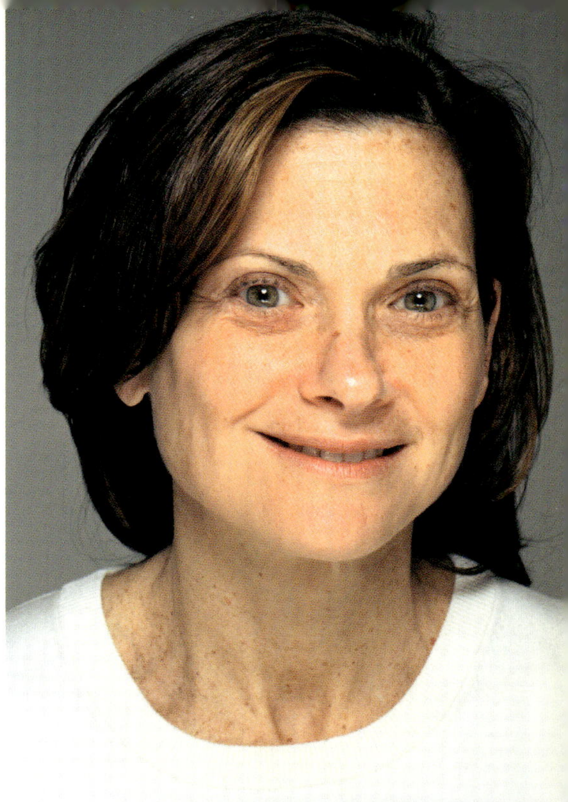

Les taches brunes sont la conséquence d'une exposition excessive au soleil, et souvent de l'hérédité. Beaucoup de femmes pensent qu'elles vont de pair avec le vieillissement et se contentent de les camoufler sous un maquillage outrancier. Mais vous n'êtes pas obligée de vivre avec vos taches brunes – sauf si vous êtes couverte de taches de rousseur. Vous paraîtrez plus jeune et plus pimpante sans elles.

Comme je l'ai confessé dans le chapitre précédent, j'étais une inconditionnelle du soleil lorsque j'étais plus jeune (je me badigeonnais d'huile pour bébé, de teinture d'iode et autres réflecteurs maison), et je suis consciente que ça a beaucoup abîmé ma peau. Mais il n'est jamais trop tard pour se protéger. Alors, si ce n'est pas déjà le cas, vous devriez mettre de la crème solaire chaque jour. Et si vous passez beaucoup de temps dehors, portez une casquette.

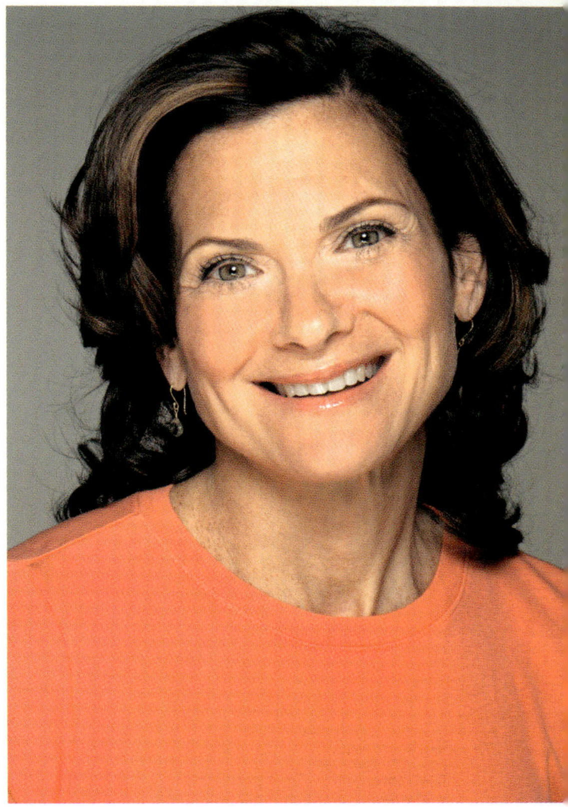

Que faire ?

Beaucoup de produits dépigmentants, en vente libre ou sur ordonnance, prétendent éclaircir les taches brunes. J'en ai essayé quelques-uns, mais j'ai été déçue par les résultats. À mon avis, pour enlever les taches brunes, rien de mieux qu'un resurfacing laser effectué par un dermatologue (voir le chapitre 2 pour plus d'informations). Pour ma part, j'ai été enchantée du résultat.

Si vous n'êtes pas prête pour le laser ou si de faibles taches persistent après le traitement, le maquillage peut leur donner une coloration proche du reste de votre visage. Utilisez un correcteur deux à trois tons plus clair que votre peau. À l'aide d'un pinceau correcteur, appliquez-en sur les taches à masquer. Puis tapotez doucement de l'index pour faire pénétrer. Mettez ensuite du fond de teint sur votre visage entier. Ayez la main légère en l'étalant, afin de ne pas enlever le correcteur. Pour stabiliser le correcteur et le fond de teint, terminez par une poudre de la couleur de votre peau.

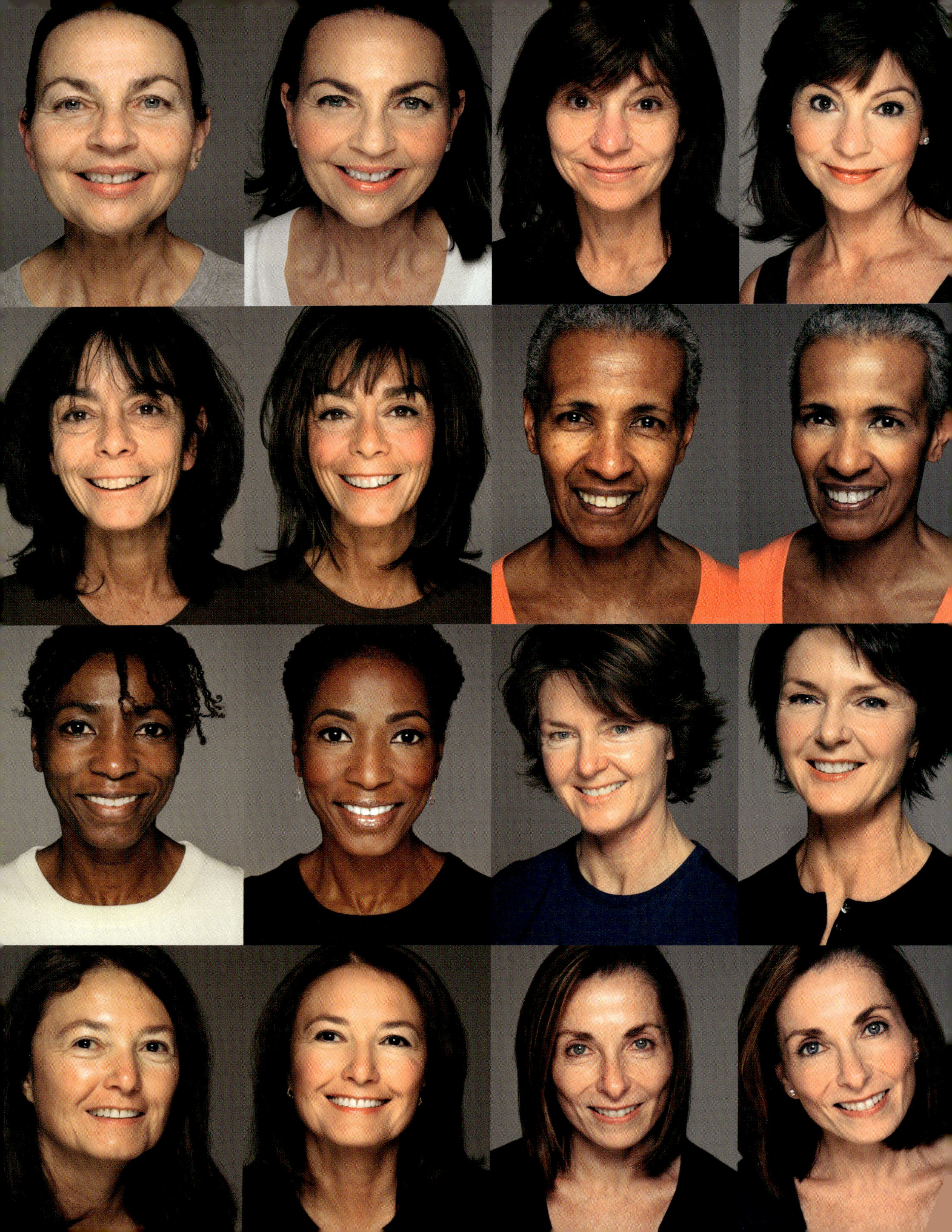

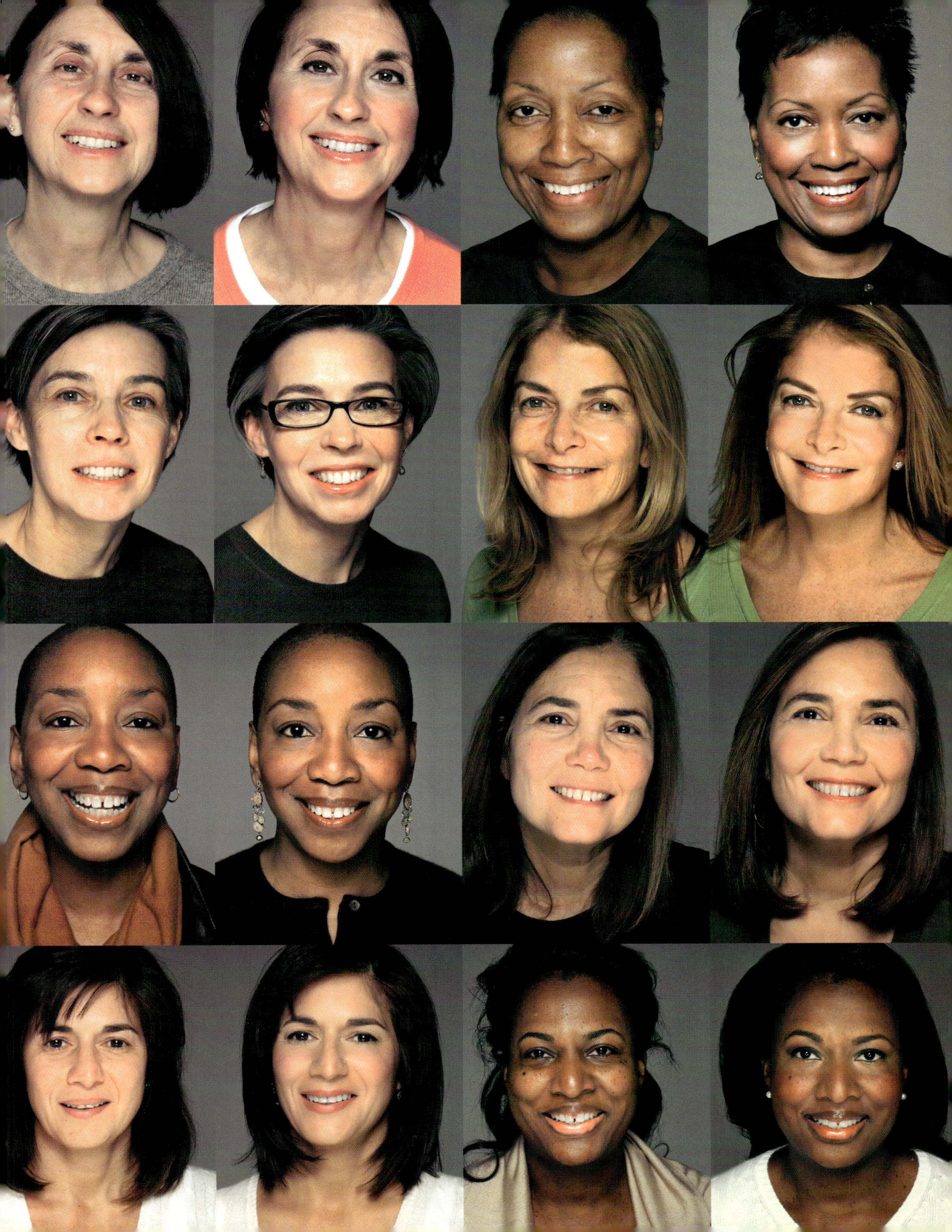

Pour un teint éclatant de soleil

J'ai toujours aimé les visages qui respirent la santé et le bon air du dehors. Quand tout le monde faisait des maquillages criards dans les années 80 et au début des années 90, je préférais créer des looks naturels, des visages dorés aux joues roses. Aujourd'hui encore, c'est ce que je préfère.

Les sublimateurs

Il existe différentes formules de sublimateurs. Si vous avez une peau normale à grasse, choisissez une poudre que vous appliquerez à l'aide d'un pinceau aux poils courts et touffus. La crème est idéale pour les peaux sèches ; vous l'appliquerez avec vos doigts ou une éponge. Pour un résultat le plus naturel possible, mettez du sublimateur là où le soleil vous fait naturellement une peau hâlée : sur le front, les joues, le nez et le menton. N'oubliez pas d'en mettre sur votre cou et votre buste si ces parties de votre corps sont apparentes.

Les sublimateurs de teint les plus naturels sont dans les tons bruns (avec un peu de rouge). Évitez les tons orange ou nacrés : vous n'aurez pas l'air naturelle, quelle que soit la nuance de votre peau. La plupart des marques proposent des tons clairs, medium et foncés. Choisissez le vôtre en fonction de votre bronzage naturel. Par exemple, si le soleil vous donne une peau moyennement dorée, il vous faut un ton medium. Le sublimateur doit se fondre dans votre visage et lui donner de la chaleur. Si la couleur est trop orange ou trop évidente, voyez ce que ça donne avec un ton de moins.

Pour un teint éclatant de soleil qui dure quelques jours, essayez l'auto-bronzant. Ces dernières années, les auto-bronzants se sont beaucoup améliorés et j'ai obtenu de très bons résultats, tout à fait naturels. Mais avant de vous lancer, faites un test : mettez-en une noix à l'intérieur de votre bras, pour vérifier que vous n'êtes pas allergique au produit. De même, pour garantir une coloration homogène de votre visage, n'oubliez pas d'exfolier toute zone irrégulière avant application. Étalez une mince couche d'auto-bronzant pour commencer. Si vous voulez une peau bien dorée, il sera toujours temps d'appliquer une nouvelle couche une fois que vous aurez vu le résultat. Évitez les yeux et n'oubliez pas les oreilles ni le cou (attention aux contrastes). Une fois que vous avez terminé, lavez soigneusement vos mains et attendez que l'auto-bronzant ait eu le temps d'être absorbé avant de vous habiller ou de vous coucher. Au réveil, si votre teint est trop foncé ou irrégulier, vous pouvez atténuer le problème par une légère exfoliation et beaucoup de crème hydratante.

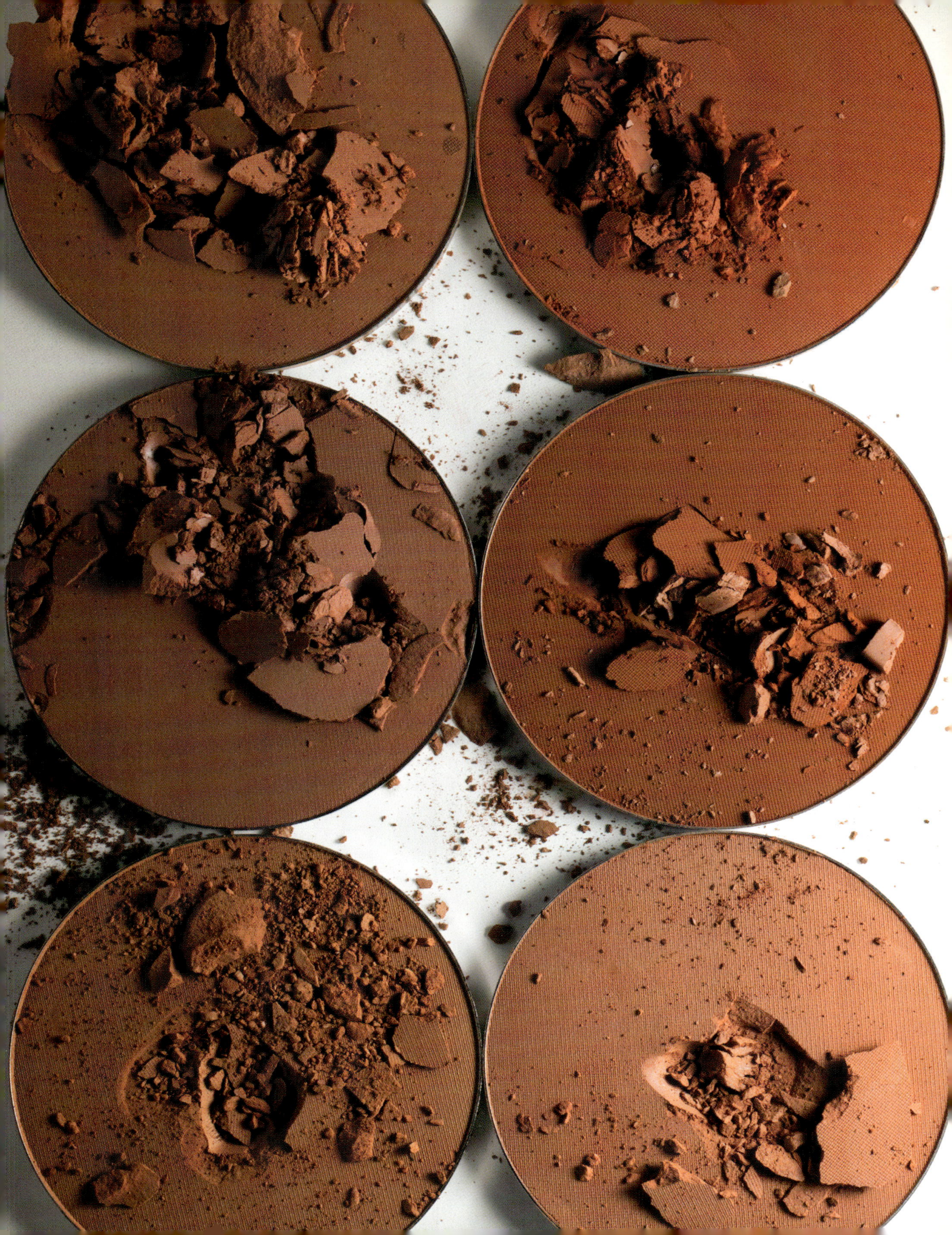

Le blush

Je fais une fixation sur le blush, car je trouve qu'il donne meilleure mine à tout le monde, sans parler du fait qu'il illumine votre visage en un instant. Toute femme devrait avoir au moins deux couleurs de blush : une couleur naturelle et une autre qui rehausse le teint. Le ton naturel de votre blush doit être celui de vos joues lorsqu'elles rosissent naturellement (ou juste après un peu d'exercice). L'autre ton doit être plus brillant et plus clair (moins sourd) – par exemple rose, pétale de rose, corail ou prune (voir les photos ci-contre).

Il existe différentes formules de blushs :

La poudre est la plus facile à utiliser. Elle se répartit bien et convient à presque tous les types de peaux. Les erreurs (par exemple une coloration excessive) peuvent être corrigées aisément à l'aide d'une houppe propre.

Si vous avez la peau sèche, choisissez plutôt une crème. Les actifs émollients de cette formule ont une double utilité : ils hydratent la peau et font ressortir la couleur sans le moindre effort. La crème donne un bel éclat, mais pas particulièrement durable. Si vous avez des boutons ou une peau irrégulière, évitez cette formule.

Les blushs gels ou liquides offrent des couleurs pures, mais il faut un peu d'expérience avant de pouvoir les appliquer correctement. Ils sont un bon choix si vous avez la peau grasse. Mais si vous en mettez trop, votre peau risque d'avoir l'air « tachetée ».

UTILISEZ CE GUIDE POUR DÉFINIR VOTRE COULEUR DE BLUSH

Teint	Couleur de blush
Porcelaine	*Rose pâle ou abricot pastel*
Clair	*Rose sable*
Medium	*Rose fauve*
Mat	*Rose fauve foncé*
Olive	*Prune, marron doré ou rose foncé*
Noir	*Noir, bronze foncé ou rouge foncé*

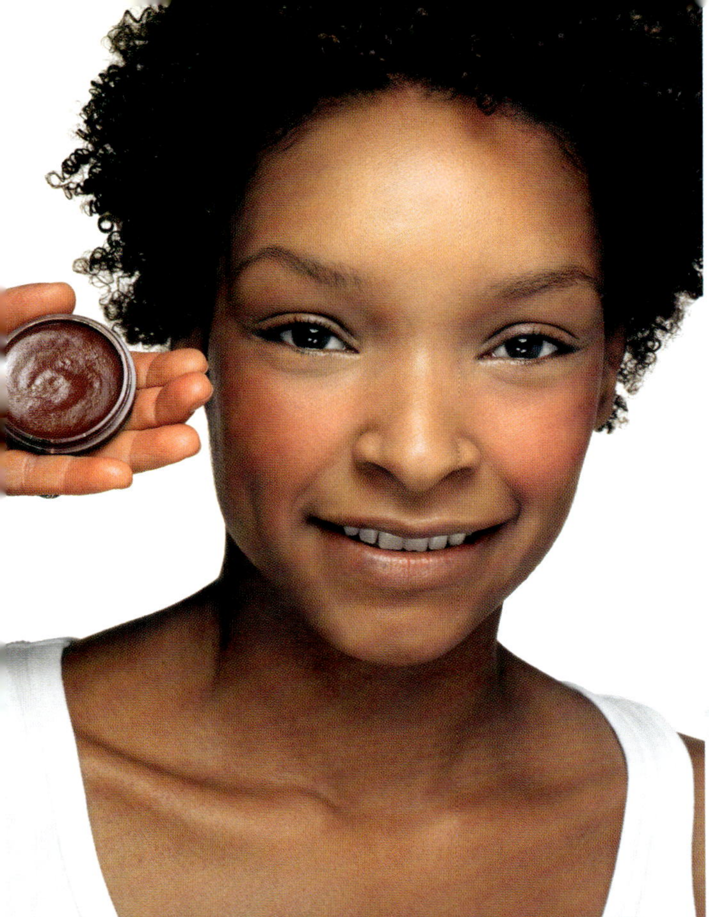
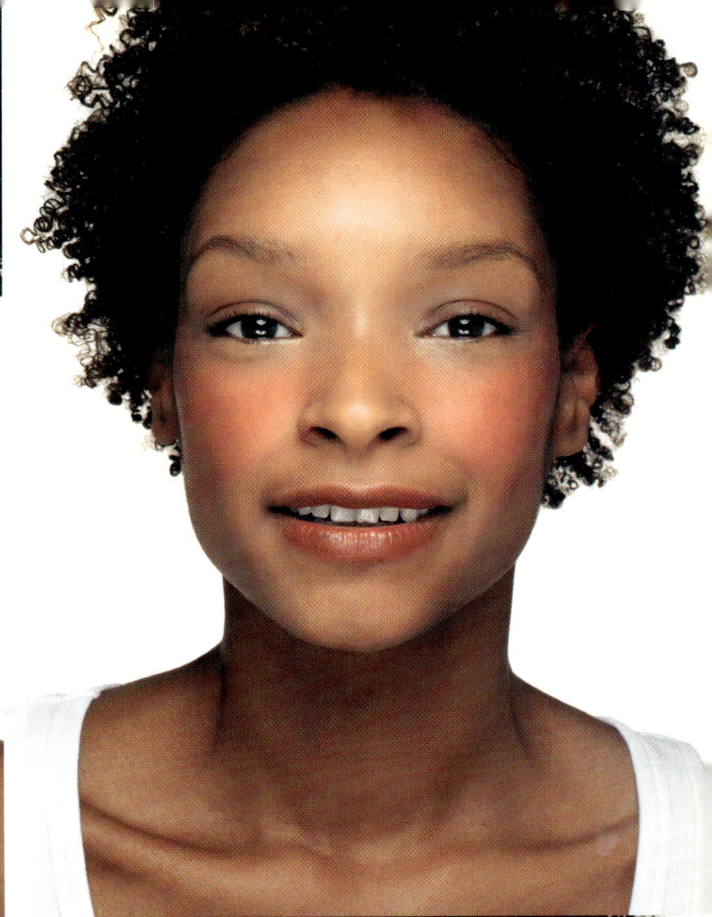
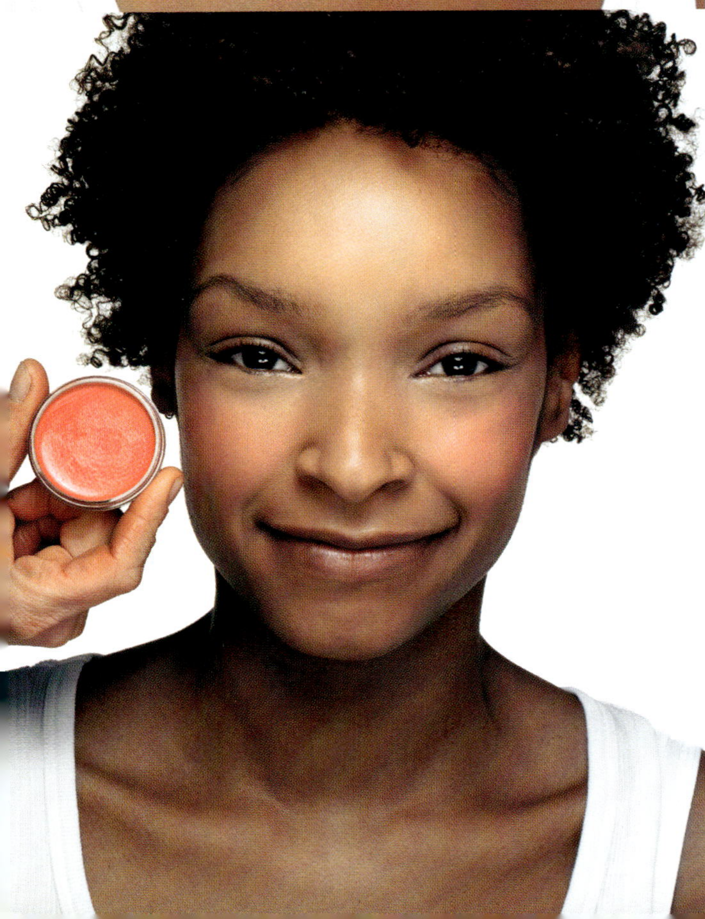
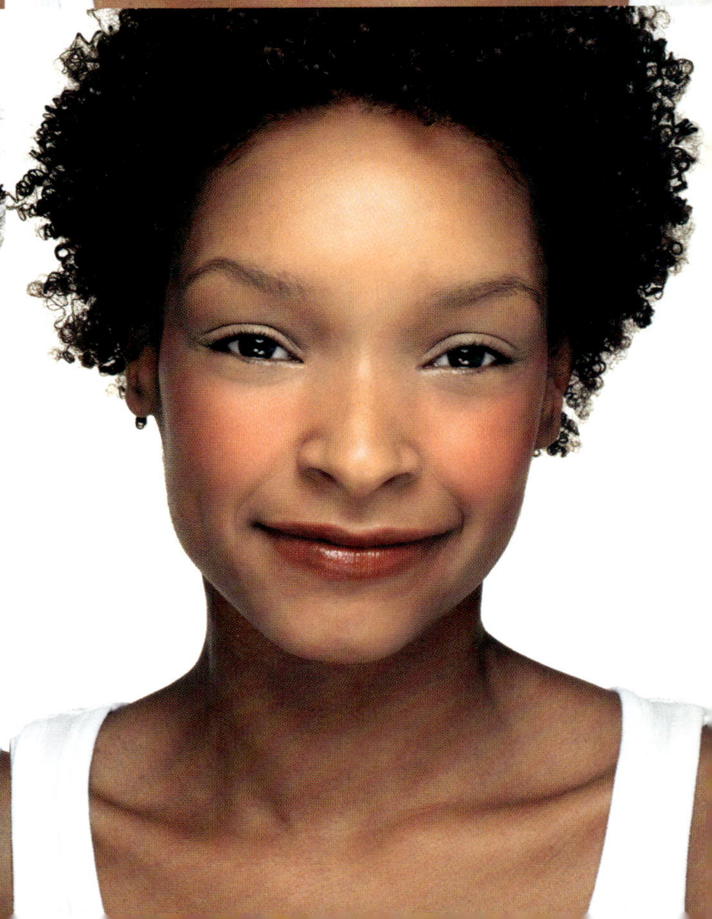

Souci à corriger
Teint terne, brouillé

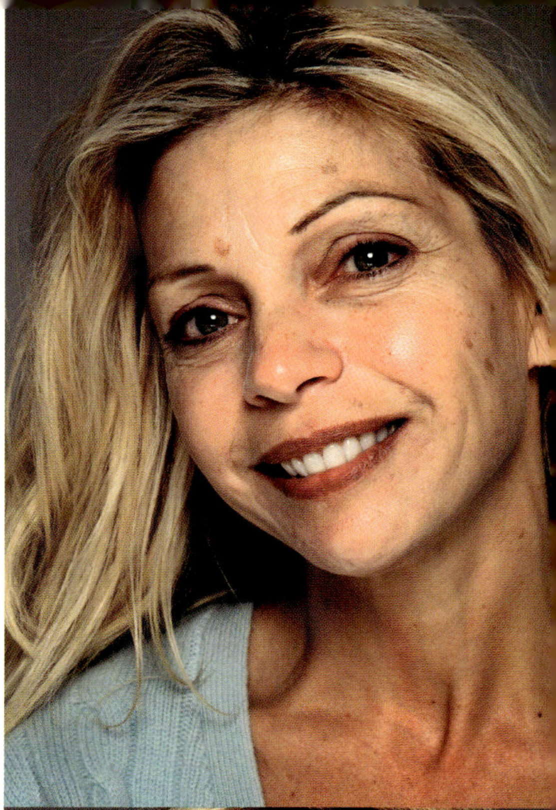

Beaucoup de femmes se plaignent d'avoir un teint terne, surtout en hiver. La peau est blafarde (résultat d'un ralentissement du renouvellement cellulaire) et les joues n'ont plus cette coloration rose que l'on voit sur le visage des enfants. Au lieu de baisser les bras, contrecarrez ce teint terne en exfoliant votre peau et en utilisant le maquillage pour lui redonner un peu de couleur ! Les femmes sont toujours émerveillées quand je leur montre comme il est facile de recréer l'éclat de la jeunesse.

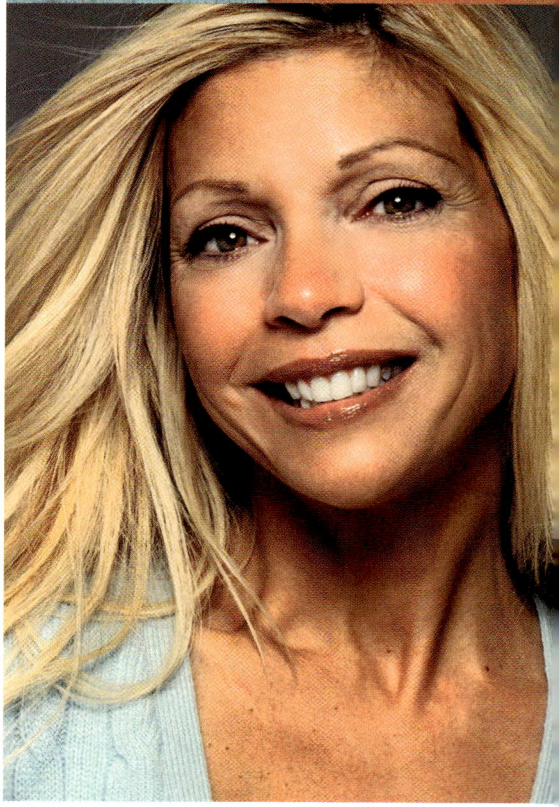

Que faire ?

Choisissez un exfoliant spécifique pour le visage. Ceux pour le corps sont trop agressifs et finiront par irriter la peau de votre visage. Les acides glycoliques, qui font partie de la famille des AHA, accélèrent le processus par lequel la peau se débarrasse de ses cellules mortes pour laisser apparaître une couche de peau neuve et douce (pour plus d'informations et de conseils sur les acides glycoliques, voir le chapitre 2).

Ensuite, choisissez un auto-bronzant ou un sublimateur de teint pour neutraliser les tons brouillés, jaune-vert, de votre visage. Donnez ensuite une touche d'éclat à vos pommettes grâce à un blush brillant. Si vous n'aimez pas les sublimateurs de teint, appliquez deux tons de blush : d'abord un ton neutre qui ressemble à celui de vos joues lorsqu'elles rosissent naturellement ou après un peu d'exercice. Si la couleur ne se fond pas dans votre visage, c'est qu'elle est trop foncée ou trop brillante. Souriez et mettez du blush sur vos pommettes, puis étalez-le vers le haut de votre visage et vers les racines de vos cheveux. Pour qu'on ait l'impression que c'est la couleur naturelle de votre peau, fondez-le également vers le bas du visage. Terminez par une touche de blush plus brillant sur les pommettes.

LE SECRET DE BOBBI : UNE PEAU LUMINEUSE

Quel que soit leur âge, toutes les femmes que je connais veulent une peau lumineuse. C'est une qualité que vous rencontrez chez les enfants, les adolescents, et même les femmes d'une trentaine d'années. Mauvaise nouvelle : nous perdons cet éclat naturel à mesure que nous vieillissons. Bonne nouvelle : il est possible d'illuminer la peau avec un maquillage approprié. Voici comment :

- Un baume teinté égalise la peau et lui donne de l'éclat instantanément.
- Réchauffez le baume hydratant au creux de vos mains, puis recouvrez-en votre blush en tapotant.
- Ensuite, appliquez une poudre brillante sur le haut de vos pommettes.
- Quand vous avez fini de vous maquiller, terminez par un peu d'huile de visage sur le haut des pommettes.
- Optez pour un blush en crème plutôt qu'en poudre.

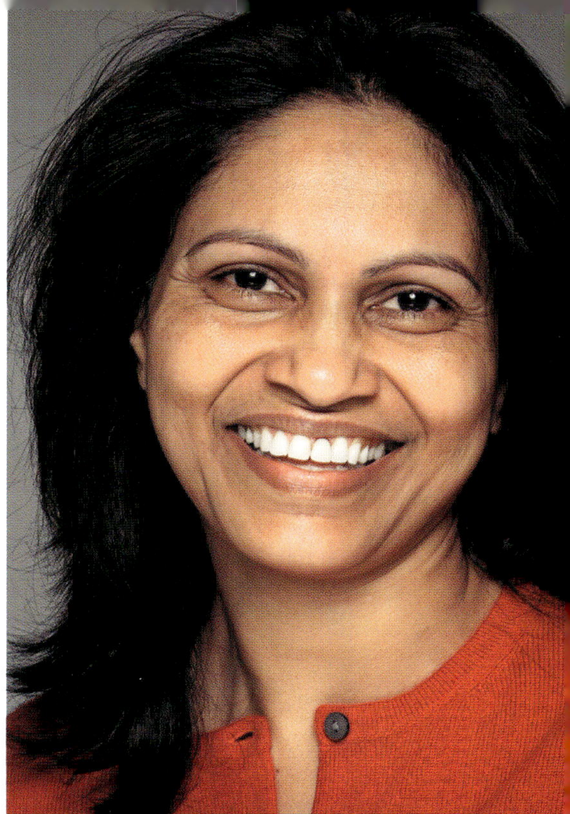

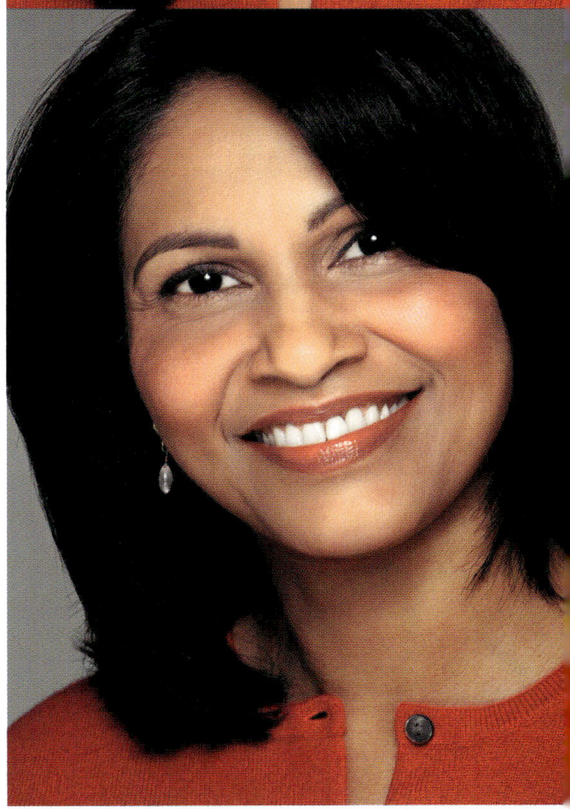

Colorer ses lèvres

Le choix de la couleur de votre rouge à lèvres dépend surtout de votre style – pas de règles strictes en la matière. Si vous souhaitez un effet naturel, prenez en compte la couleur de votre peau, de vos cheveux et de vos lèvres (c'est pour cela qu'un rouge à lèvres qui va très bien à une de vos amies ne vous convient pas forcément). La couleur qui vous va le mieux est *a priori* un ou deux tons plus foncée que vos lèvres. Si vous avez la peau claire, choisissez dans les tons beige, rose pâle et corail clair. Pour les teints plus mats, les tons rose, mauve ou framboise, sur une base brune, sont du plus bel effet. Si vous avez la peau foncée, choisissez plutôt les tons prune, chocolat et rouge. Lorsque vous choisissez la couleur de vos lèvres, pensez à l'équilibre qu'elle va former avec le maquillage de vos yeux. Des lèvres d'une couleur légère et neutre sont le contrepoint parfait d'yeux très maquillés. Des lèvres brillantes ou très colorées sont le bon complément d'yeux sobrement maquillés. (Et tous ces principes sont tout simplement inutiles pour les femmes qui sont inconditionnelles des rouges à lèvres rouge vif, pâle ou brun foncé.)

Vous devez avoir les lèvres propres et douces. Si vous avez quelques peaux sèches, enlevez-les doucement avec un tissu humide. Hydratez vos lèvres avec un baume approprié ou une crème contour des yeux. Vous pouvez utiliser directement le tube de rouge à lèvres pour des couleurs neutres ou pures. Mais utilisez un pinceau pour les tons plus sombres et plus brillants, qui demandent une grande précision. Ensuite, à l'aide d'un crayon à lèvres, dessinez le contour de vos lèvres pour une finition naturelle et parfaite. Si nécessaire, adoucissez au pinceau les zones trop colorées.

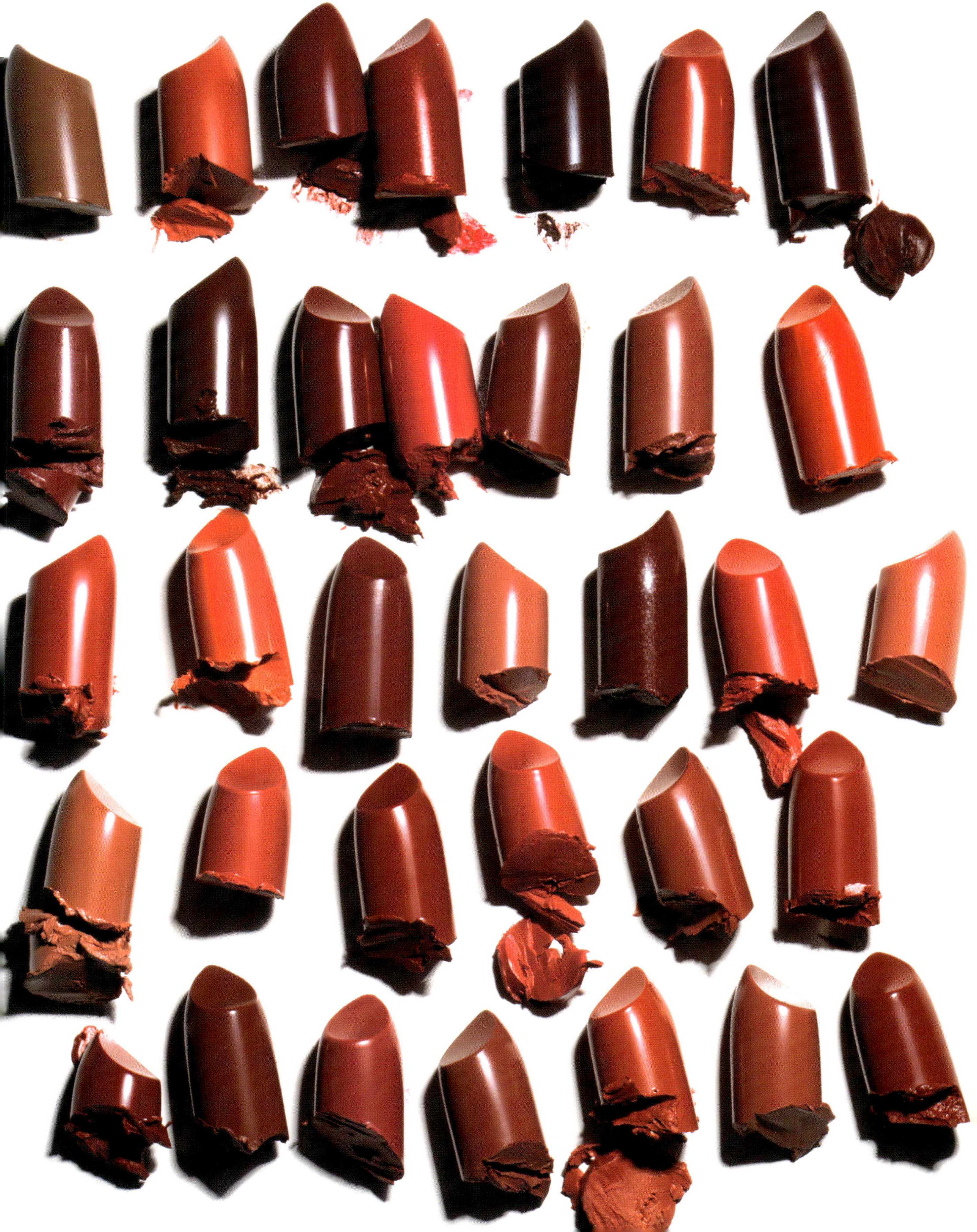

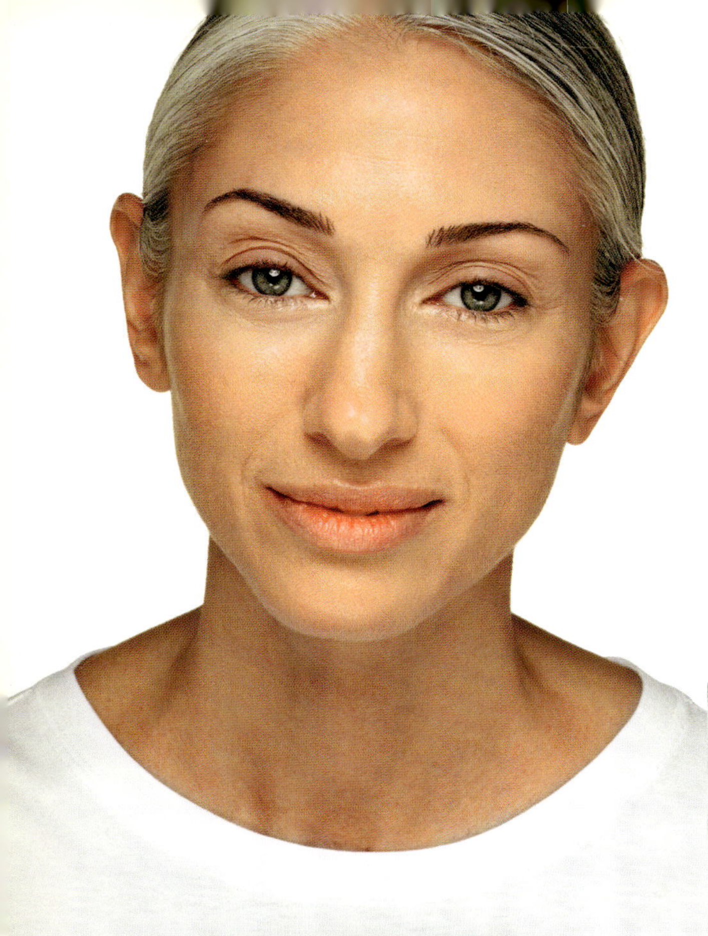
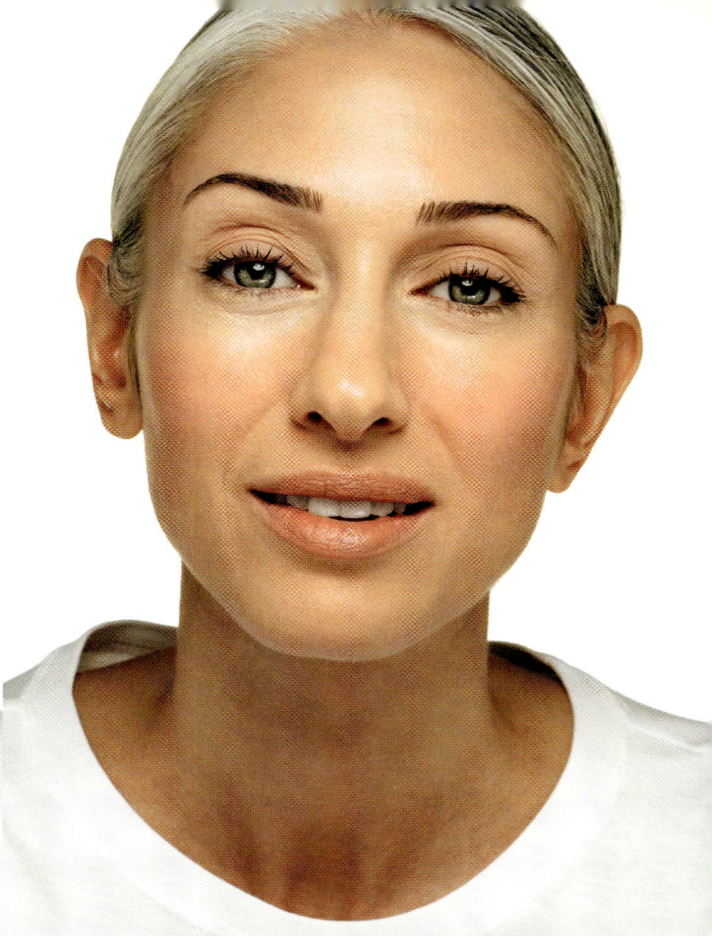
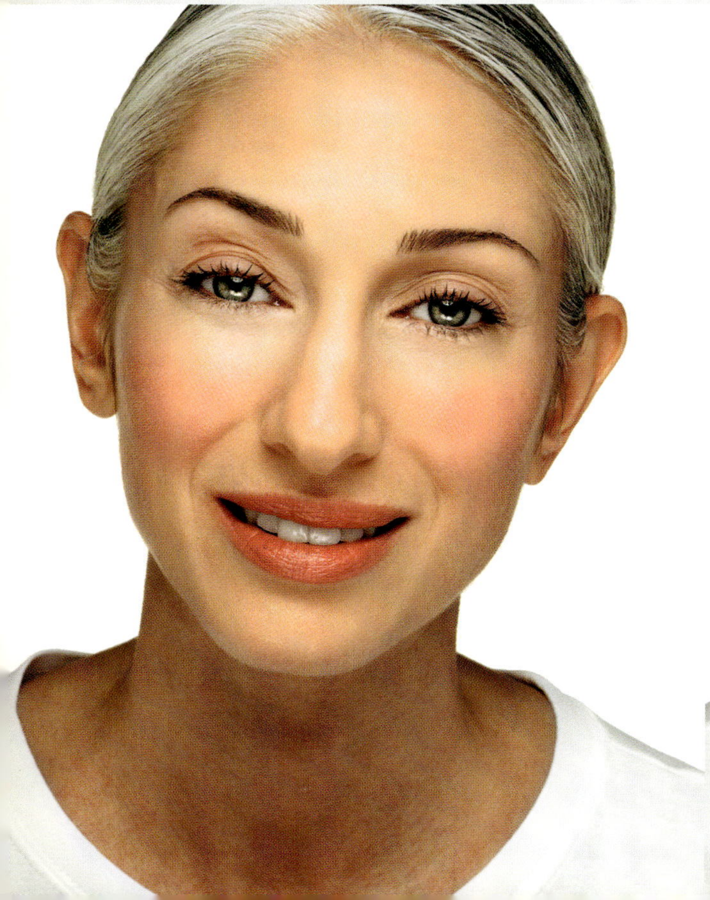
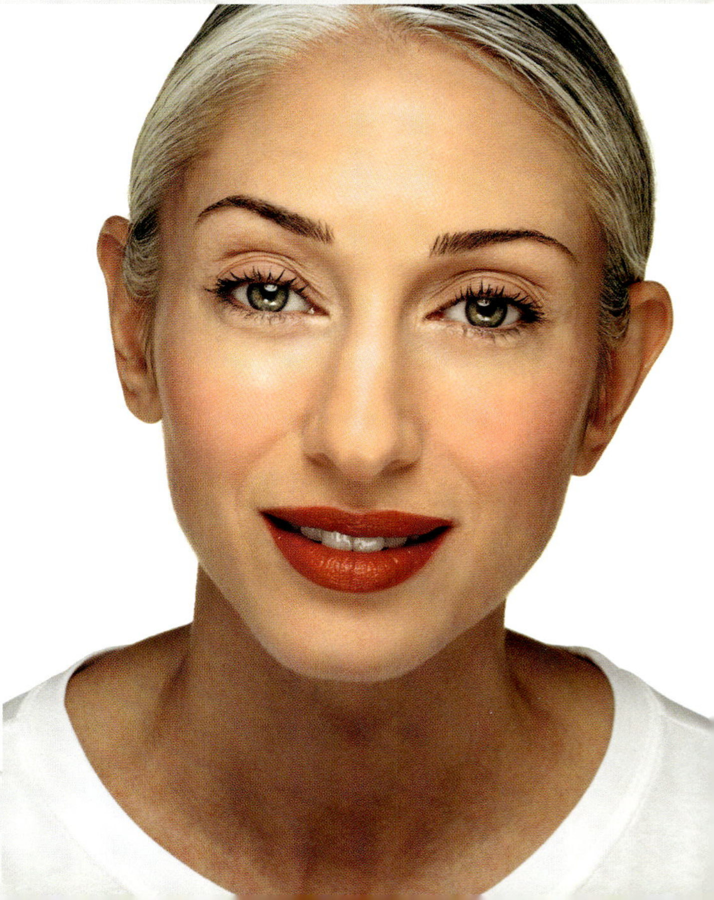

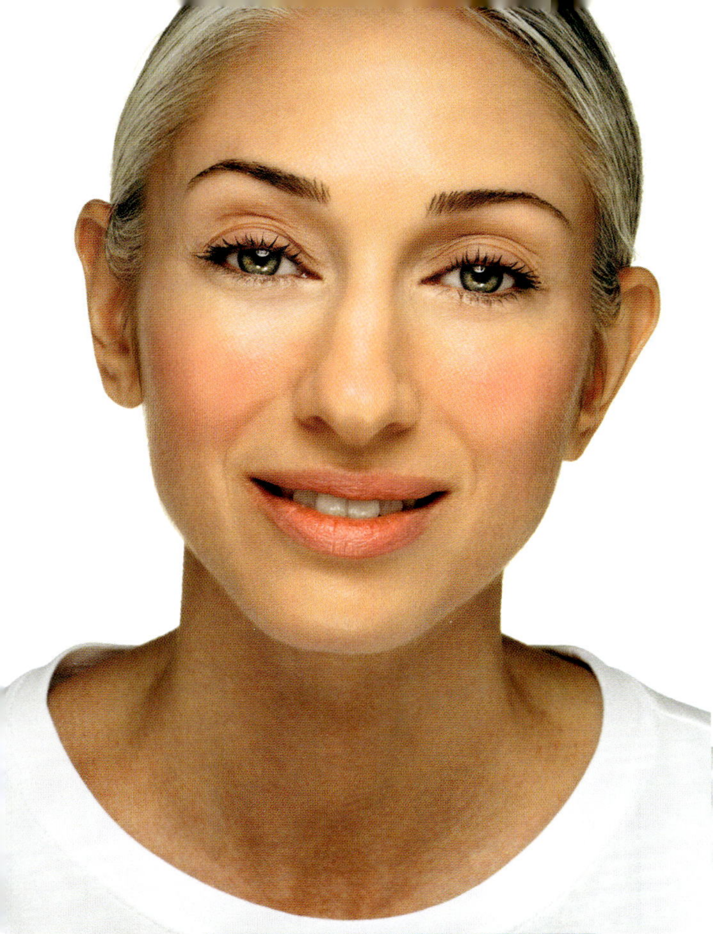
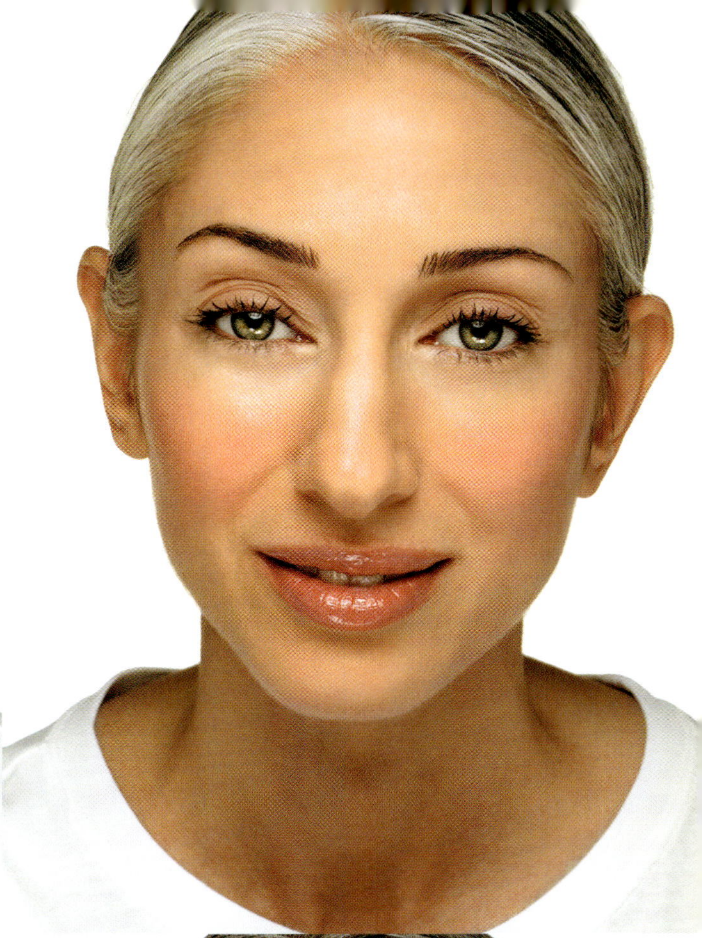
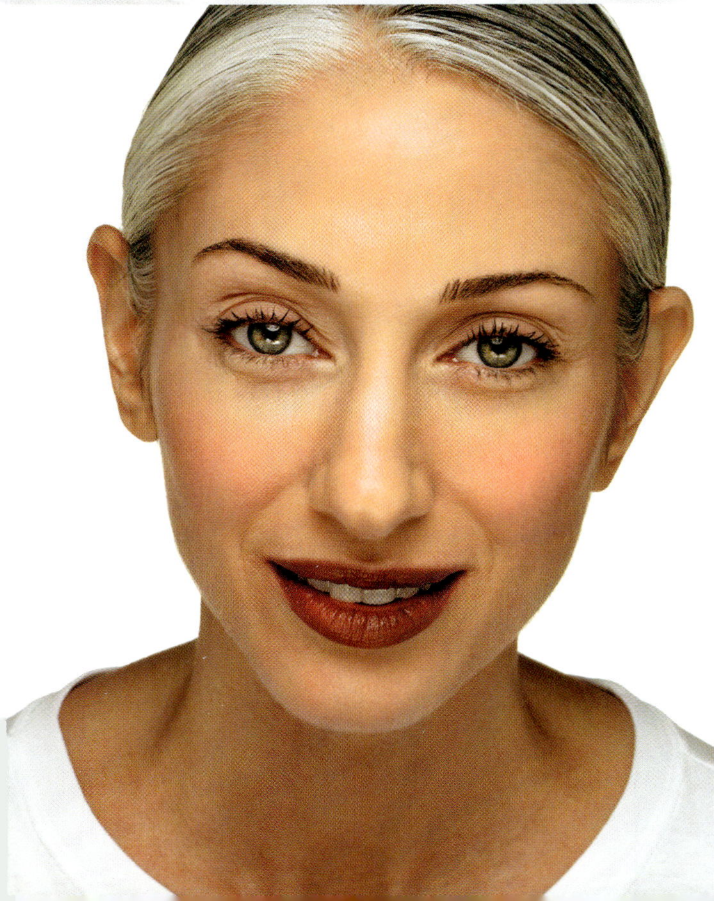
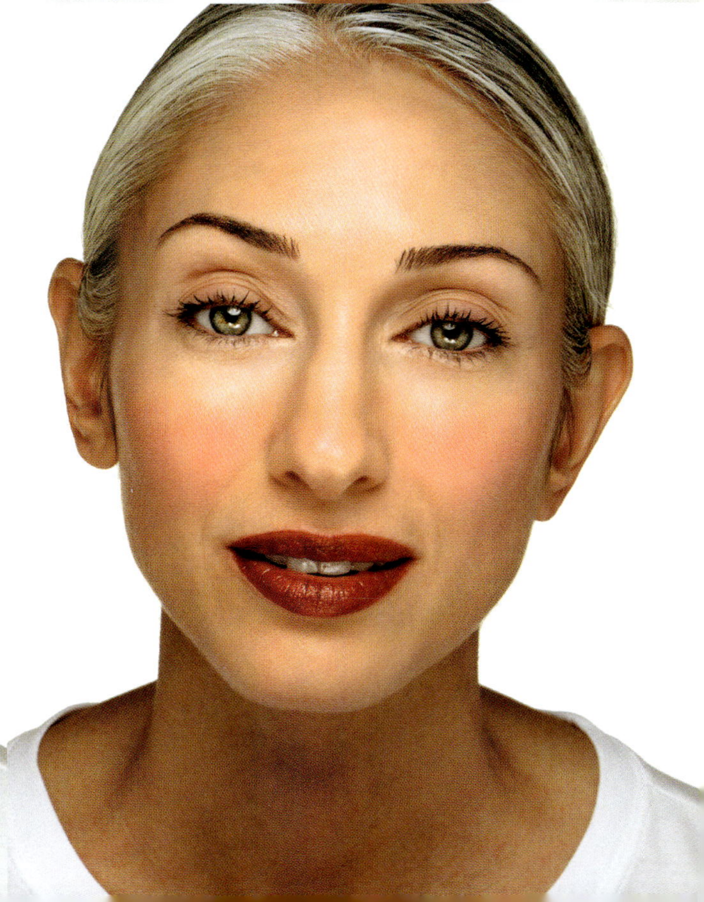

Soucis à corriger
Lèvres fines, mal dessinées, bouche ridée

Lèvres fines

À partir de la quarantaine et au-delà, j'entends souvent les femmes déplorer que leurs lèvres soient moins charnues. L'amincissement des lèvres est la conséquence d'une diminution de la production de collagène. Et certaines femmes, nostalgiques de la bouche pulpeuse de leur jeunesse, ont recours à des traitements tels que les injections. Je trouve le résultat artificiel, bosselé, horrible. Des lèvres fines – les vôtres ! – valent mieux que des lèvres artificielles.

Que faire ?

Privilégiez les tons clairs à medium et évitez les tons foncés qui accentuent l'impression de finesse. Choisissez des gloss brillants et des rouges à lèvres en crème – ils révèlent une patine qui donne l'illusion de rondeur. Enfin, dessinez le bord extérieur de vos lèvres d'un trait de crayon un ton plus foncé que votre rouge à lèvres (ne tracez pas un trait au-delà de vos lèvres, cela se verrait). Et ne dépensez pas inutilement votre argent en baumes, gloss ou rouges à lèvres qui prétendent rendre vos lèvres pulpeuses – cela ne marche pas.

Lèvres mal dessinées

En général, je me maquille peu, voire pas du tout. Toutefois, ces dernières années, je le fais un peu plus parce que cela redonne à mon visage un peu du dessin qu'il a perdu. Quand une femme me demande de dessiner ses lèvres, je lui suggère toujours un rouge à lèvres et un trait de crayon de la couleur de ses propres lèvres.

Que faire ?

Pour dessiner les lèvres, j'aime bien les souligner d'un trait de crayon à lèvres neutre, après avoir mis du rouge à lèvres ou du gloss. Pour un résultat naturel, j'utilise un ton légèrement plus foncé (attention, si vous utilisez une couleur trop sombre, l'effet sera trop évident). Si le crayon est visible, atténuez et fondez le trait à l'aide d'un pinceau adapté.

Bouche ridée

Étant donné les nombreux méfaits du tabac pour notre santé et notre apparence physique, je suis toujours étonnée de voir quelqu'un allumer une cigarette. Le tabac est l'une des principales causes des rides autour de la bouche (à force de plisser les lèvres). L'hérédité et le soleil comptent également.

Que faire ?

Les crèmes aux rétinoïdes ou aux facteurs de croissance (uniquement sur ordonnance) permettent d'atténuer les rides autour de la bouche. Elles stimulent en effet la production de collagène (pour plus d'informations sur ces produits, reportez-vous au chapitre 2).

Avant tout maquillage, adoucissez les rides par une bonne hydratation et humidifiez vos lèvres (un baume riche ou une crème contour des yeux sont parfaits pour cela). Je ne recommande pas les formules gloss, car elles ont tendance à glisser au-delà des lèvres et dans les rides. Utilisez plutôt un pinceau à lèvres et un rouge mat. Dessinez bien vos lèvres à l'aide du pinceau, puis appliquez une couche de rouge à lèvres (aucun risque que ça bouge). Si vous voulez que ça brille un peu, vous pouvez recouvrir le rouge à lèvres d'une touche de gloss (il ne glissera pas car il va adhérer au rouge à lèvres).

Soucis à corriger
Lèvres décolorées, pigmentation irrégulière

Lèvres décolorées

Des lèvres d'une belle couleur cerise sont le signe de la jeunesse. En vieillissant, la couleur de nos lèvres devient plus fade, mais ce souci est facile à corriger. Il est l'heure d'ajouter de nouvelles teintes dans votre trousse de maquillage.

Que faire ?

Maintenant plus que jamais, la bonne teinte de rouge à lèvres ou de gloss va faire toute la différence. Abandonnez les tons beige ou marron dont vous raffoliez dans votre jeunesse – aujourd'hui, ils rendraient vos lèvres encore plus ternes. L'astuce consiste à trouver un rouge à lèvres de la couleur de vos lèvres qui se fonde sur votre lèvre inférieure sans tourner à l'orange ou au marron. Pour redonner de la couleur et de l'éclat à vos lèvres, choisissez une teinte medium dans les tons rose, framboise ou abricot.

Certaines femmes ont le problème inverse : leurs lèvres deviennent plus foncées avec l'âge. Il leur faut alors trouver un rouge à lèvres qui donne de la lumière et de l'éclat sans paraître gris. Ma tante Alice utilisait un rose à lèvres pâle pour éclaircir ses lèvres naturellement bleu brunâtre. Optez pour un beige, un rose pâle ou un pêche pâle. Il m'arrive de mettre du fond de teint sur des lèvres nues, avant le rouge à lèvres, pour plus de luminosité. Mais attention : cela donne parfois une couleur cendrée.

Pigmentation irrégulière

Beaucoup de femmes ont une pigmentation naturellement irrégulière des lèvres. Souvent, une lèvre est plus foncée que l'autre, surtout quand elles ont la peau très mate. Au lieu d'uniformiser la couleur, jouez la différence : c'est très beau !

Que faire ?

Vous pouvez choisir soit une couleur légère pour relever la clarté d'une lèvre, soit une couleur sombre pour accentuer la lèvre plus foncée. Si la différence de ton vous embête vraiment, harmonisez vos lèvres en utilisant comme base, sur la lèvre plus claire, un rouge à lèvres noir. Appliquez ensuite votre rouge à lèvres ou votre gloss habituel sur les deux lèvres. Terminez par un trait de crayon d'une teinte identique à la partie la plus sombre de vos lèvres. Fondez bien le trait.

LE SECRET DE BOBBI : LA COULEUR DE LÈVRES PARFAITE

Faites votre propre couleur de lèvres. Mélangez un baume pour les lèvres et votre crayon à lèvres préféré, directement sur vos lèvres. Frottez vos lèvres l'une contre l'autre puis, à l'aide de vos doigts, fondez bien le mélange sur vos lèvres.

Soigner ses sourcils

Des sourcils soignés charpentent le visage et lui donnent une apparence plus nette. C'est impressionnant comme des sourcils bien épilés et maquillés peuvent rehausser et ouvrir le regard. Voici comment obtenir une courbe parfaite :

Épilez tous les poils entre les sourcils. Le bord intérieur du sourcil doit être aligné sur le coin intérieur de l'œil. Enlevez aussi les poils qui poussent sous les sourcils. Tirez dans le sens de l'implantation naturelle du poil, d'un coup sec. Pour accentuer la courbe, retirez les poils de la lisière inférieure du sourcil. Faites place nette au-dessus du sourcil, s'il y pousse quelques poils égarés.

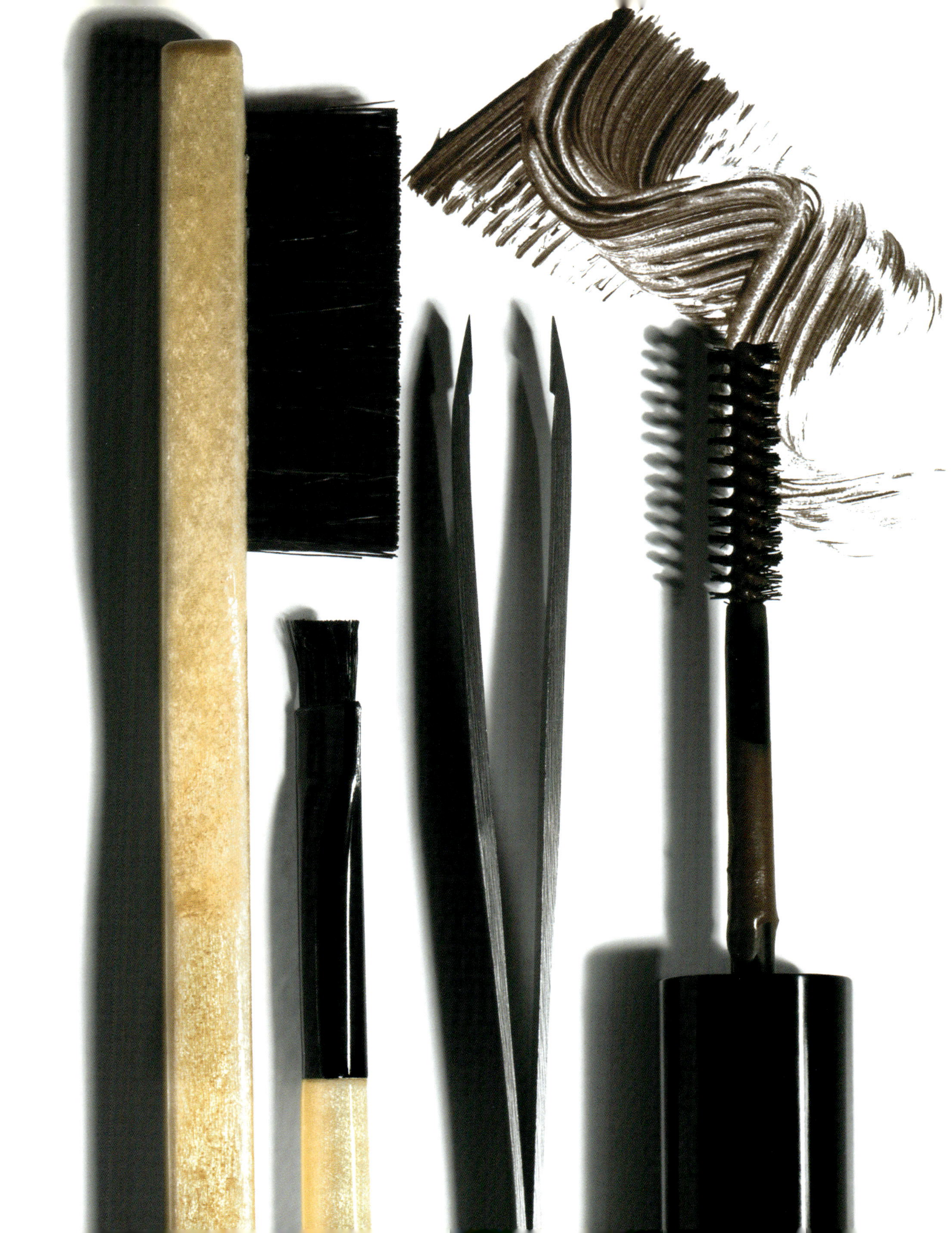

Souci à corriger
Sourcils clairsemés

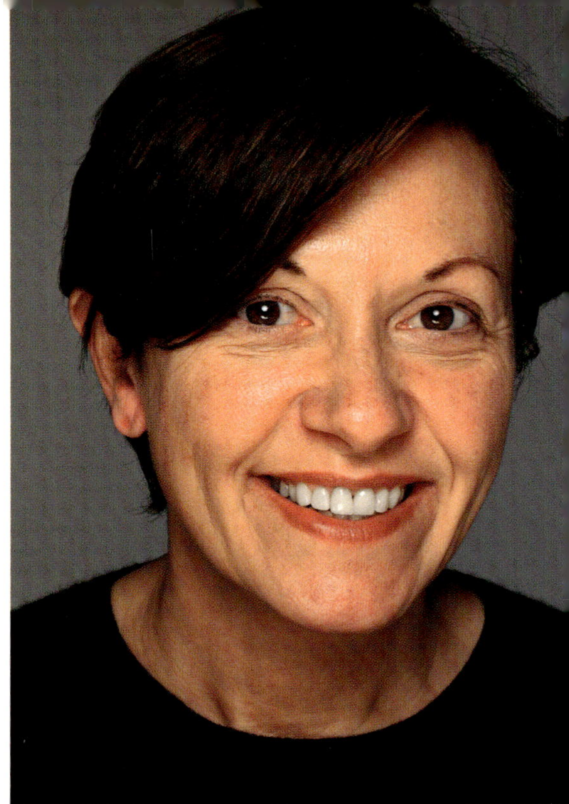

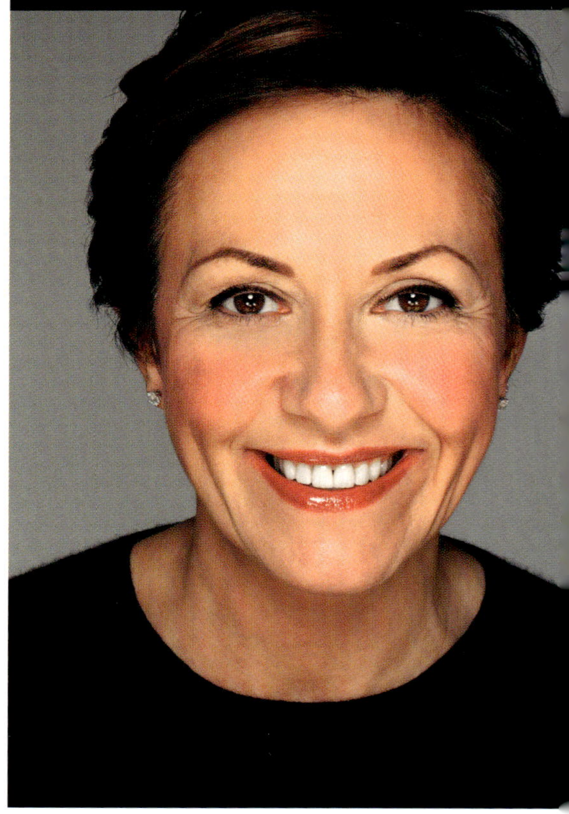

J'ai toujours adoré les sourcils. J'ai commencé à aimer les miens adolescente, quand j'ai vu Ali MacGraw dans *Love Story*, parce que c'était la première fois que je voyais une belle femme avec des sourcils épais. Les sourcils apportent de la force au visage d'une femme et lui donnent une apparence plus nette. Ils attirent aussi l'attention et confèrent de la puissance au regard. Si vous avez les sourcils clairsemés à cause de longues années d'épilation, d'une maladie ou d'un traitement médical, le maquillage peut vous aider à les densifier.

Que faire ?

Utilisez un crayon à sourcils pour combler les zones clairsemées ou sans aucun poil. Pour un résultat naturel, tracez de petits traits (comme des poils). Ensuite, atténuez les traits à l'aide d'une ombre poudre (de la couleur du crayon et de vos cheveux). Utilisez pour cela un pinceau à sourcils, avec des poils serrés à tête biseautée. Si le résultat est trop foncé, vous pourrez l'adoucir avec de la poudre libre, que vous appliquerez à l'aide d'une houppe. Terminez par une couche de gel fixateur. Comment savoir quelle teinte de crayon ou d'ombre à paupières vous convient le mieux ? La bonne couleur doit être en harmonie avec celle de vos cheveux.

Couleur de cheveux	Couleur de sourcils
Blond pâle	Léger blond cendré
Blond à blond foncé	Blond cendré à sable
Châtain clair à châtain	Sable à acajou
Châtain à châtain foncé	Acajou à brun rougeâtre
Brun	Acajou à gris fumé (jamais brun)
Roux clair	Taupe ou camel
Roux	Taupe à brun rougeâtre
Roux foncé	Brun rougeâtre
Gris ardoise	Acajou ou gris foncé
Gris clair	Gris ardoise ou gris
Blanc	Gris ou taupe

Un regard éclatant

Lorsque vous choisissez du maquillage pour vos yeux, tenez compte de votre pigmentation naturelle et de votre style. Pour certaines femmes, une ombre à paupières neutre et une couche de mascara sont plus que suffisantes. Mais d'autres femmes se sentent au top avec un maquillage complet : une couleur de base, une couleur de paupières, un contour des yeux, un eye-liner et du mascara.

Ombre à paupières

Vous disposez d'un certain choix :

J'adore l'ombre poudre, parce qu'elle est facile à utiliser et polyvalente. Vous pouvez choisir une ombre mate (aucun risque de vous tromper) ou chatoyante (plutôt un ton pur et pas nacré). Laissez les ombres brillantes aux adolescentes. Beaucoup de poudres peuvent être utilisées sèches ou humides, ce qui vous permet d'ajuster l'intensité de la coloration.

Si vous avez les paupières particulièrement sèches, l'ombre crème est un bon choix. En plus, c'est très pratique à transporter et vous n'aurez pas besoin d'un pinceau spécifique. L'inconvénient, c'est que certaines formules ont tendance à se froisser, alors passez votre chemin si vous n'avez pas les paupières lisses.

La formule la plus durable est l'ombre mousse, qui mélange poudre et crème. Elle est idéale si vous avez les paupières à tendance grasse et donne le meilleur résultat sur les peaux lisses. Pour éviter un effet granuleux, appliquez l'ombre mousse sur la paupière nue et ne la recouvrez pas d'autres formules.

Eye-liner

Pour avoir un regard vraiment éclatant, vous devez souligner vos yeux. Voici les choix qui s'offrent à vous :

J'utilise volontiers un eye-liner poudre, car c'est une formule pratique et polyvalente (selon la manière dont vous l'appliquez, vous pouvez souligner vos yeux d'un trait net et précis, ou plus doux et diffus). Utilisez un pinceau eye-liner fin et plat, à poils droits ou légèrement biseautés. Pour empêcher que des grumeaux ne tombent sous vos yeux, soufflez légèrement sur le pinceau ou tapotez-le afin d'enlever l'excès de poudre. Mon autre astuce est d'humidifier le pinceau avant de le tremper dans la poudre – la poudre restera bien sur le pinceau, mais aussi sur vos yeux.

Les crayons eye-liners sont très appréciés pour leur facilité d'utilisation – difficile de faire un trait de travers. C'est un bon choix si vous ne voulez pas vous encombrer d'un pinceau spécifique. L'inconvénient, c'est que leur texture à base de cire les rend assez salissants. Si vous ne pouvez pas vous passer de votre crayon, pensez à recouvrir le trait d'un peu d'ombre poudre afin de mieux le fixer.

Pour un effet plus spectaculaire, tournez-vous vers les eye-liners liquides ou en gel, très longue durée et résistants à l'eau. Ils représentent une bonne option si vos yeux ont tendance à couler ou si vous voulez un maquillage qui ne bouge pas du matin jusqu'au soir.

Comme je l'ai dit plus haut, je ne pense pas qu'il y ait une manière et une seule de maquiller les yeux. Mais voici tout de même les étapes basiques d'un maquillage classique. Vous pouvez en faire un point de départ, que vous adapterez en fonction de l'occasion et du temps dont vous disposez.

1. Choisissez trois ombres à paupières : un ton clair, un ton medium et un ton foncé. **2.** Appliquez l'ombre claire sur tout l'œil puis, à l'aide d'un pinceau adapté, appliquez l'ombre medium sur la paupière inférieure. **3.** Pour une meilleure finition, mettez un peu d'ombre foncée au coin extérieur de l'œil. **4.** Terminez par un trait d'eye-liner gel ou d'ombre foncée. Vous pouvez souligner simplement la paupière supérieure, ou bien les deux. Dans ce cas, assurez-vous que les deux traits soient bien alignés sur le côté extérieur de l'œil.

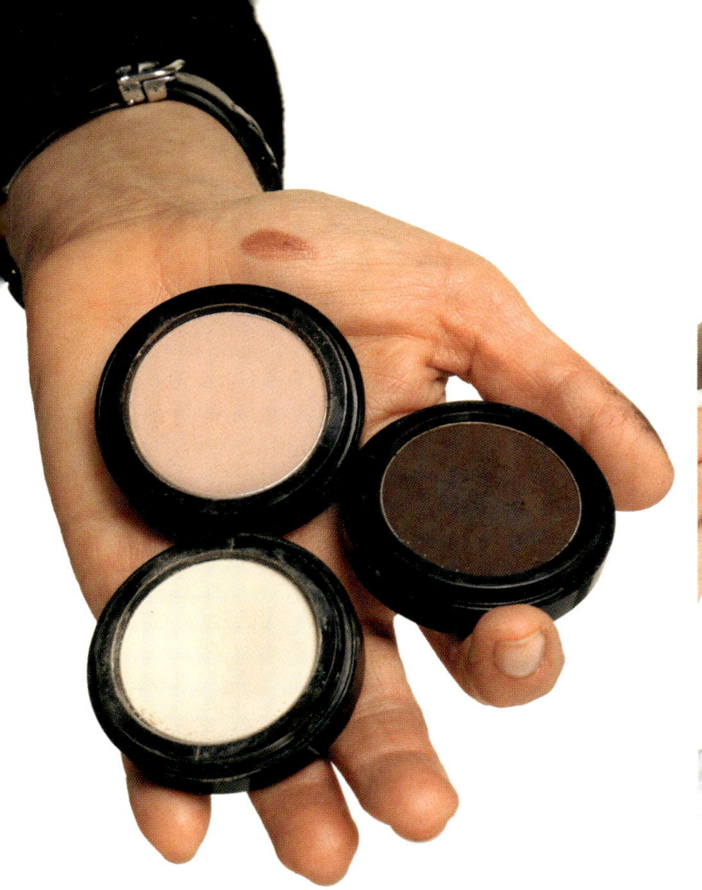
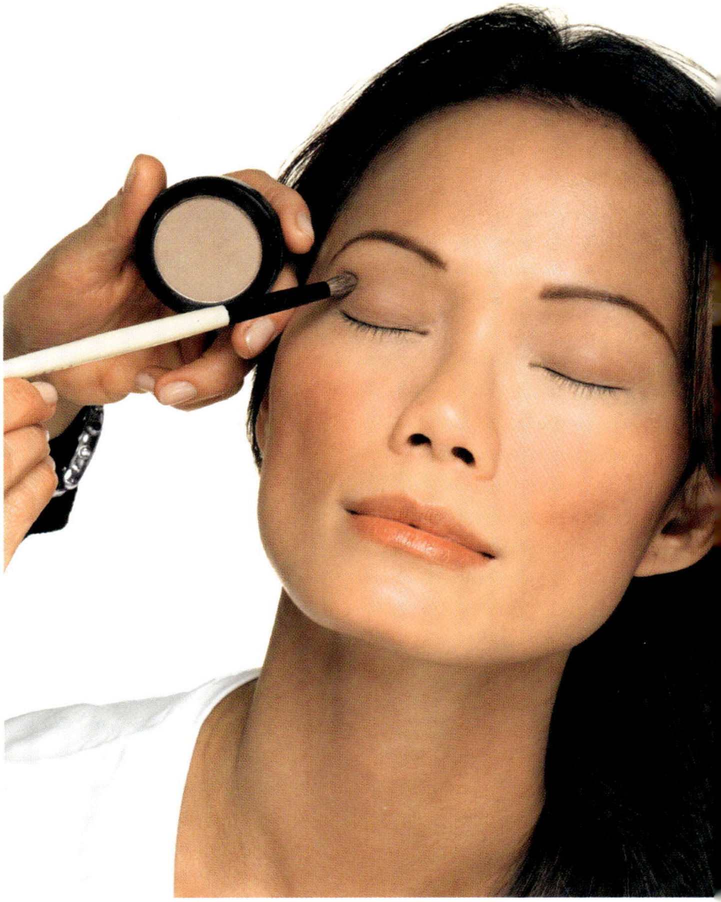
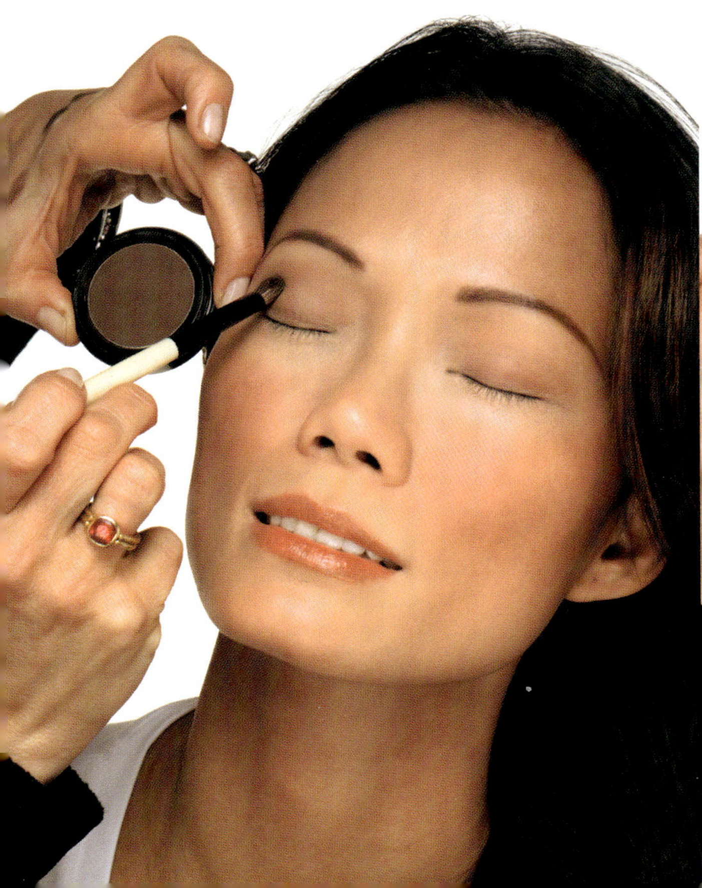
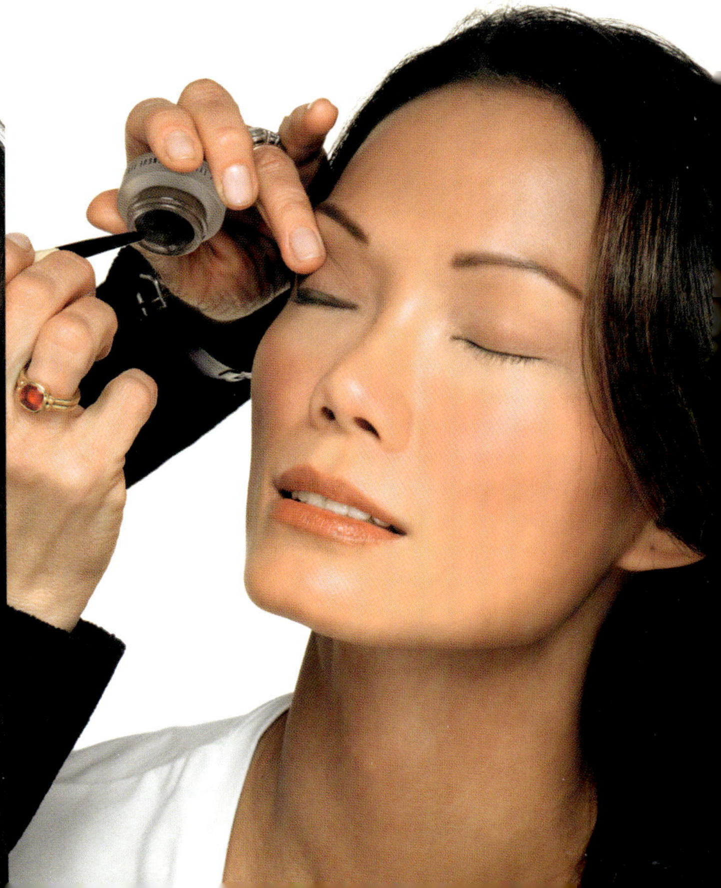

Mascara

Je connais beaucoup de femmes qui ne sortiraient jamais de chez elles sans mascara. Avec une bonne raison : rien de plus simple pour habiller le regard. On trouve différentes formules de mascaras aux effets et bienfaits variés. Voici un aperçu des produits les plus fréquents :

Le mascara épaississant. Des pigments, des cires et des composants filmogènes consolident les cils pour un regard plus dense – idéal si vous avez des cils clairsemés. Les poils des brossettes des formules épaississantes sont en général très serrés pour optimiser l'effet du mascara.

Le mascara allongeant. Il allonge les cils grâce à des composants spécifiques, avec un résultat qui semble naturel. Cette formule est d'une texture plus fine que le mascara épaississant et s'applique donc plus facilement en couches. Les poils de la brossette sont espacés et fins : ils dessinent les cils sans ajouter de volume.

Mascara résistant à l'eau. Cette formule longue durée contient des pigments spéciaux qui résistent à l'humidité. C'est un choix judicieux si vous voulez un mascara compatible avec un peu d'exercice physique, par exemple, ou si vous avez les yeux qui coulent. Les polymères de cette formule peuvent assécher vos cils, aussi est-il peut-être préférable de ne pas en mettre tous les jours. Pour enlever ce mascara, utilisez un démaquillant à base d'huile.

Je trouve que le mascara d'un noir profond va bien à tout le monde. Optez pour un mascara marron si vous préférez un effet plus naturel. Mais évitez les couleurs telles que le bleu, le prune ou le vert. Essuyez l'extrémité de la brossette sur un bout de tissu, pour éliminer l'excès de mascara avant de l'appliquer. Ne remuez pas l'applicateur de bas en haut dans le tube, sinon vous introduirez de l'air et le mascara séchera plus vite. Tenez l'applicateur parallèle au sol et commencez par la base des cils jusqu'à leur extrémité. Faites un mouvement de rotation pour séparer les cils et éviter les pâtés.

Appliquez toujours le mascara par en dessous sur les cils de vos paupières supérieures ; sinon, ils s'affaisseront. Si vous décidez de mettre également du mascara sur les cils de vos paupières inférieures, ayez la main plus légère. Appliquez une ou deux couches de mascara pour un effet subtil, deux ou trois couches pour un effet plus intense.

LE SECRET DE BOBBI : L'ARC PARFAIT

Je vous recommande de courber vos cils s'ils sont raides ou s'ils pointent vers le bas. Utilisez pour cela un recourbe-cils assez large pour couvrir l'ensemble de votre paupière. Assurez-vous que les coussinets de caoutchouc sont bien en place (sinon, le bord en métal risque de casser vos cils). Ne courbez jamais des cils maquillés : là encore, ils risqueraient de se briser. Pour un arc parfait, pincez à la base des cils et attendez quelques secondes avant d'ouvrir le recourbe-cils.

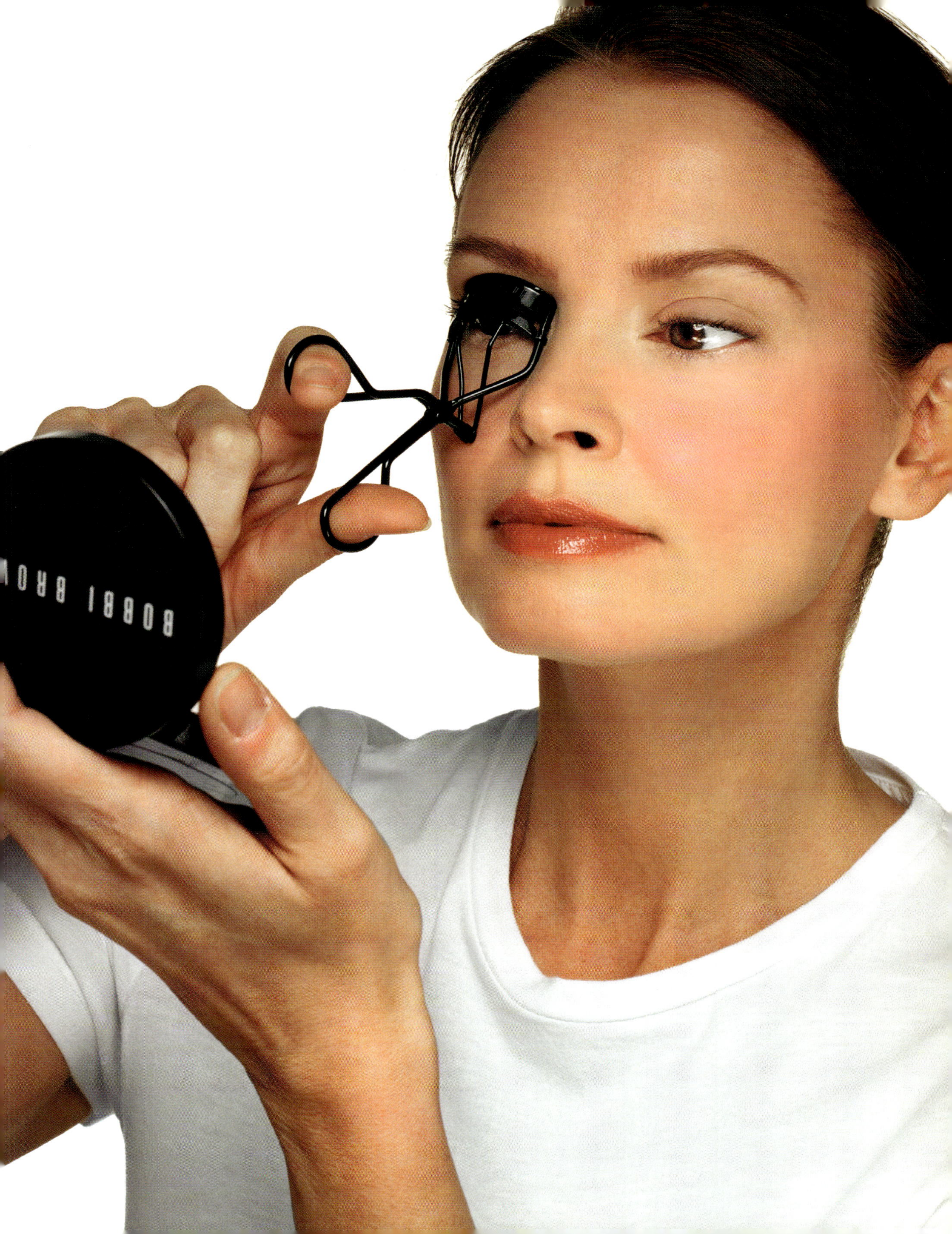
BOBBI BRO

Soucis à corriger
Un regard moins percutant et des paupières fripées

Regard moins percutant

J'avais une quarantaine d'années quand j'ai vraiment commencé à remarquer des changements autour de mes yeux. Jusqu'alors, je les avais toujours maquillés *a minima*. Mais j'ai réalisé que j'avais désormais besoin de recourir à l'eye-liner au quotidien, pour redonner à mon regard l'éclat qu'il avait perdu.

Que faire ?

L'eye-liner est la manière la plus efficace de retrouver un regard percutant. Choisissez un ton sombre comme l'acajou, le bleu marine, le vert sapin ou le noir. Commencez par la paupière supérieure, le plus près possible de la base des cils. Allez de l'intérieur vers l'extérieur de l'œil. Quand vous avez terminé, regardez-vous bien en face dans le miroir. Le trait doit être suffisamment épais pour être visible lorsque vous avez les yeux grands ouverts. Si vous le souhaitez, vous pouvez souligner également la paupière inférieure ; utilisez la même couleur, ou une couleur un ton plus claire pour un regard plus doux. Assurez-vous que les deux traits se rejoignent à l'angle extérieur de vos yeux.

Pour celles qui veulent vraiment insister sur le regard, appliquez une ombre medium sur les paupières inférieures, de la naissance des cils au quart de la paupière. Deux ou trois couches de mascara très noir feront également des merveilles pour mettre vos yeux en valeur.

Paupières fripées

Une peau fripée autour de l'œil est la conséquence du vieillissement, d'une exposition excessive au soleil et de l'hérédité. Prenez l'habitude de porter des lunettes de soleil lorsque vous êtes dehors. Et ne vous inquiétez pas, on peut arranger les choses.

Que faire ?

Avant le moindre maquillage, appliquez du fard (à l'aide d'une houppe en feutre) sur vos paupières pour leur donner une apparence plus lisse. Ne mettez pas de fond de teint sur vos paupières – l'ombre à paupières risquerait de former une croûte, accentuant l'aspect fripé de votre peau. Évitez les ombres à paupières brillantes : elles reflètent la lumière et attireraient l'attention sur des paupières relâchées. Vous pouvez utiliser une ombre crème, tant que ce n'est pas une formule trop grasse. Le mieux est de choisir une ombre mate douce de couleur chair, marron, grise ou lavande (tons légers à medium).

LE SECRET DE BOBBI : L'EYE-LINER NOIR

L'eye-liner noir est le grand secret d'un regard sexy – même pour les femmes qui aiment le maquillage naturel. Appliquez de l'eye-liner noir par-dessus votre eye-liner habituel, sur la paupière supérieure uniquement. Passez deux couches de mascara noir sur vos cils, et vous verrez une réelle différence.

Soucis à corriger
Paupières gonflées, paupières sombres

Paupières gonflées

J'ai toujours trouvé les paupières gonflées incroyablement sexy. Mais avec l'âge, il arrive que ce charme se mue en calvaire… Ça ne me fait pas plaisir de le dire, mais j'ai vu des femmes qui ont eu recours à la chirurgie pour y remédier, avec un bon résultat. Pour moi, toutefois, la chirurgie est à choisir en dernier ressort ; et le maquillage peut faire des merveilles.

Que faire ?

Des sourcils bien dessinés donneront plus de tonus à vos paupières. La nature vous a offert la forme qui vous allait le mieux : à vous de la parfaire. Épilez-vous entre les sourcils et sous l'arc. Puis redessinez vos sourcils à l'aide d'une ombre poudre et d'un pinceau (reportez-vous à la page 79 pour choisir la bonne couleur). Passez du gel dans vos sourcils pour les maintenir bien en place.

Une autre astuce consiste à souligner le pourtour de vos yeux avec une ombre poudre sombre, appliquée à l'aide d'un pinceau eye-liner. Le trait sur la paupière supérieure doit être plus épais et plus dense que celui sur la paupière inférieure. Commencez par la paupière supérieure, puis soulignez la paupière inférieure en utilisant le reste de poudre sur le pinceau. Les deux traits doivent être fins sur le bord intérieur de l'œil et plus épais sur le bord extérieur. Assurez-vous qu'ils se rejoignent à l'extérieur de l'œil et se fondent légèrement vers le haut, pour rehausser le regard. Un eye-liner gel très foncé donne aussi de bons résultats.

Si vous êtes pleine d'ambition ou très à l'aise avec le maquillage, vous pouvez souligner vos yeux avec une ombre d'un ton medium à intense, comme le marron, le gris ardoise ou le moka. En commençant par le coin supérieur externe de la paupière, répandez l'ombre vers l'intérieur et vers le bas, en direction du pli de la paupière. Ensuite, faites la même chose en partant du coin inférieur de l'œil (vous tracez un V de côté). L'astuce consiste à appliquer un peu de couleur à chaque fois. Maquiller l'arcade sourcilière aide aussi à attirer l'attention vers le haut de votre visage, loin de vos paupières lourdes. Après avoir maquillé vos yeux, passez l'index dans une ombre à paupières blanche ou ivoire. Tapotez doucement l'arcade sourcilière. Terminez par deux couches de mascara très noir pour rehausser encore le regard.

Paupières sombres

C'est beau, une femme qui a les paupières colorées – je considère cela comme une ombre à paupières naturelle. La prochaine fois que vous vous regarderez dans le miroir, vous trouverez peut-être que le « problème » n'en est pas un…

Que faire ?

Aucun produit ne permet de traiter des paupières sombres. Mais vous pourrez facilement les éclairer avec du maquillage. D'abord, poudrez vos paupières de poudre libre jaune. Vous pouvez utiliser une houppe de feutre ou un large pinceau pour ombre à paupières. Pour donner plus de lumière, appliquez ensuite une ombre mate, d'un ton clair : choisissez le blanc si vous avec la peau claire, l'ivoire si vous avez la peau un peu moins claire, et le jaune banane si vous avez la peau mate. Sur la paupière inférieure, optez pour des tons délicats : crème, rose pâle et pêche. Évitez les tons foncés (les yeux semblent plus encaissés) et les tons roses ou rouges (vous auriez l'air encore plus fatiguée).

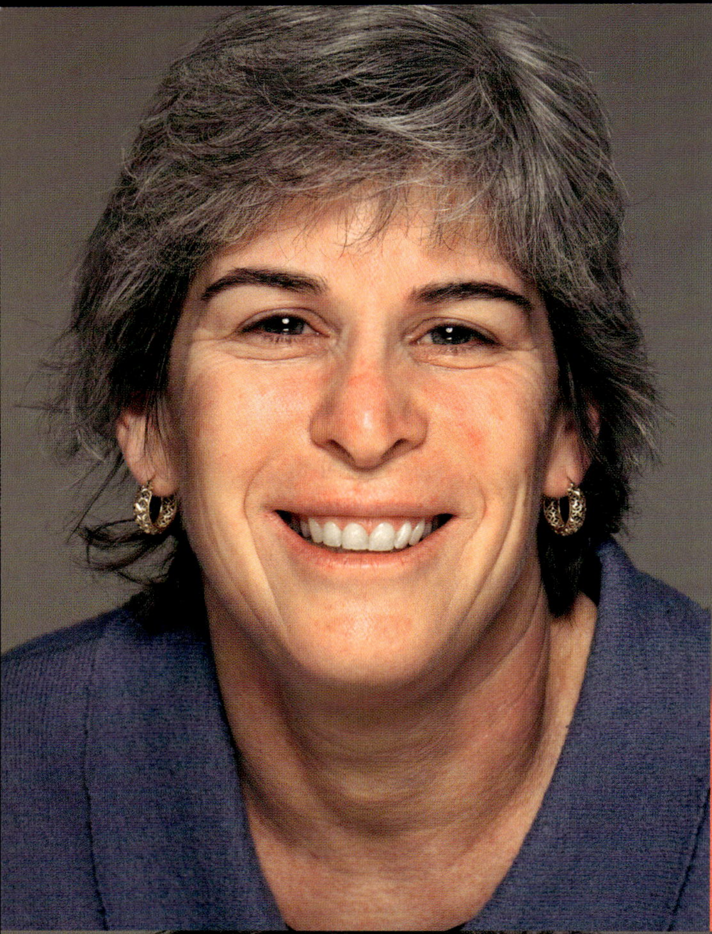
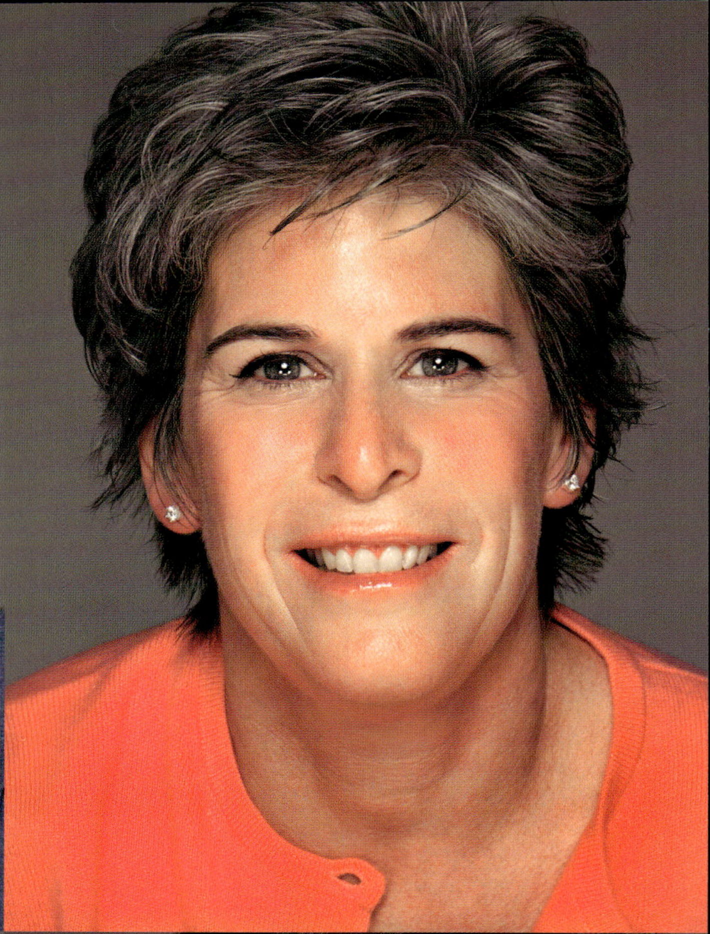
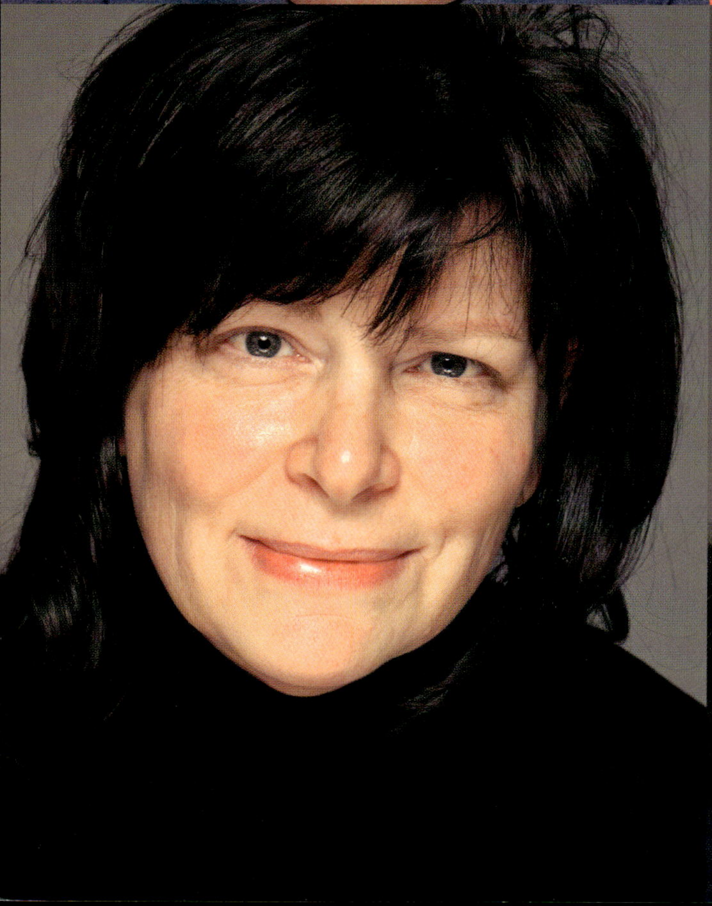
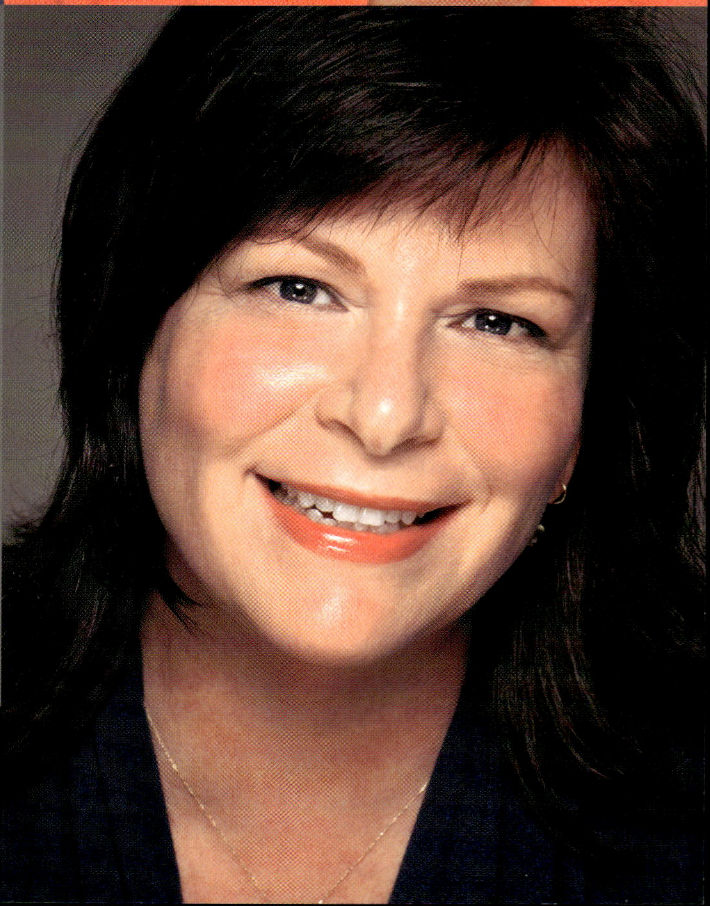

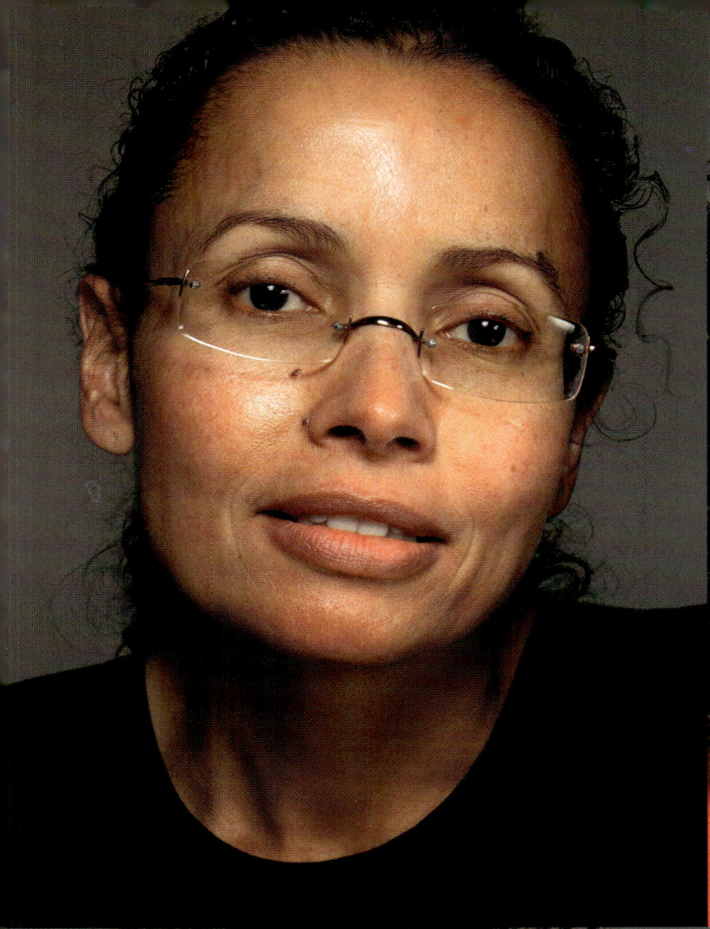
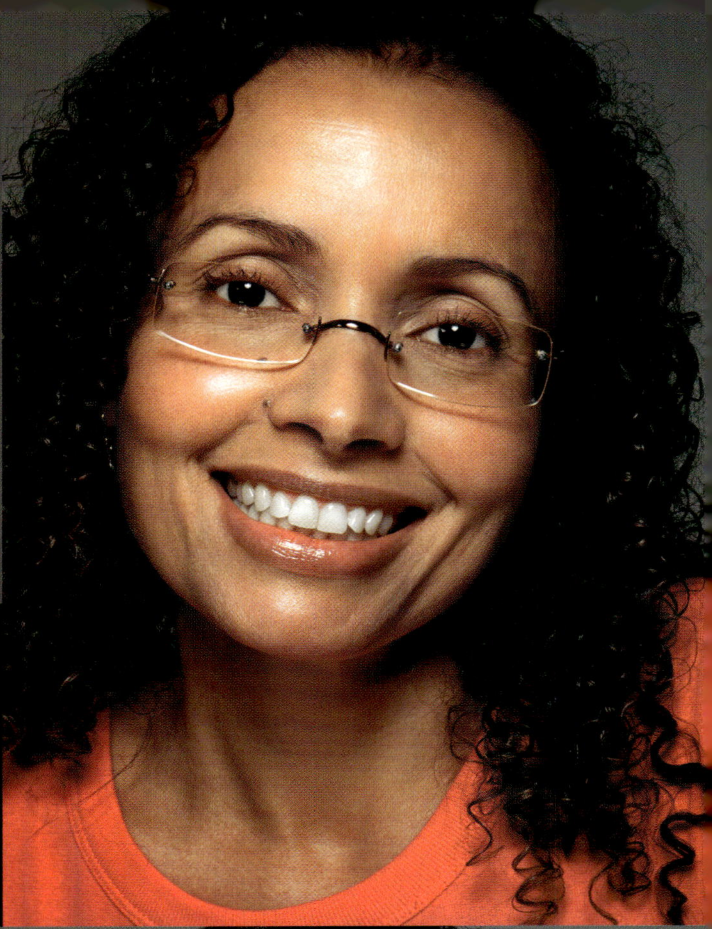
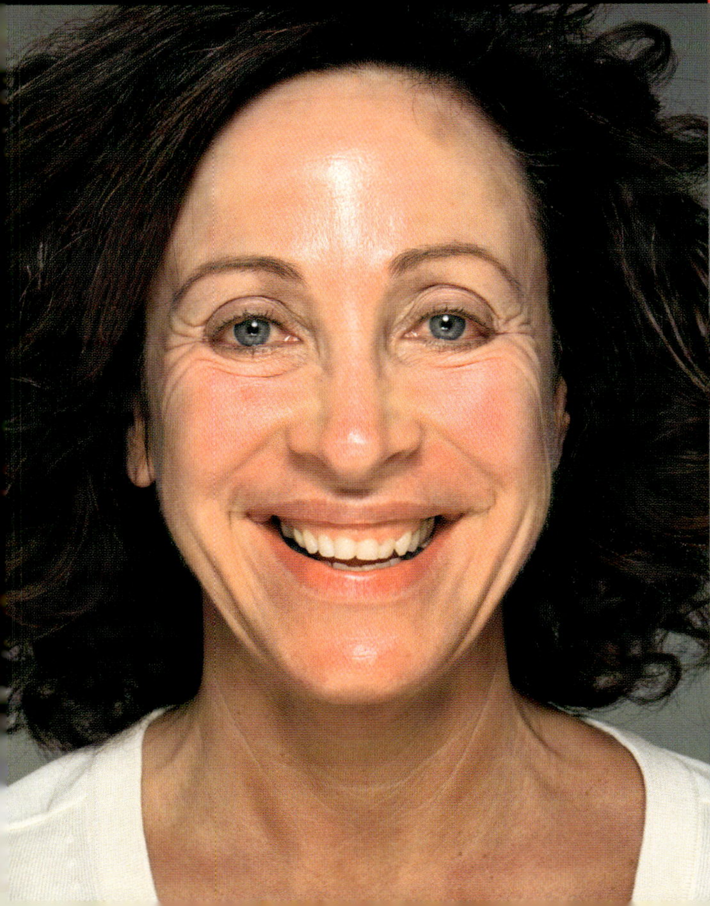
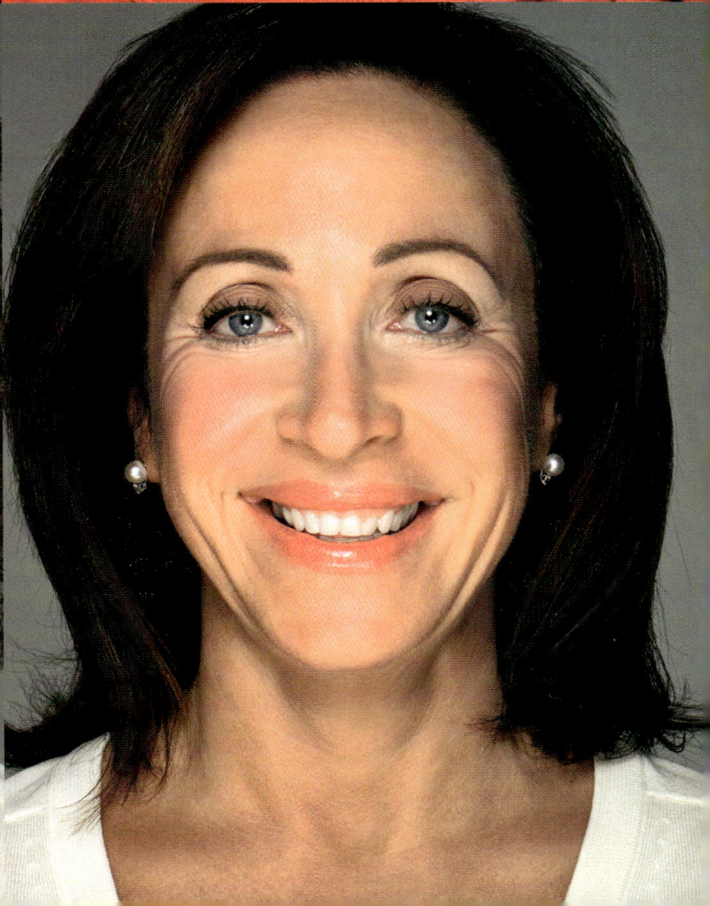

Souci à corriger
Peu ou pas de cils

La plupart des femmes connaissent le pouvoir du mascara – pas étonnant qu'il soit le produit de maquillage n° 1 ! C'est pourquoi il peut être perturbant d'avoir des cils plus clairsemés à cause de l'âge ou d'une maladie. Compenser par davantage de mascara n'est pas du meilleur effet. L'astuce consiste à utiliser à la fois du mascara et un eye-liner.

Que faire ?

Créez l'illusion du volume en appliquant deux ou trois couches fines de mascara très noir ; plusieurs couches superposées sont bien plus efficaces qu'une seule couche épaisse. Ensuite, tracez un trait assez large à la base de vos cils. On aura ainsi l'impression qu'ils sont plus fournis.

LE SECRET DE BOBBI : SIMULER DES CILS

Si vous avez perdu vos cils à la suite d'une chimiothérapie, créez-en l'illusion en soulignant deux fois vos yeux. À l'aide d'un pinceau eye-liner sec, appliquez de l'ombre à paupières foncée (marron foncé, gris ou anthracite) aussi près que possible de la base de vos cils ; le trait doit être bien épais. Répétez l'opération, mais cette fois avec un pinceau légèrement humide. Tracez alors une ligne plus fine, d'un mouvement plus léger.

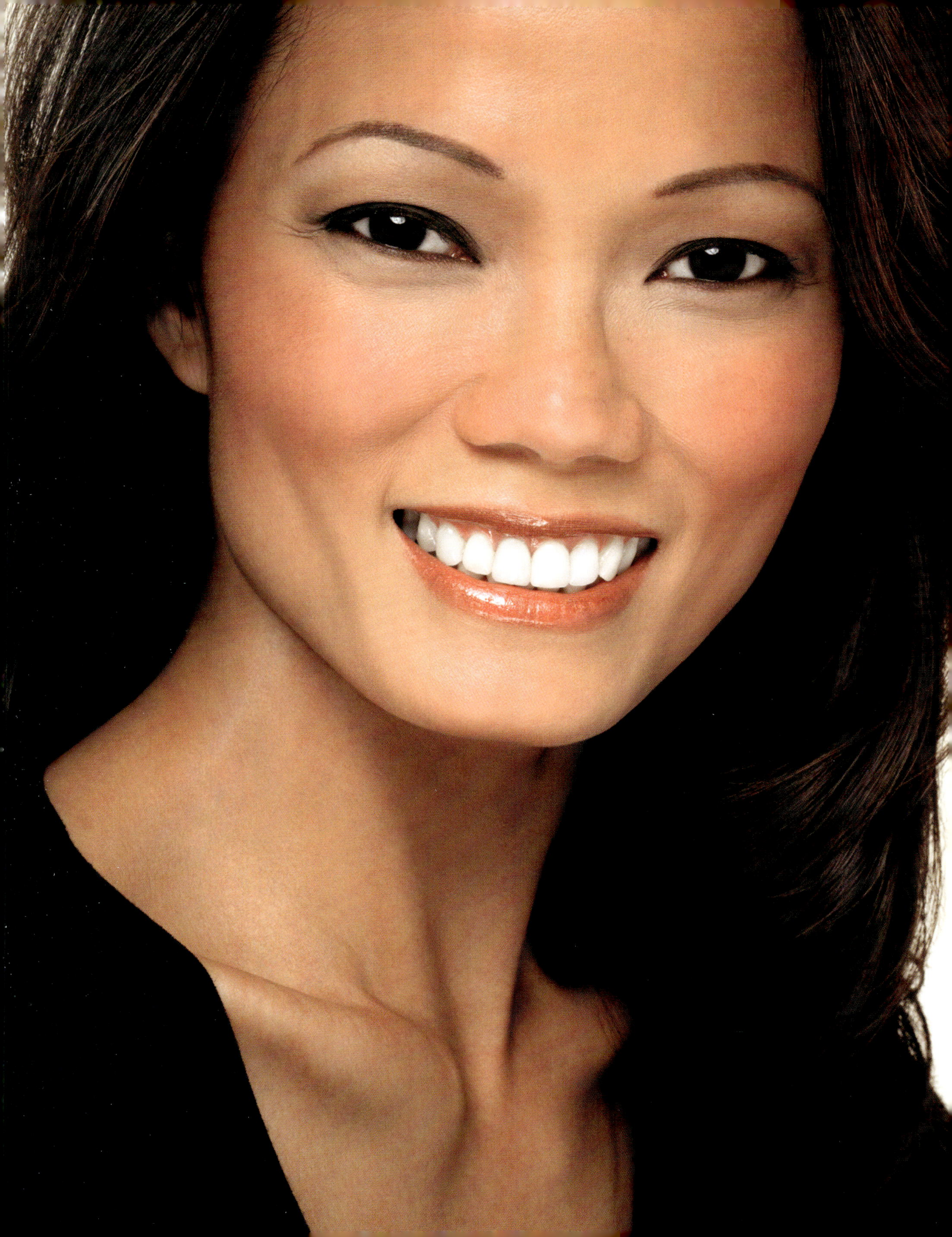

Lunettes & maquillage
Conseils de beauté pour l'harmonie du visage

Le fait de porter des lunettes attire l'attention sur vos yeux et il est donc préférable de vous contenter d'un maquillage sobre. Si vous en faites trop, le maquillage de vos yeux va lutter avec vos montures et tout cela sera bien trop voyant. En la matière, le moins est sans aucun doute le mieux : soulignez seulement au crayon vos paupières supérieures ; sur les paupières inférieures, appliquez une ombre neutre, cendrée ; et mettez une fine couche de mascara sur les cils du haut seulement. Réservez les couleurs brillantes et vives pour vos lèvres.

Les montures de vos lunettes attirent l'attention sur vos sourcils : apportez-y un soin particulier. Enlevez tous les poils indésirables et comblez au crayon ou à l'aide d'une ombre poudre les zones clairsemées.

Si vos verres vous font de petits yeux, soulignez-les – résultat garanti. Mettez de l'eye-liner sur vos paupières inférieures et supérieures pour créer un effet « yeux de biche ». À l'inverse, si vos verres agrandissent vos yeux, ayez la main légère et prenez soin de bien fondre votre maquillage. Il ne faudrait surtout pas que vos lunettes mettent en relief un travail mal fait !

P.S. Au moment de choisir vos lunettes, privilégiez les tons neutres. Personnellement, j'aime bien les montures en plastique marron, noir ou clair, ou les montures en métal doré ou argenté. Les couleurs vives se démodent très vite.

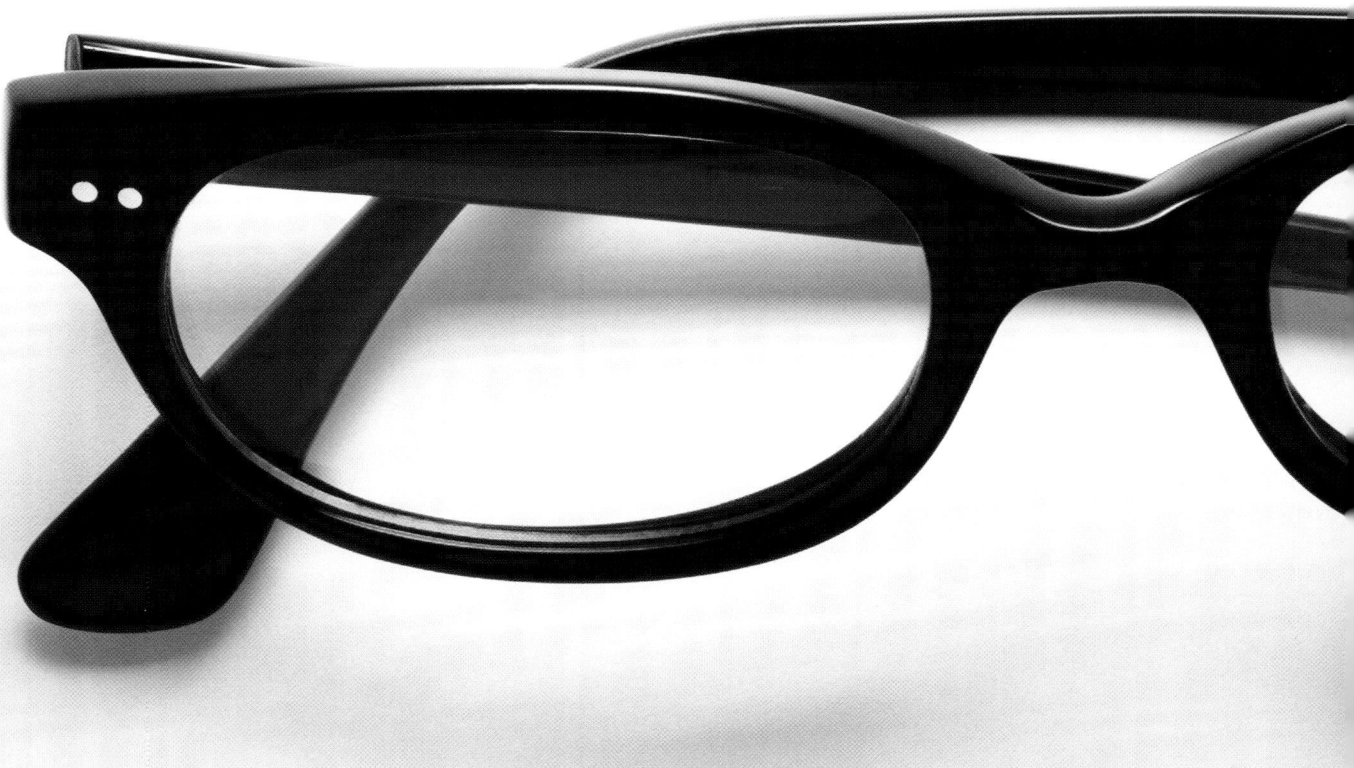

La trousse de maquillage idéale

C'est une bonne idée d'avoir deux kits de maquillage : un pour la maison et un que vous emportez avec vous pour les retouches dans la journée, ou lorsque vous voyagez.

Le kit pour la maison

Produit nettoyant (produit pour le visage et démaquillant pour les yeux)
Crème contour des yeux
Produit hydratant
Correcteur de teint
Fond de teint
Poudre libre
Ombre à paupières (ton clair, ton medium et ton foncé)
Mascara
Sublimateur de teint
Blush
Rouge à lèvres
Gloss
Crayon à lèvres
Pinceaux de maquillage (sourcils, paupières, eye-liner, correcteur, poudre, blush, lèvres)
Accessoires (éponges, houppes, pince à épiler, recourbe-cils)

Le kit nomade

Correcteur de teint
Fond de teint en stick
Poudre pressée (si vous avez la peau grasse)
Blush
Rouge à lèvres ou gloss

DES RITUELS DE BEAUTÉ POUR CHASSER LE STRESS

Prenez le temps de vous relaxer dans un bain. Parfois, il suffit de quelques minutes de tranquillité pour vous vider la tête et vous revigorer. Mettez un point d'honneur à vous occuper de vous au moins une fois par semaine. Dans l'eau, ajoutez des sels d'Epsom ou un lait de bain adoucissant… et tous vos soucis prendront le large.
Déposez quelques gouttes d'huile parfumée sur vos poignets, derrière vos oreilles et sur vos clavicules. La mémoire olfactive est d'une puissance impressionnante, alors choisissez un parfum associé au bonheur. À chaque fois que je sens de l'huile essentielle de rose, je me rappelle mon enfance et les moments que je passais avec ma grand-mère, qui se parfumait à la rose. D'autres huiles essentielles me rappellent d'agréables moments au spa.
Faites-vous une manucure et/ou une pédicure – mieux encore, poussez la porte d'un institut. Pour ma part, cela a le don de me faire me sentir mieux instantanément. Le vernis rose ou rose pâle est non seulement joli, mais vous ne risquez pas l'accident (pas d'inquiétude si vous n'avez pas la main bien assurée). Avant de l'appliquer, massez les petites peaux avec de l'huile d'olive que vous aurez chauffée quelques secondes au micro-ondes (essuyez-vous bien les ongles, ensuite, avant de les vernir).

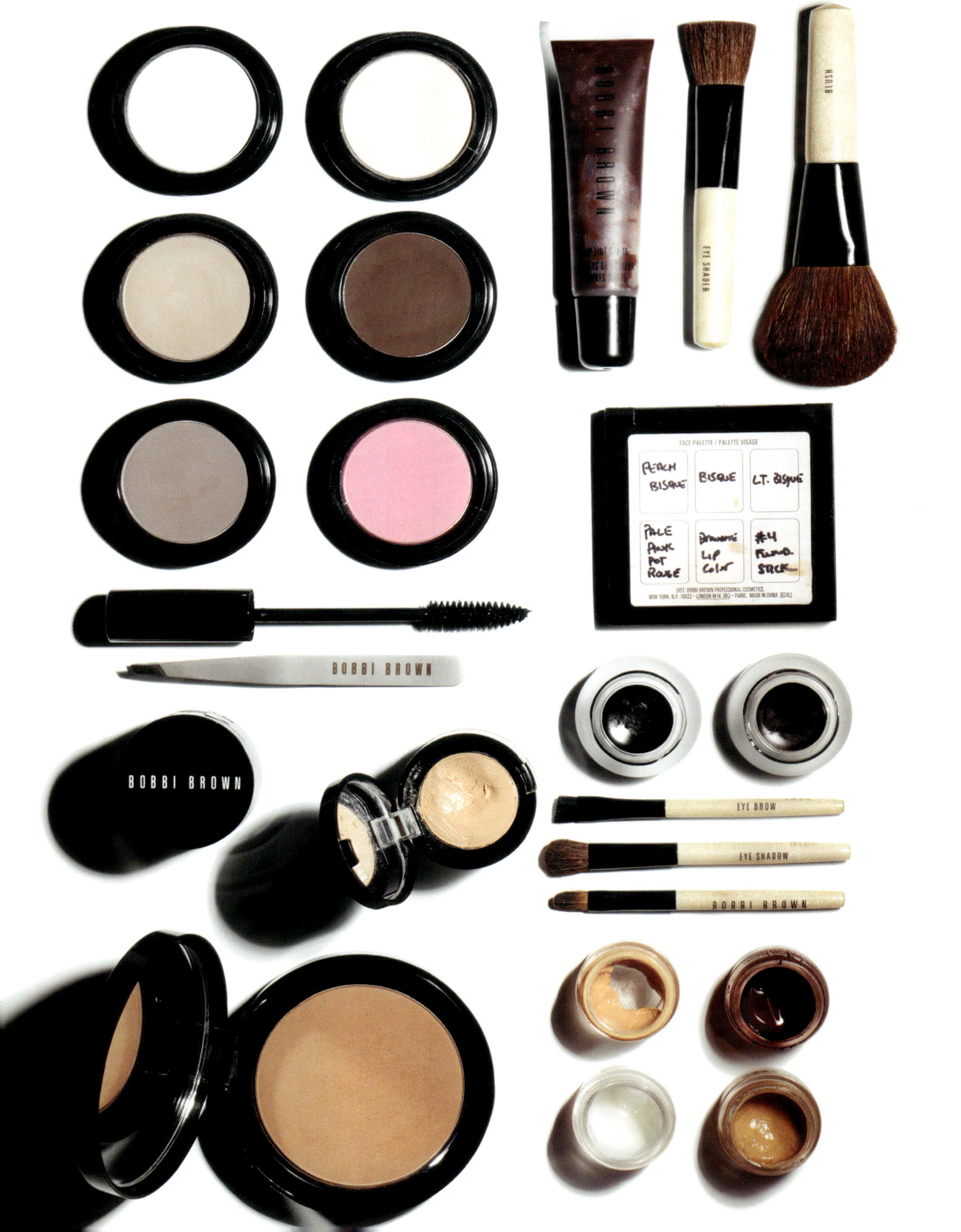
BOBBI BROWN
EYE SHADER
BLUSH
FACE PALETTE / PALETTE VISAGE
PEACH BISQUE
BISQUE
LT. BISQUE
PALE PINK POT ROUGE
LIP COLOR
#4 FOUND. STICK
DIST. BOBBI BROWN PROFESSIONAL COSMETICS,
NEW YORK, N.Y. 10022 • LONDON W1K 3BQ • PARIS. MADE IN CHINA [E2XL]
BOBBI BROWN
BOBBI BROWN
EYE BROW
EYE SHADOW
BOBBI BROWN

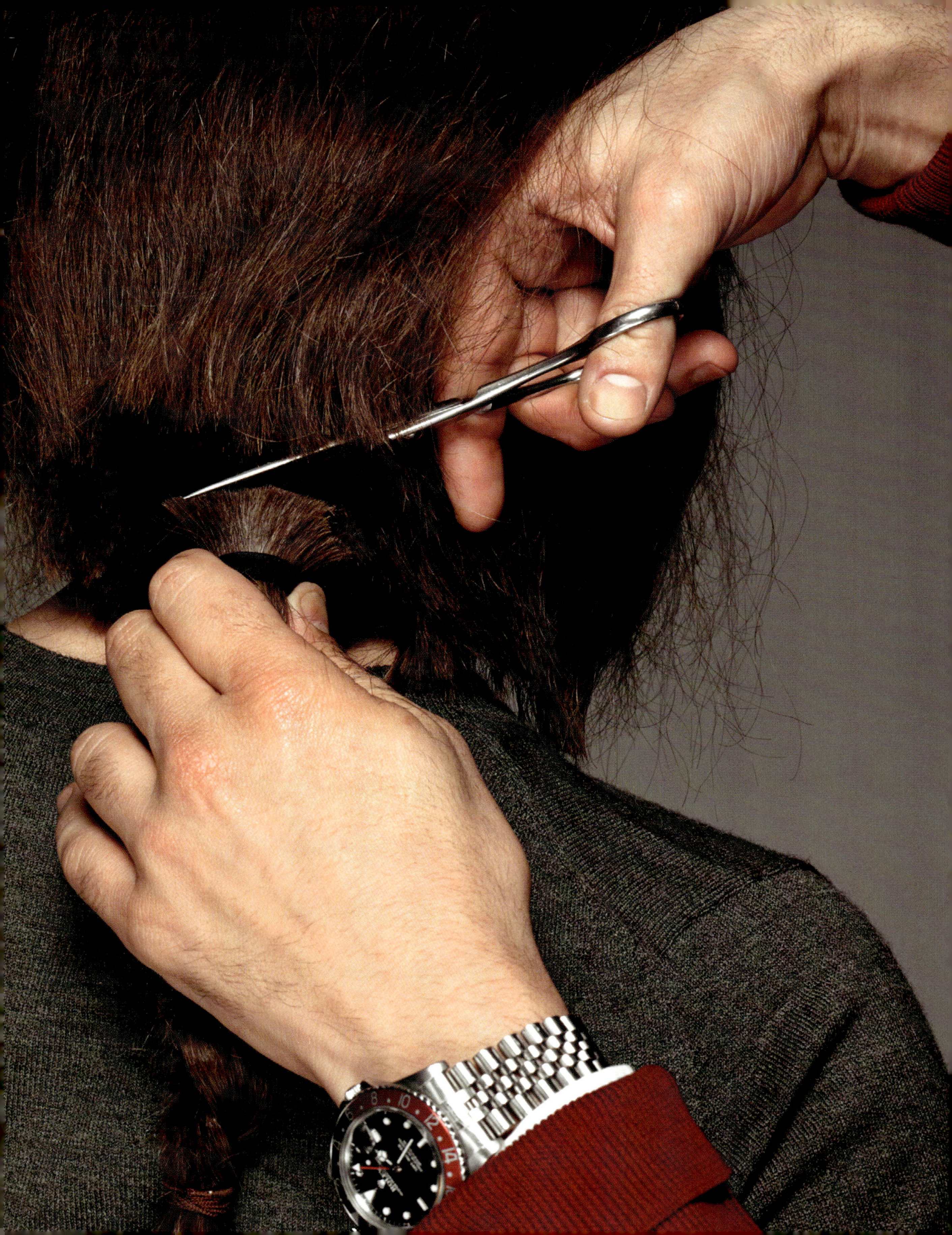

CHAPITRE 4

L'ART DU CHEVEU

Une coupe et une couleur au service de votre beauté

J'ai trouvé mon premier cheveu blanc à 25 ans et depuis, je me teins les cheveux. Au début, j'allais chez mon coiffeur tous les trois à quatre mois. Puis toutes les six semaines. Et maintenant, je dois bien avouer qu'il me faut y aller toutes les deux ou trois semaines pour une coloration des racines. Lors d'une de mes récentes visites, j'ai commencé à papoter avec d'autres clientes (il n'y a pas grand-chose d'autre à faire lorsque vous attendez que la teinture prenne). Nous nous plaignions des soins constants à apporter à nos cheveux et de la corvée que c'était de maintenir une coupe et une couleur qui nous conviennent. Une femme un peu plus âgée nous a soudain interrompues et a souligné avec beaucoup de sagesse : « Mais au moins, nous pouvons faire quelque chose... et regardez la différence ! » Elle avait tellement raison.

J'ai essayé de nombreuses coiffures au fil des années, y compris des mèches dégradées, quelques mauvaises permanentes, le carré classique et une coupe courte effilée. J'ai appris (à mes dépens) que les cheveux « trop » – trop colorés, trop frisés, trop peroxydés – ne ressemblent à rien, quel que soit l'âge. Oubliez ces coupes de vieilles filles ! Trouvez une coupe simple et qui vous va parfaitement. Moins vous en faites, mieux vous vous porterez.

Avec l'aide du coiffeur Mario Diab, j'ai finalement trouvé le style qui me va le mieux : une coupe à hauteur des épaules, avec un léger dégradé. Certains jours, je laisse mes cheveux au naturel (je mets simplement un peu de produit et je les laisse sécher à l'air libre). D'autres jours, je fais un brushing pour les lisser. Selon Mario, une bonne coupe est une coupe polyvalente. « Selon la manière dont vous vous coiffez, une même coupe peut être élégante et classique un jour, moderne et fun le lendemain », explique-t-il. J'ai demandé à Mario de partager son savoir avec nous. Ce chapitre vous livre ses conseils d'expert.

Toutes vos questions sur les cheveux

Bobbi – Que suggérez-vous à une femme qui désire une coupe de cheveux moderne, mais pas tendance ?

Mario – Vous ne pouvez jamais vous tromper avec un carré dégradé : c'est toujours très frais. Ou alors, essayez une coupe à hauteur d'épaules avec de longues mèches dégradées et légèrement crêpées au bout. Si vous préférez une coupe courte, essayez une coupe un peu déstructurée (avec des dégradés plus courts sur le dessus pour donner du volume), à la Mia Farrow.

Bobbi – Comment choisir une coupe ?

Mario – Votre coupe doit avant tout être un reflet de votre style. Si vous êtes quelqu'un de décontracté, toujours en mouvement, choisissez une coupe courte à mi-longue avec un peu de volume. Une bonne règle à retenir : plus vos cheveux sont courts, moins vous passerez de temps à vous en occuper. Les mèches dégradées donnent un look plus décontracté. Cette coupe n'a pas besoin d'être trop stylée pour être jolie (utilisez juste un peu de gel modelant pour séparer les volumes). Si vous êtes plus classique, optez pour un carré ou une coupe mi-longue avec quelques mèches dégradées vers l'avant du visage. Si votre style varie et que vous aimez changer de look, vous ne vous lasserez pas d'une coupe mi-longue à longue, avec une frange. La journée, vous ramassez vos cheveux en queue-de-cheval ou vous les laissez libres et vous faites un brushing. Le soir, pour un look un peu plus fun, vous faites un brushing mèche par mèche pour donner plus de volume et jouer sur les textures.

Bobbi – Quelle est la coupe idéale si l'on est pressée le matin ?

Mario – Le mieux, c'est une coupe courte avec du volume. Vous séchez vos cheveux avec une serviette et vous les modelez du bout des doigts, avec un peu de cire coiffante. Vous pouvez aussi essayer un carré dégradé : pour donner de la forme et du volume, séchez-vous les cheveux la tête en bas. Ou l'indéfectible queue-de-cheval.

Bobbi – Est-ce qu'une femme peut faire quelque chose pour masquer une chevelure plus clairsemée ?

Mario – Une coupe courte à mi-longue, avec de nombreuses mèches dégradées, donne l'impression d'une chevelure plus fournie. On crêpera les mèches plus courtes pour soutenir le dégradé. Vous pouvez utiliser un shampoing et un après-shampoing épaississants, ainsi qu'un gel ou une mousse épaississante. Ces produits sont formulés pour renforcer individuellement les follicules pileux, d'où une chevelure qui semble plus fournie.

Bobbi – Comment donner plus de volume aux cheveux ?

Mario – Demandez à votre coiffeur de dégrader vos cheveux sur le haut du crâne et d'en crêper l'extrémité. Quand vous vous coiffez, faites un brushing dans la direction opposée à l'implantation naturelle de vos cheveux. Pour un effet booster, essayez les rouleaux. Appliquez de la mousse volumatrice en spray, surtout sur les racines, puis placez les rouleaux.

Bobbi – Qu'y a-t-il de mieux à faire pour éviter les fourches ?

Mario – Les cheveux ressemblent beaucoup aux plantes : ils ont besoin d'eau pour être en bonne santé. Vous devez donc boire suffisamment d'eau. Si vous ne vous hydratez pas correctement, les racines pompent l'eau des cheveux, ce qui les assèche et peut créer des fourches.

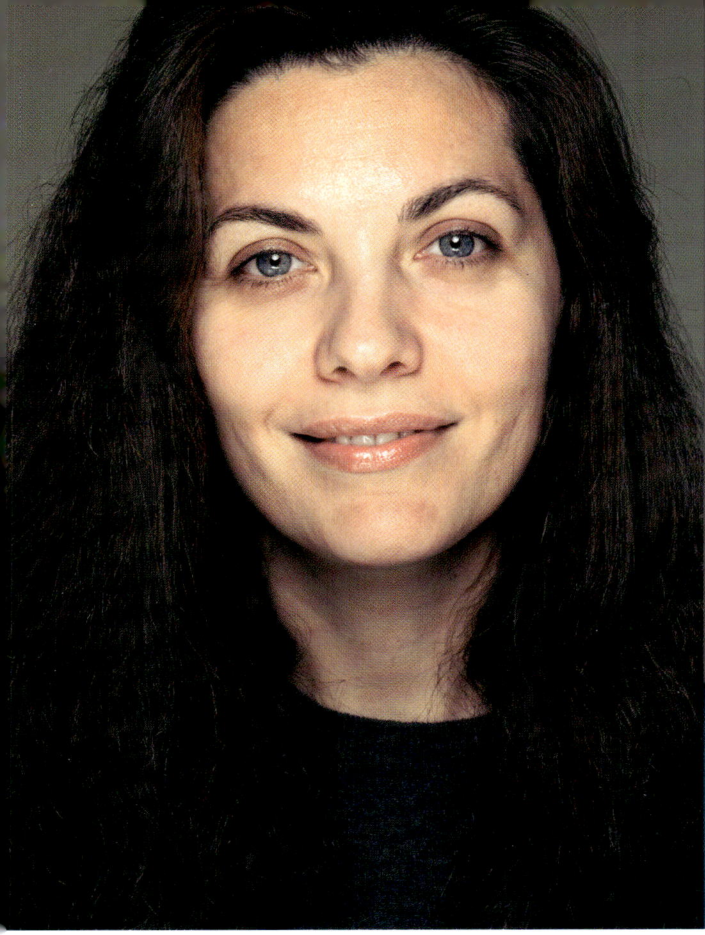

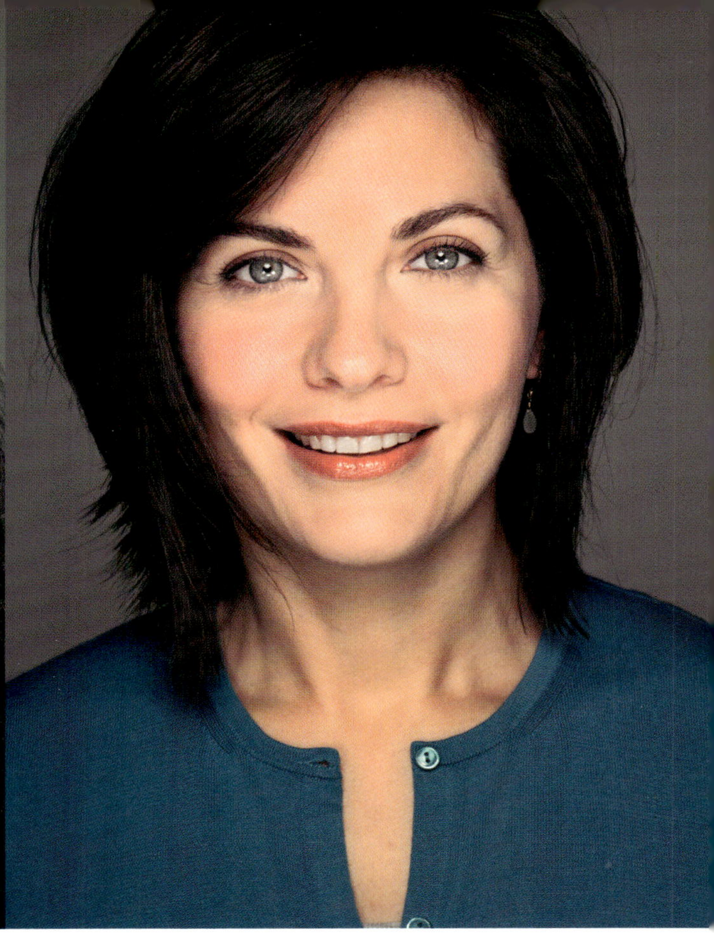

Utilisez un shampoing hydratant et appliquez un après-shampoing au moins deux fois par semaine, pendant un quart d'heure. Enfin, demandez à votre coiffeur de couper les fourches (au moins un centimètre). Si vous prenez soin de vos cheveux ainsi, les fourches ne devraient pas réapparaître.

Bobbi – Est-ce que vous suggéreriez une frange, pour dissimuler les rides du front ?

Mario – C'est une très bonne manière de faire diversion. À condition que la frange vous aille bien et qu'elle ne « mange » pas votre visage. Une erreur souvent commise est de porter une frange épaisse et carrée. Demandez à votre coiffeur de vous faire une frange légère, et coiffez vos cheveux vers l'avant du visage.

LE SECRET DE BOBBI : MASQUER UNE CHEVELURE CLAIRSEMÉE

Vous pouvez aussi « colorer » les zones clairsemées où votre cuir chevelu est apparent. Pour cela, appliquez de l'ombre à paupières (d'un ton identique à celui de vos cheveux) à l'aide d'un pinceau épais.

Le guide de la couleur

Bobbi – Si une femme veut changer la couleur de ses cheveux, comment choisit-elle une teinte qui lui convienne ?

Mario – Découpez des photos dans les magazines et montrez-les à votre coiffeur. Parfois, ce qui paraît naturel sur quelqu'un est d'un effet excessif sur quelqu'un d'autre. Prenez en compte votre coloration naturelle (la couleur de vos yeux et celle de votre peau). Si vous avez les yeux bleus, verts ou noisette et la peau claire, il vous faut un ton froid. Si vous avez les yeux marron ou noirs et une peau mate ou foncée, il vous faut un ton chaud. Les tons froids sont plus beaux sur une base cendrée ou beige. Si vous voulez des mèches, restez dans les tons cendrés ou beiges. Pour les tons chauds, je conseille une base châtain à brune, et des mèches miel ou dorées.

Bobbi – Est-ce qu'une femme peut dissimuler ses cheveux gris sans que ça ait l'air artificiel ?

Mario – Oui, mais c'est de plus en plus compliqué à mesure que les cheveux deviennent plus gris. Si vous utilisez une seule couleur, non seulement cela vous donnera un air sévère, mais vos racines seront plus visibles. Le mieux est de combiner une couleur de base et des mèches plus claires. Conseil : si vous souhaitez une coloration brune mais sans nuances rouges (qui sont très fréquentes), demandez à votre coiffeur d'utiliser des tons froids ou cendrés.

Bobbi – Quand une femme s'est teint les cheveux pendant des années, comment peut-elle retrouver ses cheveux gris ?

Mario – La transition prend du temps et demande de la patience. La première étape est de couper les cheveux colorés, pour laisser apparaître au maximum les racines grises. Toutes les six semaines, coupez un demi à un centimètre. Pour minimiser le contraste entre les nouveaux cheveux et les anciens, faites des mèches foncées semi-permanentes au niveau de la raie.

Bobbi – Que conseillez-vous lorsque des cheveux gris jaunissent ou deviennent ternes ?

Mario – Pour neutraliser la couleur jaune, utilisez un shampoing correcteur violet une à deux fois par semaine. S'ils sont ternes, utilisez un gloss capillaire une fois par mois. Les soins gloss en salon sont relativement peu chers et ne prennent qu'un quart d'heure.

Bobbi – À quelle fréquence doit-on se teindre les cheveux (retouche des racines et coloration entière) ?

Mario – Si vos cheveux sont entièrement gris, faites une coloration toutes les trois à quatre semaines. S'ils sont seulement à moitié gris, toutes les cinq semaines. Les racines grises, elles, doivent être retouchées toutes les huit semaines. On peut maintenir une coloration trois mois avec de bons soins.

Bobbi – Peut-on faire une coloration chez soi ou faut-il aller dans un salon de coiffure ?

Mario – Vous pouvez le faire à la maison s'il s'agit d'une légère modification de couleur. Mais pour un changement plus radical, mieux vaut vous en remettre à un expert.

Bobbi – Que conseillez-vous pour une coloration maison ?

Mario – Il faut que vous ayez les bons accessoires : des gants, une serviette sombre (si vous la tachez, ça ne se verra pas) et une cape en plastique (à la rigueur, un sac en plastique fera l'affaire). Pour protéger la peau de la teinture, appliquez une crème épaisse ou de la vaseline à la lisière de vos cheveux et sur vos oreilles. Une fois que votre préparation est prête, mettez-la tout de suite sur vos cheveux (le temps de traitement commence dès que le mélange est fait). Procédez par petites zones, en vous assurant bien de couvrir les cheveux de la racine à l'extrémité.

Bobbi – Que faut-il faire pour que la couleur tienne plus longtemps ?

Mario – Évitez de passer trop de temps au soleil et dans l'eau chlorée des piscines. Ne vous lavez pas les cheveux trop souvent, deux à trois shampoings par semaine suffisent. Optez pour un shampoing doux pour cheveux colorés, ou un shampoing colorant pour enrichir la couleur de vos cheveux.

QUAND SPORT ET COIFFURE FONT BON MÉNAGE

Je l'admets. Une fois de temps à autre, je sèche une séance de fitness pour ne pas ruiner un brushing (et beaucoup de mes amies font de même). Mais je finis toujours par le regretter, car je ne me sens jamais mieux qu'après un peu d'exercice. J'ai demandé à Mario comment faire pour ne pas sacrifier une jolie coiffure tout en faisant du sport. Voici les astuces qu'il m'a confiées (vous n'aurez plus à vous soucier de votre brushing !).

Si vous avez les cheveux longs, faites une queue-de-cheval haute, de sorte que vos cheveux ne touchent ni votre nuque ni votre dos. Si vous la faites trop basse, la sueur de votre crâne finit par l'imprégner.

Pour éviter que votre frange ne devienne grasse et informe, relevez-la à l'aide d'un bandeau de coton. Vous ferez d'une pierre deux coups, car le bandeau absorbera aussi la sueur à la lisière de vos cheveux.

Après votre séance de sport, saupoudrez du talc sur un pinceau plat ou rond et passez-en dans vos cheveux. Le talc absorbera la transpiration et les graisses. Débarrassez-vous du talc superflu à l'aide d'un sèche-cheveux en position air froid.

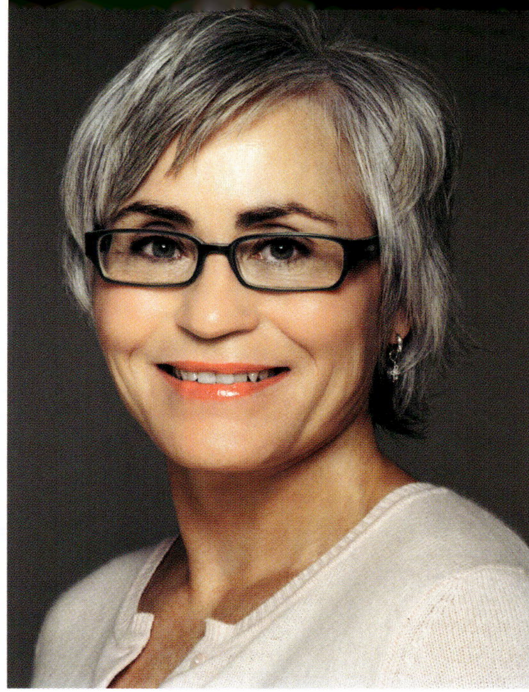

Joey est une de ces femmes chanceuses qui portent très bien les cheveux gris. « C'est merveilleux d'assumer ce que la nature vous réserve et d'en tirer le meilleur parti », dit-elle. Son seul grief, concernant ses cheveux, est qu'ils ont tendance à jaunir. Elle utilise un shampoing violet, mais ne le laisse pas reposer assez longtemps pour qu'il soit efficace. Je lui ai conseillé de laisser reposer le shampoing pendant tout le temps qu'elle passe sous la douche – dix minutes devraient suffire.

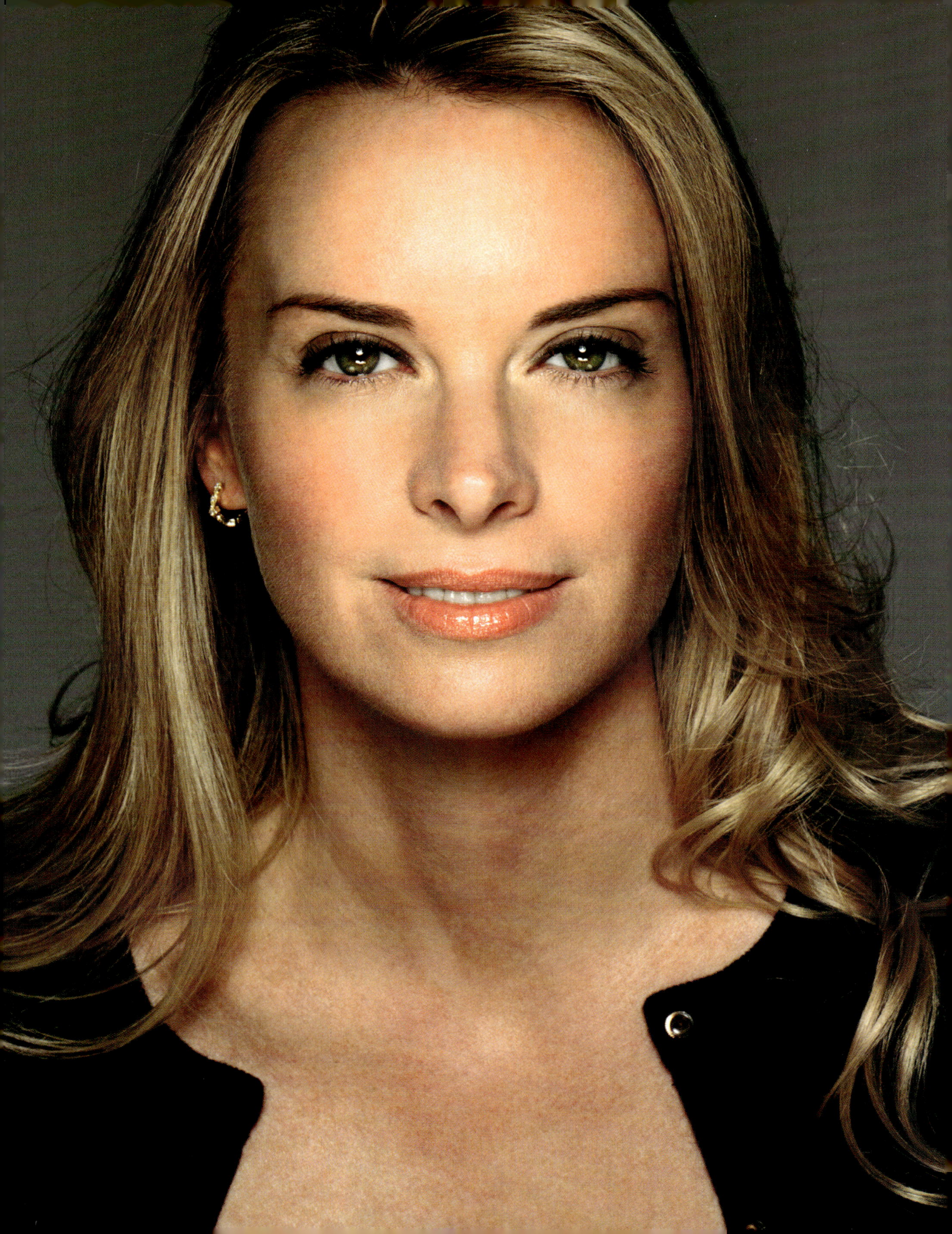

Les mèches
Un éclat instantané

Mario affirme que la plupart des gens naissent avec des mèches naturelles ; mais elles s'affadissent et foncent avec l'âge. Si elles sont bien faites, les mèches peuvent apporter autant d'éclat à votre visage que le maquillage ou une bonne nuit de sommeil. Et la bonne nouvelle, c'est qu'elles embellissent presque tout le monde.

Au lieu de faire des mèches de la même couleur partout (le résultat sera plat et l'effet exagéré), Mario suggère de faire quelques mèches subtilement placées, dans une même gamme de couleurs. « Pour un résultat naturel, j'utilise des tons chauds pour les cheveux du dessous et vers l'arrière du crâne, des tons légèrement plus froids sur le dessus et les tons les plus froids sur le devant », explique-t-il. Cette gradation s'apparente à l'effet du soleil sur vos cheveux. Les mèches donnent un joli reflet à la peau mais aussi plus de forme à la coiffure et elles en adoucissent les angles.

Résistez à la tentation de les refaire chaque mois – cela finirait par être trop visible. Des retouches tous les trois mois sont plus que suffisantes. Si vous comptez faire des mèches, reportez-vous au guide des couleurs ci-contre.

COULEUR DES MÈCHES

CHEVEUX BLONDS

Vous pouvez choisir une couleur trois à six tons plus claire que votre couleur de cheveux. Si vous êtes blonde foncée, choisissez des tons froids, comme le blond platine. Si vos cheveux sont d'un blond vénitien, vous pouvez y fondre des mèches dorées et beiges.

CHEVEUX CHÂTAIN CLAIR À CHÂTAINS

Mèches dorées. Pour éviter un effet strié, n'allez pas au-delà de deux ou trois tons plus clairs que votre couleur naturelle.

CHEVEUX BRUNS

Tons chauds, par exemple caramel. N'allez pas au-delà de deux ou trois tons plus clairs que votre couleur naturelle.

CHEVEUX ROUX

Vous avez déjà des reflets naturels, alors donnez une nouvelle dimension à vos cheveux en faisant des mèches plus foncées (un ou deux tons de plus). Quelle différence entre les mèches claires et les mèches foncées ? Les premières éclaircissent votre couleur de base, les secondes l'assombrissent. La meilleure manière d'éviter des racines trop visibles, c'est de mixer mèches sombres et mèches claires.

Les sourcils de la même couleur que vos cheveux ?

Si vous avez peu changé la couleur de vos cheveux, adaptez juste légèrement la couleur de l'ombre poudre ou du pinceau que vous utilisiez auparavant pour dessiner vos sourcils. À chaque couleur de cheveux correspond une couleur de sourcils idéale. Reportez-vous au chapitre 3 pour des suggestions de tons.

En revanche, si vous avez opéré un changement radical dans votre couleur de cheveux (par exemple, si vous êtes passée d'un brun foncé à un blond clair), il serait bon de vous teindre les sourcils en conséquence. Si vous faites votre (dé)coloration chez un coiffeur, demandez-lui de s'occuper aussi de vos sourcils. Vous pouvez aussi les teindre chez vous, mais attention à ne pas mettre de produit dans vos yeux. Il faut un peu d'entraînement – et quelques erreurs – pour maîtriser le temps de pose du (dé)colorant afin d'obtenir la couleur qui va avec vos cheveux. Si vous avez un doute, mieux vaut enlever le produit trop tôt que trop tard : vous pourrez toujours recommencer l'opération !

ENTRE DEUX RENDEZ-VOUS ? LES SECRETS DE BOBBI

J'ai découvert dans ma trousse de maquillage certains produits qui font très bien l'affaire pour couvrir quelques racines grises le temps d'une journée : une ombre poudre dense de la couleur de vos cheveux (je l'applique avec un large pinceau à paupières), du mascara marron (n'utilisez pas le même tube pour vos cheveux et pour vos cils) et un eye-liner gel marron (que vous appliquerez avec le même type de pinceau que l'ombre poudre).

Vous pouvez essayer une coloration maison semi-permanente, sans peroxyde.

Quand je ne veux pas teindre tous mes cheveux, j'utilise une couleur spéciale racines.

Dans votre magasin de cosmétiques, vous trouverez des crayons ou des sticks coloration pour vos cheveux. Ils sont faciles à utiliser (vous appliquez directement la couleur en tapotant les cheveux) et la couleur ne résiste pas au shampoing.

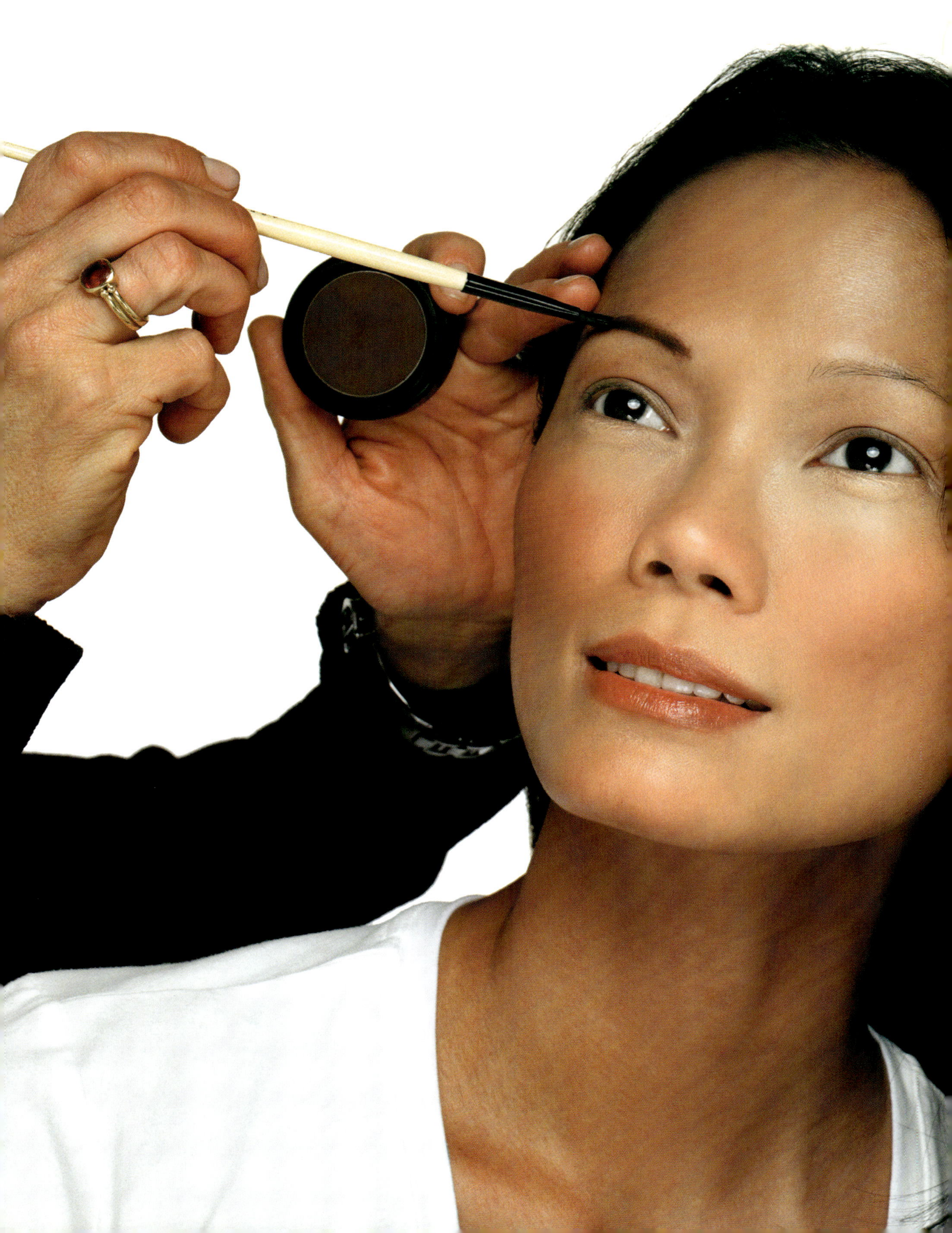

Une palette de maquillage pour chaque couleur de cheveux

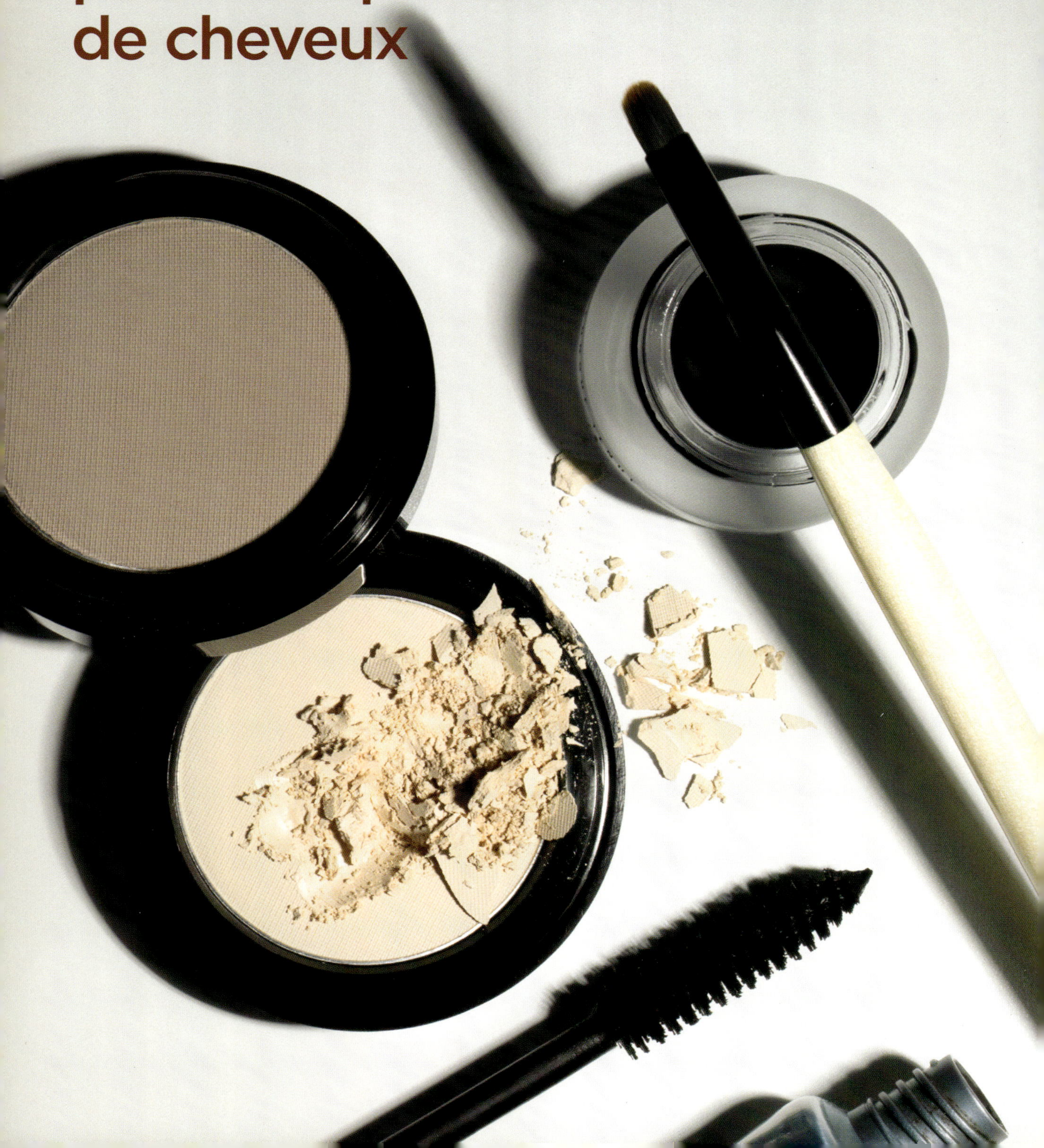

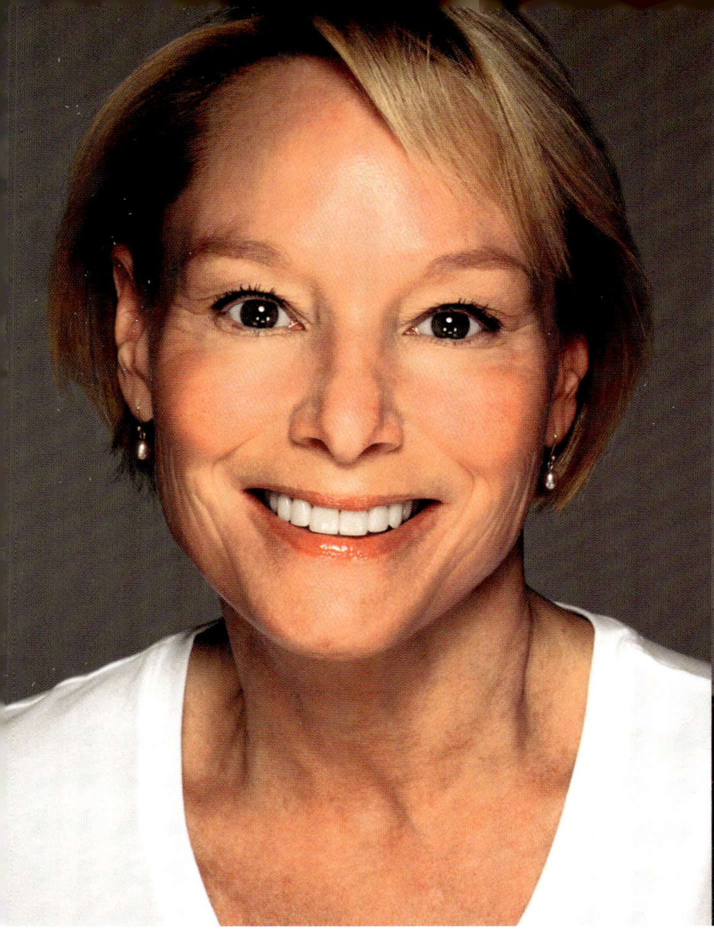

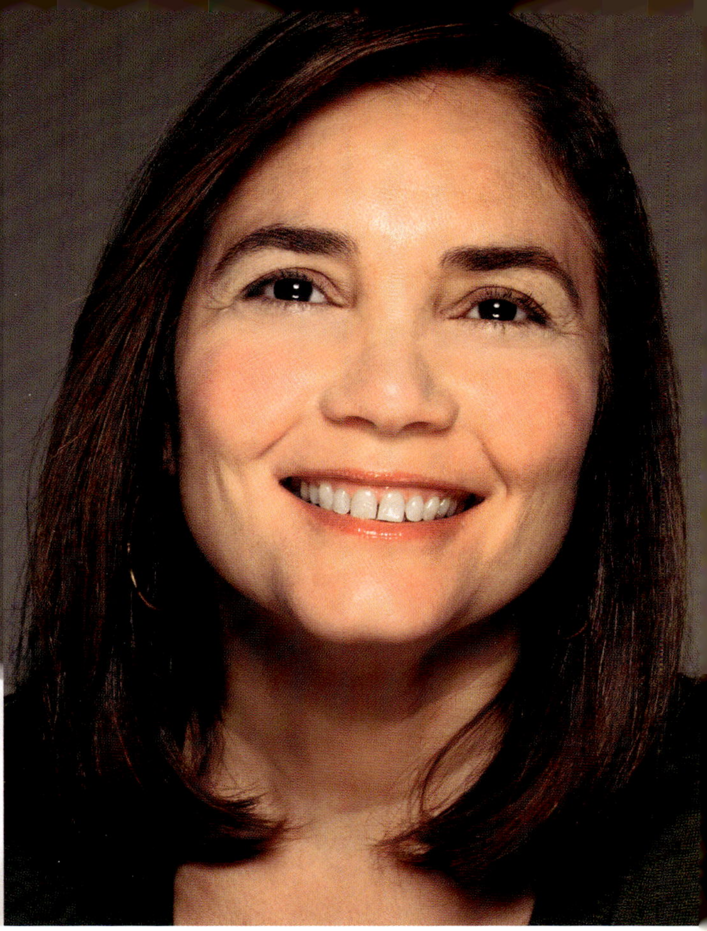

Cheveux blonds

Les blondes sont plus belles maquillées de tons doux, pastels, qui complètent la clarté de leurs cheveux. Les tons foncés créent un contraste trop cru et donnent un air sévère.

Les yeux. Une ombre à paupière ivoire, couleur cendre ou rose pétale, et un eye-liner marron foncé.

Les joues. Optez pour un blush rose pâle ou nectar.

Les lèvres. Choisissez des tons clairs à medium de rose ou de pêche.

Cheveux châtain clair

Le châtain clair a tendance à rendre le teint terne, il faut donc l'illuminer avec des couleurs neutres et des tons vifs satinés (quelques mèches feront aussi un bel effet).

Les yeux. Une ombre à paupières ivoire et gris taupe, un eye-liner acajou.

Les joues. Choisissez un rose pâle ou un rose sable, rehaussés d'un blush dans les tons fauves.

Les lèvres. Essayez les marrons rosés, des tons roses doux et une couleur framboise.

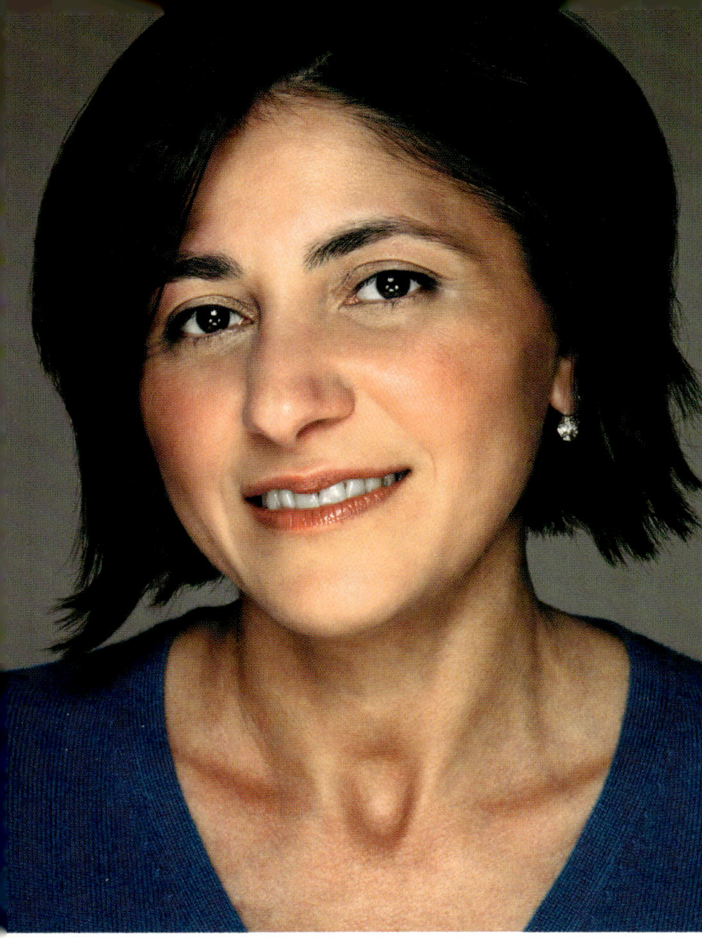

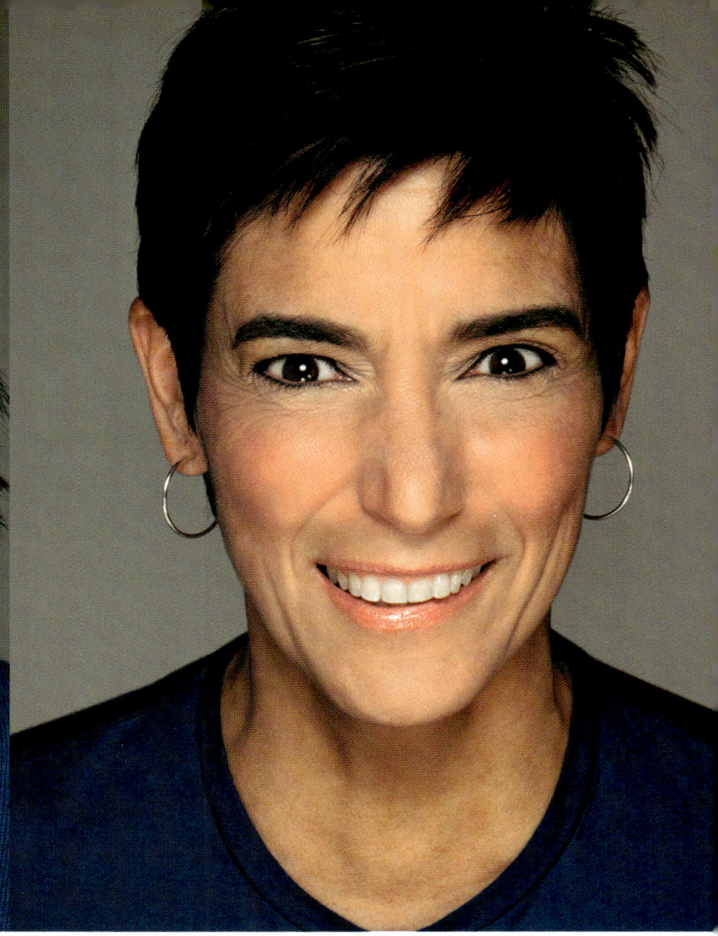

Cheveux châtains

Les cheveux châtains ont tendance à donner à la peau un aspect monochromatique : créez de subtils contrastes avec des couleurs neutres et des tons vifs.

Les yeux. Essayez l'ivoire, le beige et le gris pour l'ombre à paupière, et un eye-liner marron.

Les joues. Optez pour du blush rose pâle, fuchsia, ou des tons marron rosâtre.

Les lèvres. Choisissez des marrons rosés, un rose rouge et des rouges satinés.

Cheveux châtain foncé à bruns

Les cheveux châtain foncé à bruns peuvent vous donner un air pâle ; il faut donc ajouter de la couleur à votre visage pour contrebalancer cet effet.

Les yeux. Prenez une ombre ivoire, marron clair ou moka, et un eye-liner marron foncé à gris anthracite.

Les joues. Pour le blush, essayez une teinte rose rouge, rose tirant sur le marron ou marron rosâtre.

Les lèvres. Optez pour un marron rosé, un marron prune ou un mauve.

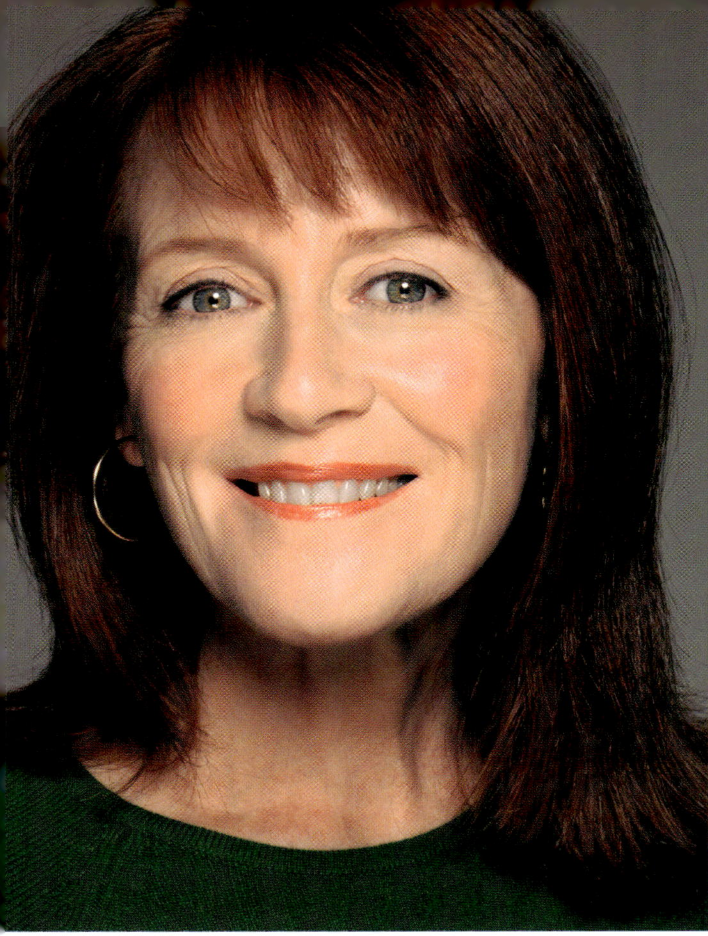

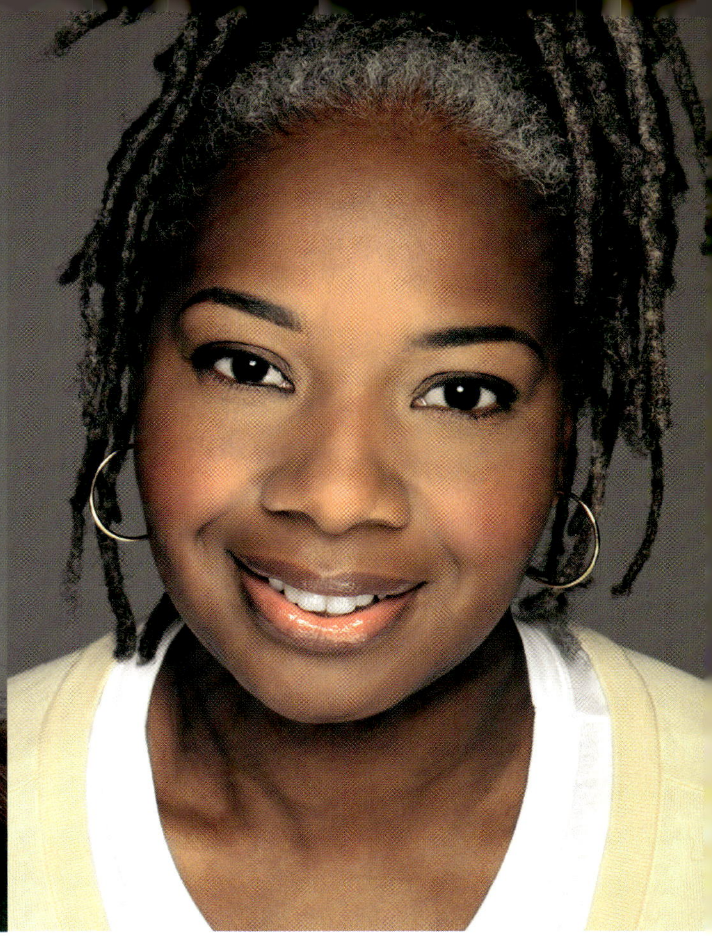

Cheveux roux

Le ton ambré de vos cheveux réchauffe votre teint ; votre maquillage doit donc être complémentaire.

Les yeux. Prenez des ombres ivoire, gris taupe ou vert mousse ; pour l'eye-liner : marron rougeâtre à marron foncé.

Les joues. Pour le blush, essayez les tons marron, marron rosâtre ou abricot.

Les lèvres. Optez pour le ton pêche, marron clair, rose marron ou rouge.

Cheveux gris/blancs

Les cheveux gris peuvent absorber la couleur de votre visage, qui paraît alors délavé. Vous lui redonnerez vitalité en utilisant des couleurs vives dans des tons froids.

Les yeux. Si vous avez les yeux bleus, choisissez une ombre blanche ou grise et un eye-liner bleu ardoise ou bleu marine.

Les joues. Pour le blush, essayez le rose doux ou le corail.

Les lèvres. Optez pour une couleur naturelle, rose, rose vif, corail, rouge – tout ce qui peut rehausser votre visage.

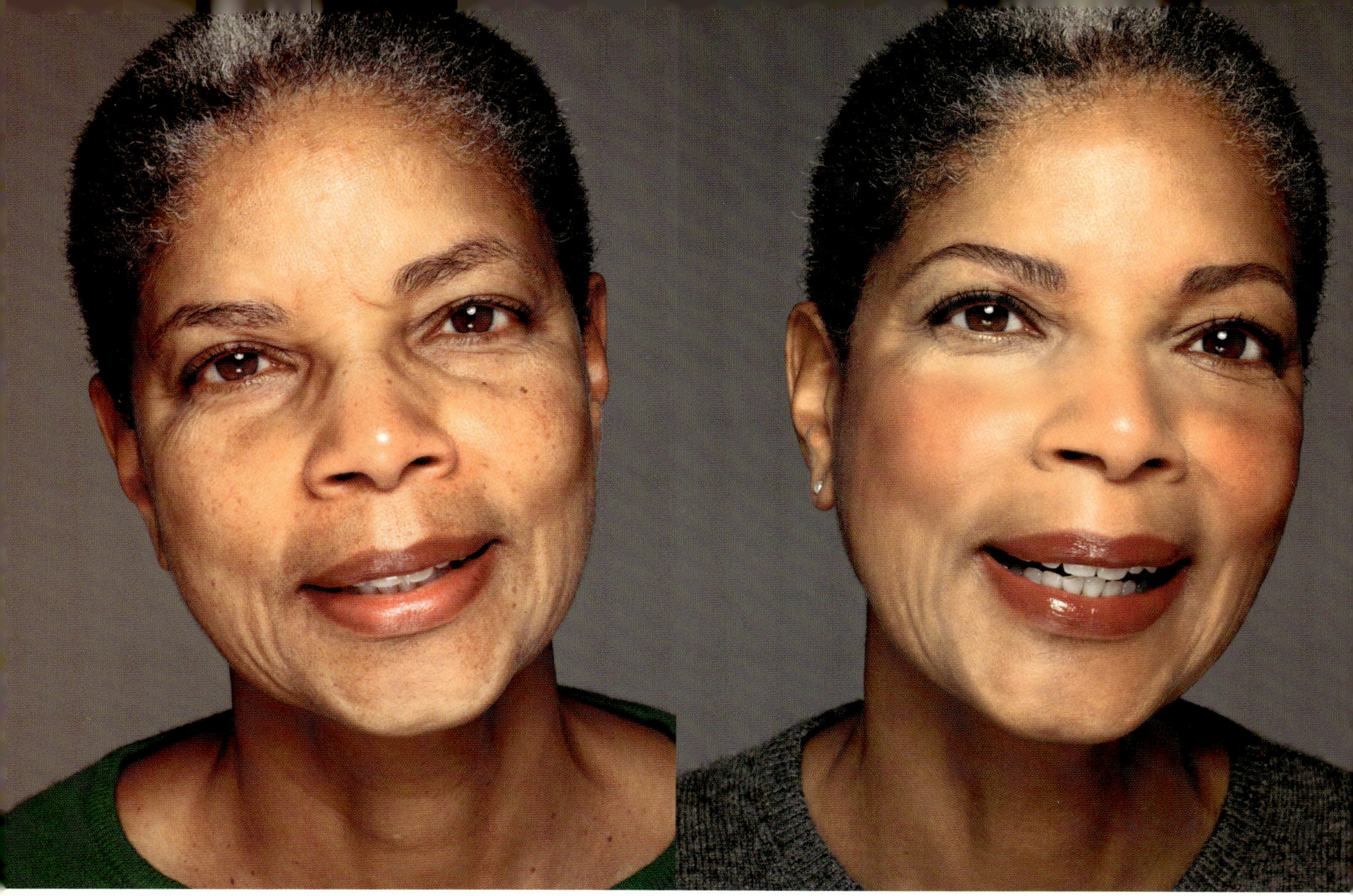

Splendide en deux coups gagnants

Sharon aimait bien ses cheveux gris, mais elle se demandait à quoi elle ressemblerait si elle faisait une coloration. Nous avons choisi le marron cendré et elle a adoré le résultat. Avec sa nouvelle couleur de cheveux, Sharon avait besoin de mettre à jour sa trousse de maquillage. Il lui fallait des tons plus riches, plus chauds : nous avons utilisé un sublimateur de teint et un marron érable franc pour ses lèvres. Avant, elle était belle et distinguée... maintenant, elle est tout simplement splendide !

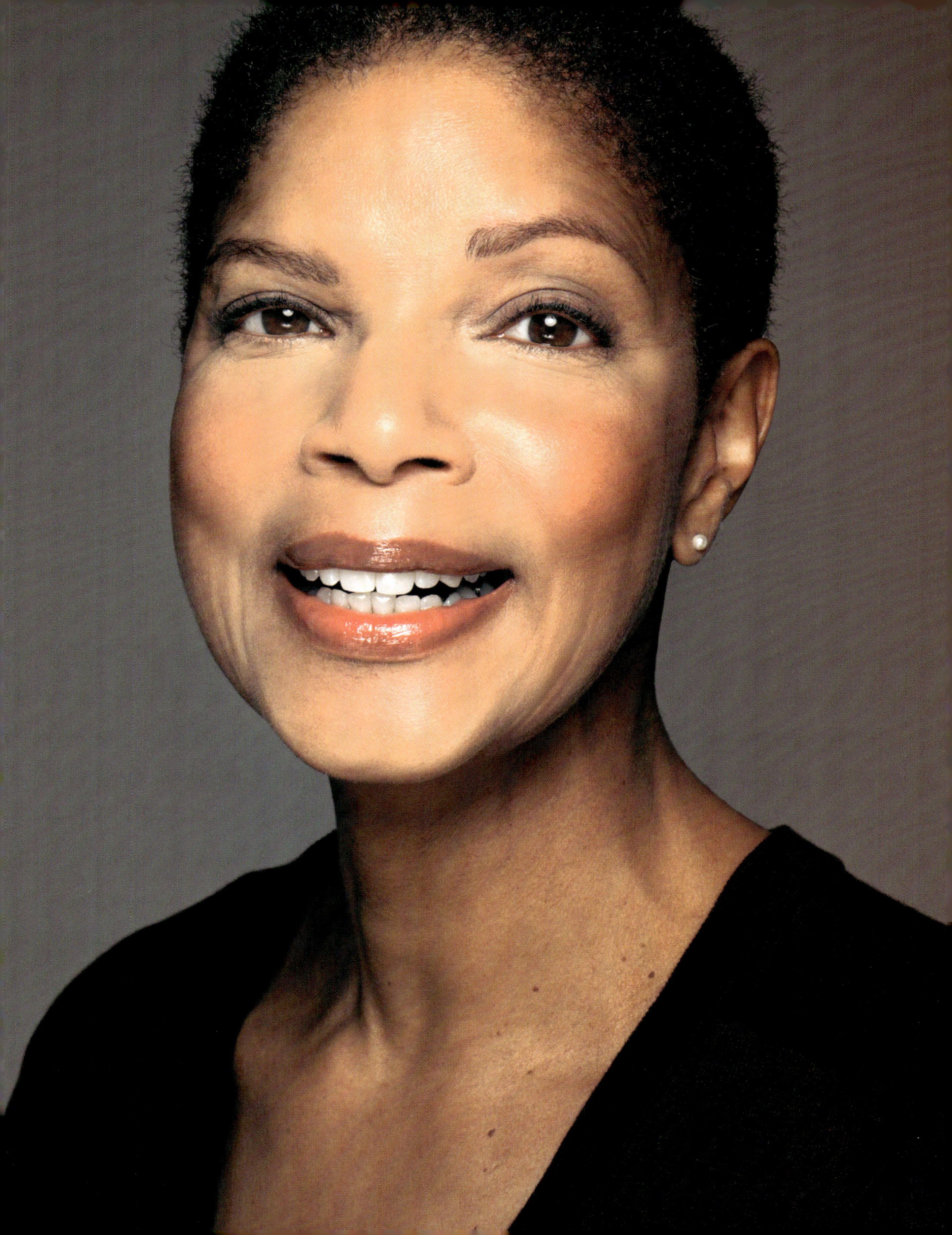

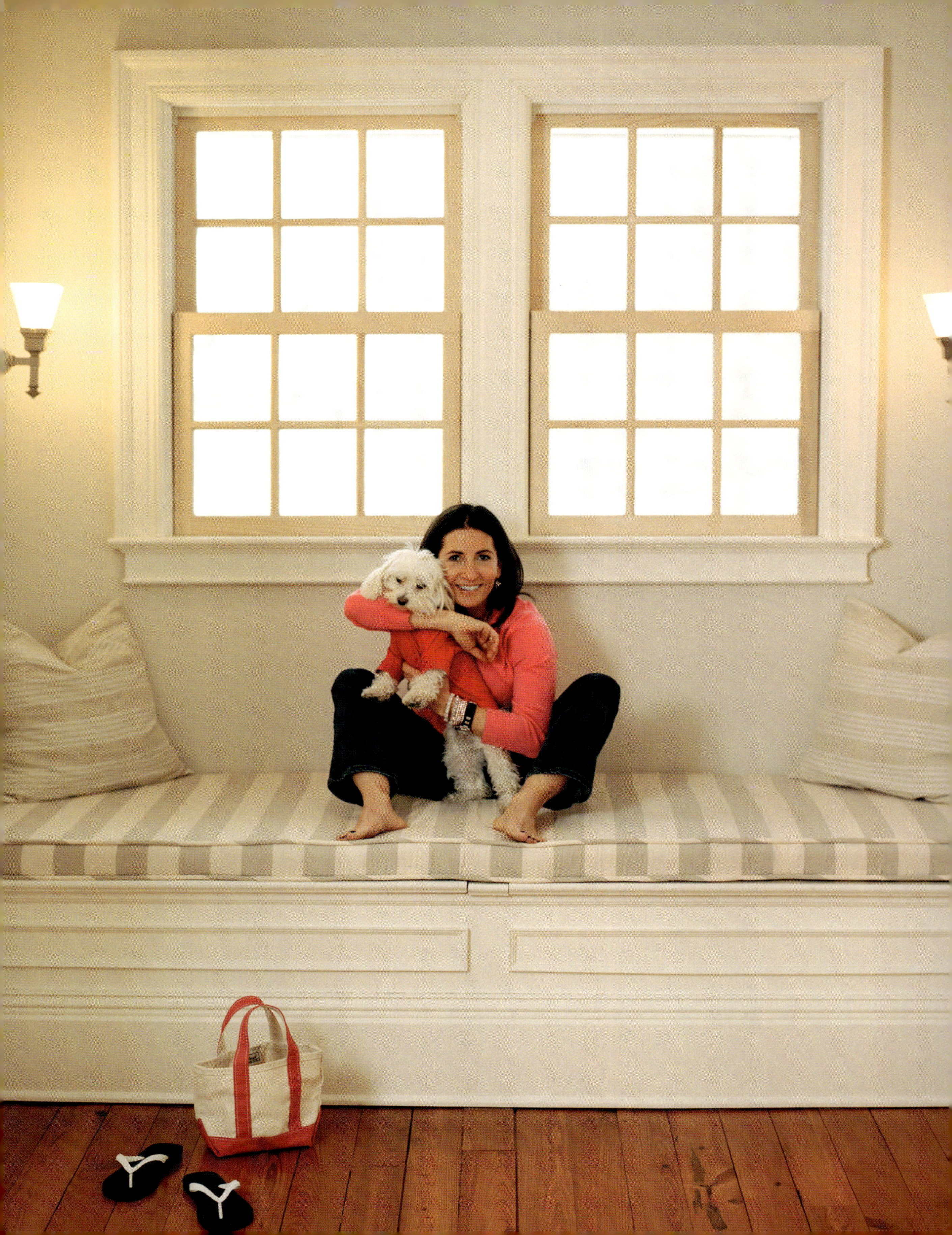

CHAPITRE 5

EFFET VIVIFIANT IMMÉDIAT

Quelques manières originales de contrer les effets du temps

Je passe mon temps à faire le tri dans mes penderies, dans un effort pour limiter ma garde-robe à quelques pièces essentielles. Mais à la vérité, je ne peux jamais m'empêcher d'acheter un nouveau sweat bleu marine ou un énième pantalon noir – après tout, *ce* pantalon noir est peut-être celui que j'ai cherché depuis tant d'années ! Et en matière de sous-vêtements, je suis constamment en quête de soutiens-gorge et de culottes qui seront « mieux », à la fois jolis et seyants.

La raison pour laquelle je suis obsédée par une garde-robe idéale, c'est que mon corps change d'un jour à l'autre et d'une semaine à l'autre. Les fluctuations hormonales et la rétention d'eau peuvent bouleverser mon corps et la façon dont mes vêtements me vont. Je me sens tout à coup saucissonnée dans un tailleur que je boutonnais sans problèmes deux jours plus tôt. Cela me rendait folle, jusqu'au jour où j'ai décidé d'acheter des vêtements et des sous-vêtements de différentes tailles. Ainsi, les jours où je me sens plus grosse, au lieu d'enfiler péniblement un pantalon trop serré, je prends la taille au-dessus (et je suis la seule à le savoir).

Au fil des années, j'ai recueilli ce genre de petits conseils (et beaucoup plus !) auprès des talentueux stylistes et spécialistes de la mode avec lesquels je travaille au quotidien. Dans ce chapitre, je vous propose quelques-unes de mes astuces préférées – qu'il s'agisse de trouver le soutien-gorge parfait, de savoir quels vêtements vous mettent le mieux en valeur ou d'avoir l'air rayonnante grâce à des dents plus blanches ou des boucles d'oreilles étincelantes.

Partez sur de bonnes bases

De bonnes bases... Il ne s'agit pas seulement de votre fond de teint. La nature m'ayant « offert » une poitrine généreuse, la recherche du bon soutien-gorge m'a toujours obsédée. Je trouve qu'on a l'air plus mince avec une plus petite poitrine, les vêtements tombent mieux et il est bien plus agréable de faire du sport (c'est pourquoi je n'ai jamais compris qu'on puisse vouloir des implants). Au fil des années, j'ai découvert l'importance de sous-vêtements qui lissent, qui rehaussent et qui soutiennent. Je ne parle pas de ces vieux sous-vêtements tristes que portaient nos grands-mères. Aujourd'hui, un vrai choix s'offre à nous en matière de dessous chics et naturels.

J'ai une armoire complète de lingerie, car je crois qu'être belle, cela commence dès le tout premier vêtement que nous enfilons. On ne vit qu'une fois – je veux porter des sous-vêtements qui me font me sentir bien chaque jour. J'ai des soutiens-gorge à armature et bonnets arrondis pour le quotidien, une rallonge de soutien-gorge pour les jours qui précèdent mes règles et des soutiens-gorge demi-bonnet pour les grandes occasions. Les marques de culotte ne sont vraiment pas jolies : j'ai des strings confortables et des slips qui me font une ligne épurée. J'ai aussi des slips un peu plus larges pour les jours où je me sens ballonnée.

Je vais souvent faire du shopping dans la boutique de Deborah Furr, Johari, à Montclair (New Jersey). Deborah prétend que les sous-vêtements peuvent faire ou défaire un vêtement. « Je peux dire si une femme porte le bon sous-vêtement ou non rien qu'à la façon dont ses habits tombent », dit Deborah. « Quand une femme porte les bons sous-vêtements, elle a l'air plus mince, sa poitrine est plus haute et ses vêtements tombent mieux. » Voici quelques conseils utiles que Deborah m'a confiés :

Vérifiez votre tour de poitrine tous les six mois, pour vous assurer que votre soutien-gorge vous va toujours. La taille et la forme des seins varient au cours d'une vie, en fonction des grossesses, des variations de poids et de l'âge. Certaines femmes constatent de réels changements au cours de leur cycle menstruel.

Quand vous essayez un soutien-gorge, regardez s'il vous va au lieu de vérifier sa taille : vous pouvez très bien ne pas faire la même taille d'un soutien-gorge à l'autre, en fonction du pays dans lequel il est fabriqué, par exemple.

Un soutien-gorge est à votre taille s'il maintient votre buste sans le compresser. La ceinture du soutien-gorge s'étire d'environ un centimètre quand vous le portez. Vos seins doivent remplir les bonnets, mais pas déborder. Si vous avez une forte poitrine, le soutien-gorge doit relever vos seins au-dessus de la cage thoracique. Ajustez les bretelles de votre soutien-gorge à chaque fois que vous le portez. Serrez-les au maximum, sans toutefois qu'elles vous coupent la peau.

Ne vous limitez pas à un type de soutien-gorge. Toute femme devrait en avoir au moins de trois sortes : un soutien-gorge pour le quotidien, qui maintient votre poitrine et cache les tétons, un soutien-gorge pour faire du sport, qui empêche votre poitrine de ballotter, et un balconnet ou un soutien-gorge sans bretelles pour aller avec des tenues plus habillées.

Ajustez votre soutien-gorge de manière à ce qu'il mette en valeur votre poitrine. Pour éviter le vilain « bourrelet » dans le dos (dû à un soutien-gorge trop serré), fermez votre soutien-gorge sur le crochet du milieu – il vous assurera un bon maintien sans trop vous serrer. Si, malgré cela, la ligne de votre dos n'est toujours pas fluide, essayez un modèle sans coutures, un soutien-gorge brassière ou un haut sans manches avec soutien-gorge intégré.

Si vous portez un vêtement près du corps ou un tricot qui ne pardonne pas, pensez aux sous-vêtements gainants, qui dissimulent les rondeurs. Si vous avez des poignées d'amour, essayez le body avec ou sans manches. Le format boxer permet de mieux aplanir le bas-ventre et les hanches et peut être porté sous un pantalon comme sous une jupe. N'ayez pas peur de superposer plusieurs couches de vêtements.

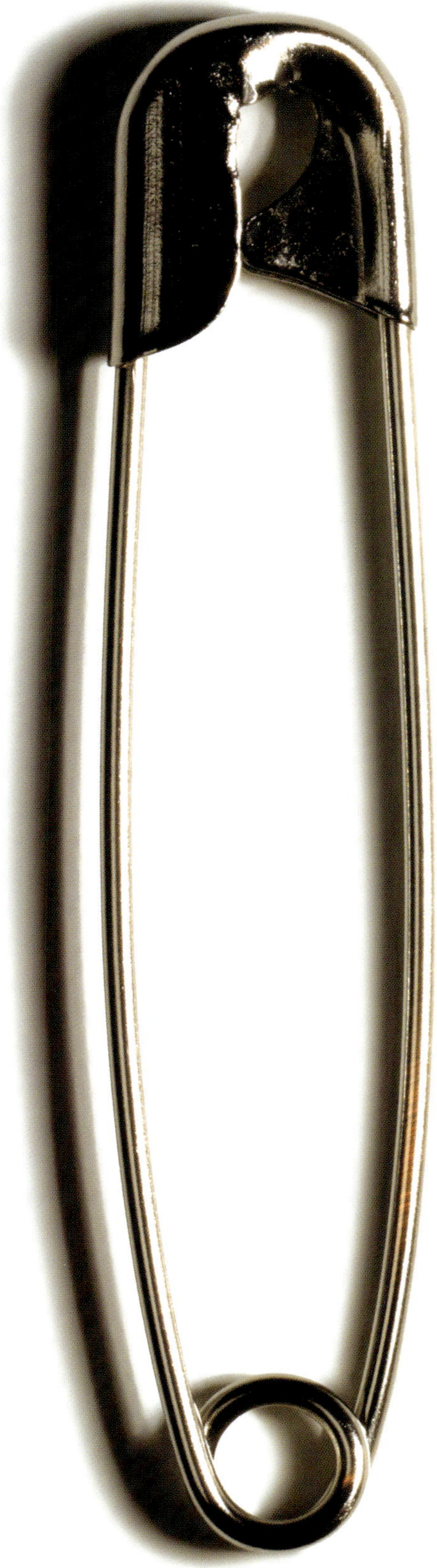

LE SECRET DE BOBBI : L'ÉPINGLE DE SÛRETÉ

J'ai appris de nombreuses astuces en travaillant avec les spécialistes de la mode dans les magazines et à la télévision. Une de mes favorites est celle de « l'épingle de sûreté », parce qu'elle a un effet amincissant immédiat (d'une valeur inestimable quand je passe à la télévision ou que je fais une séance photo). Voici l'astuce : rapprochez les bretelles de votre soutien-gorge et attachez-les à l'aide d'une épingle de sûreté. Ce petit ajustement va relever votre poitrine et vous aurez l'air d'avoir perdu 2 kilos !

Des vêtements à votre style et pour votre corps

Ma priorité, c'est d'être à l'aise dans mes vêtements. Je sais maintenant ce qui me va, et je m'en tiens à cela. Je n'ai jamais été attirée par l'avant-garde ou les looks délirants, je me suis toujours sentie plus à l'aise dans des vêtements simples, sobres. Au prix de quelques errements, j'ai appris ce qui m'allait le mieux : des chemisiers cintrés (je me noie dans les jaquettes), des pantalons droits légèrement évasés en bas, et des pulls fins. J'ai longtemps pensé qu'il me fallait des pulls courts (je suis tellement menue), mais je me suis récemment rendue compte qu'en fait, avec un peu de longueur, j'avais l'air plus grande. Mon goût va naturellement vers les couleurs neutres : bleu marine, marron, noir, blanc et gris. Mais une fois de temps à autre, j'aime bien ajouter une touche de couleur vive : rose fuchsia ou bleu roi.

J'ai toujours admiré les femmes dont les vêtements reflétaient bien le style personnel. Avec l'âge, les femmes qui m'inspirent sont celles qui s'habillent dans un style jeune et frais (mais sans tenter de ressembler à leurs filles). À chaque fois que j'ai besoin d'un conseil vestimentaire pour un événement particulier, j'appelle mon amie Deborah Medeiros-Baker, qui est styliste et travaille avec les stars. Deborah a une vraie science de l'habillement. Elle sait choisir les vêtements qui sublimeront toutes les femmes. Je lui ai demandé de nous révéler ses secrets :

Je crois qu'il est important de se sentir à l'aise dans ses vêtements – mais attention, « à l'aise » ne signifie pas « débraillé ». Vous ne pouvez pas vous tromper avec quelque chose de sobre et d'élégant. N'en faites pas trop ! Optez pour les meilleures matières (portez du cachemire aussi souvent que possible) et les meilleures chaussures que vous autorise votre budget. Restez à l'écoute des tendances, mais ne suivez pas la mode au pied de la lettre. Revoyez régulièrement votre garde-robe (une ou deux fois par an) et débarrassez-vous des vêtements qui ne se portent plus ou qui ont vieilli (à moins que ce ne soit une pièce vintage inestimable !). Si vous n'êtes plus à l'aise dans tel vêtement ou telles chaussures, ou si vous ne les avez pas portés depuis deux ans, il est temps de vous en séparer.

Les sous-vêtements sont essentiels, surtout à un âge où le corps commence à montrer des marques de fatigue. Le bon soutien-gorge et le bon body rehausseront et lisseront votre silhouette. Les collants sans pieds sont parfaits sous un jean, un pantalon ou une jupe. Sous une robe, je vous conseille un sous-vêtement gainant et un boxer. Les caracos en lycra font des merveilles et sont totalement invisibles sous un chemisier ou un pull.

Les matières les plus seyantes sont celles qui ont du corps et de la tenue. Les mailles, le jersey mat et les laines de différents calibres sont faciles à porter, ils tombent bien, sans mouler. Évitez les matières comme la charmeuse, le satin et certaines soies, qui ont tendance à accentuer les irrégularités de votre ligne. Osez les tissus imprimés. Vous ne pouvez pas faire d'erreur en choisissant des motifs de taille moyenne (les tout petits motifs peuvent être un peu niais et les gros motifs risquent d'être écrasants). Regardez-vous sous tous les angles dans le miroir, pour vous assurer que les motifs vous vont bien partout. Mieux vaut ne pas en abuser cependant : je vous conseille de les associer à un vêtement uni.

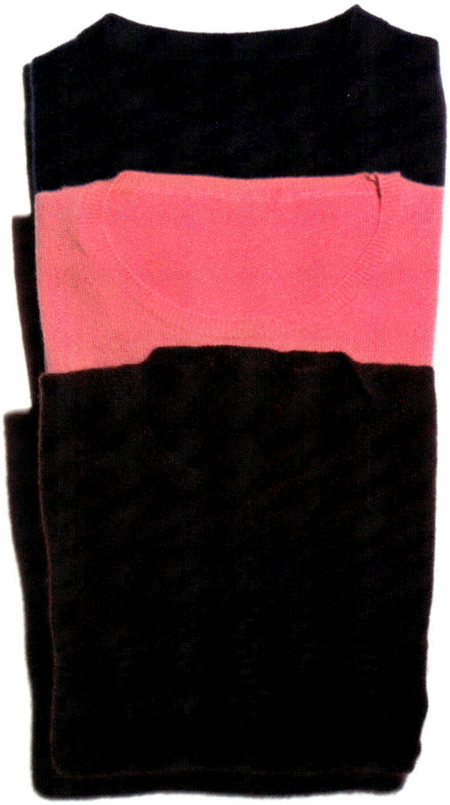

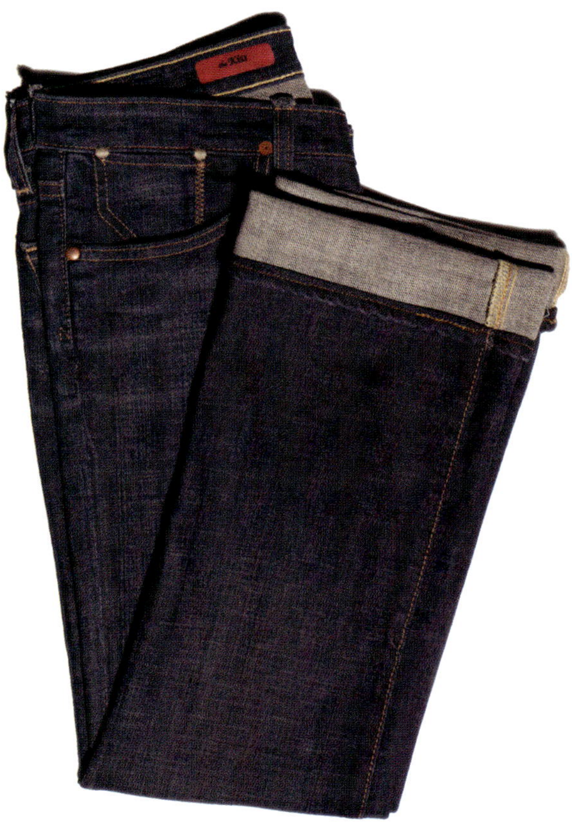

TROUSSE DE SECOURS

Voici un kit bien pratique si vous n'êtes pas chez vous et qu'un imprévu se produit – un verre qui se renverse, un ourlet qui se défait, une bretelle de soutien-gorge qui se détache.

Des lingettes nettoyantes individuelles (pour désinfecter vos mains et enlever les taches de nourriture ou de maquillage).

Des épingles de sûreté argentées et noires (idéales pour reprendre un ourlet, un soutien-gorge ou un bouton qui a sauté, et même une fermeture éclair ou un lacet).

Du scotch double face (pour un décolleté parfait et pour qu'on ne voie pas les bretelles de votre soutien-gorge). Il vous servira aussi à enlever les poils de chien ou les peluches sur un pull.

Une petite paire de ciseaux pliables et un kit de couture avec des aiguilles déjà garnies de fil.

Un flacon de crème pour le corps (si jamais vous remarquez que vous avez les coudes rêches ou de petites peaux autour des ongles).

Des lingettes assouplissantes pour textile, de la laque et un spray antistatique pour vous débarrasser de l'électricité statique sur vos vêtements.

Un démaquillant non gras pour enlever la plupart des taches. Pour éviter de laisser des peluches sur vos vêtements, appliquez le démaquillant avec un linge en coton ou une éponge de maquillage.

La garde-robe idéale : investissez dans les basiques

Sous-vêtements. Soutiens-gorge sans coutures (noir et chair), ensemble sexy en dentelle noire (soutien-gorge et culotte), soutien-gorge sport, strings (noir et chair), caracos bordés de dentelle (noir, blanc et chair), caracos en lycra (noir et chair), combinaison gainante une pièce jambes longues (chair et/ou noire), collants sans pieds (chair).

Haut. Hauts en coton de bonne qualité (noir, blanc et une poignée de couleurs vives), tee-shirts sans manches en coton côtelé (noir, blanc et quelques couleurs), pull à col roulé noir, cardigan noir, pulls confortables à col rond et col en V, deux ou trois chemisiers blancs, caraco sexy pour le soir, robe noire simple.

Bas. Au moins deux jeans qui vous vont parfaitement, jean blanc, pantalon fin noir bien coupé, jupe ajustée.

Tailleurs. Un ou deux tailleurs bien coupés, noirs ou bleu marine. Vous pouvez porter le pantalon et la veste séparément.

Vestes et manteaux. Blouson en jean, vestes (utilisez-les comme des accessoires : essayez différents coloris, différentes matières – velours, cuir…), manteau en laine ou en cachemire, doudoune, trench-coat.

Chaussures et sacs à main. Escarpins noirs ouverts, à talons bas ; escarpins ouverts ou sandales de couleur, à talons hauts ; sandales dorées ou argentées, à talons hauts ; ballerines (noires ou argentées) ; chaussures plates confortables (mocassins) ; bottines en daim ou en cuir ; tennis (mode et sports) ; nu-pieds ; bottes en plastique ; un sac de designer (ou deux).

Bijoux et accessoires. Belle montre, boucles d'oreilles diamants (vrai et/ou faux), anneaux d'oreilles (or ou argent), pendants d'oreilles, boucles d'oreilles gouttes (petite perle ou pierre précieuse), superbes lunettes de soleil, étole en cachemire.

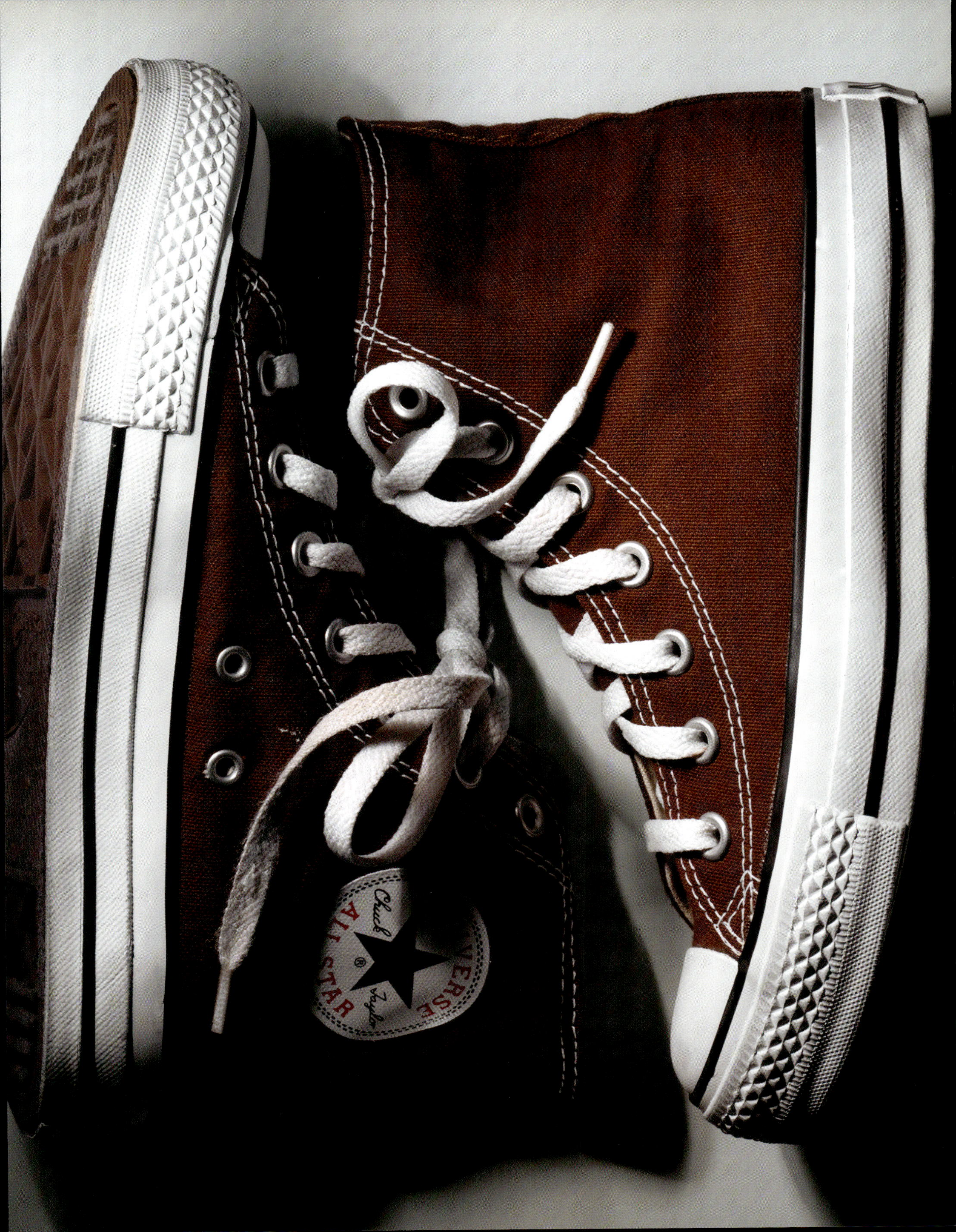
ALL STAR
Chuck Taylor

Des vêtements qui corrigent les formes

Si vous avez beaucoup de fesses et les hanches larges. Tout est dans la matière – extensible ! Choisissez des hauts cintrés assez longs (superposez-les), qui couvrent en partie vos fesses. Optez pour des pantalons ajustés au niveau des cuisses et légèrement évasés en bas et évitez les jambes droites et fuselées. Préférez les jupes et les robes évasées et les chaussures à talons et bouts pointus.

Si vous avez les hanches étroites. Créez l'illusion de rondeur avec des hauts et des robes taille empire, des jupes longues ou des jupes bohême, et des pantalons évasés en bas (évitez les pantalons droits : ils accentueront l'étroitesse de votre bassin).

Si vous avez de petites jambes. Évitez les pantacourts et optez pour des pantalons évasés en bas. Au lieu d'escarpins qui s'attachent à la cheville, préférez les modèles avec une lanière derrière le talon (compensés ou à talons). Portez des chaussures dont la couleur se fond avec celle de votre pantalon : cela allongera vos jambes.

Si vous avez un petit buste. Portez des jupes et des pantalons taille basse, pour donner plus de longueur à votre buste. Évitez tout ce qui peut couper votre taille. Si un haut est trop court, portez-le par-dessus un tee-shirt sans manches plus long. Un haut taille empire serré sur la poitrine est un excellent choix : il attirera l'attention bien au-dessus de votre taille.

Si vous avez un long buste. Choisissez des jupes et des pantalons à large ceinture, et portez-les haut (sur votre taille, pas sur vos hanches). Avec une robe ou un haut portefeuille, vous pourrez « casser » votre buste et orienter l'attention vers votre taille.

Si vous êtes épaisse au niveau des côtes. Commencez par porter des sous-vêtements qui vous affinent. Ensuite, une veste près du corps ou une robe portefeuille donneront l'impression que vous êtes plus mince. Si vous préférez faire diversion, portez des hauts de couleur sombre et mettez de jolis bijoux pour attirer l'attention sur votre visage.

Si vous avez une forte poitrine. Un soutien-gorge réducteur de poitrine donnera l'impression que vos seins sont plus petits, tout en soulignant vos formes. Portez un caraco gainant sous vos vêtements, pour une silhouette plus nette. Choisissez des chemises, des vestes et des robes près du corps que vous porterez par-dessus un haut flottant. Tenez-vous-en à des hauts unis aux couleurs sombres. Les cols ouverts sont parfaits, parce qu'ils soulignent le décolleté tout en couvrant la poitrine. En ajoutant un cardigan ou une veste, vous minimiserez encore l'impression de forte poitrine.

Faites retoucher vos vêtements

J'ai beau ne faire que 1 m 53, je ne fais pas pitié. Je suis plutôt musclée et j'ai le torse large. En conséquence, les vêtements que j'achète me vont rarement parfaitement. Comme le sur-mesure est vraiment trop cher, je confie mes achats à ma couturière, Anna Chiommino, pour de légères retouches. Anna reprend les épaules de mes vestes et fait des ourlets à mes pantalons, pour qu'ils ne traînent pas, mais tout en préservant une longueur qui me fasse paraître plus grande. Outre ces retouches mineures, une couturière peut aussi remettre au goût du jour les vieux vêtements (vos vestes des années 80, par exemple) dont vous n'imaginez pas vous séparer. Voici les conseils d'Anna :

Une veste près du corps souligne votre taille. Quand vous faites reprendre une veste, boutonnez-la avant que la couturière ne pique ses épingles. Cela évitera qu'elle ne la reprenne de façon excessive. Vous devez pouvoir fermer le bouton du milieu (au niveau de votre taille) sans effort.

Le tour de taille de vos pantalons et de vos jupes ne doit pas être trop serré : vous devez pouvoir y glisser un pouce.

Une jupe doit arriver à peu près au niveau du genou (juste au-dessus, au milieu ou juste en dessous). Avec cette longueur classique, aucun risque de vous tromper, cela ne peut que vous aller. Après un certain âge, il ne faut plus porter de jupe trop courte.

Évitez les fronces à tout prix. Contrairement à ce que pensent certaines femmes, elles ne cachent pas le ventre. Elles font même exactement l'inverse et tendent à accentuer les courbes. Si vous avez du ventre, choisissez des pantalons sans pinces.

Si vous êtes menue, évitez les pantalons avec ourlets : ils coupent votre ligne et vous font paraître plus petite. Avec un pantalon sans ourlets, vous semblerez plus longiligne.

Les pantalons droits légèrement évasés en bas conviennent à tous les gabarits. Une femme mince peut porter un pantalon fuselé, mais ce ne sera vraiment pas joli sur une femme qui a de grosses fesses.

LE SECRET DE BOBBI : UN SOUTIEN-GORGE ADAPTÉ À VOTRE GABARIT

Voilà des années que je fais reprendre mes soutiens-gorge. Comme je suis menue mais avec un torse large, les bretelles glissent la plupart du temps de mes épaules. Je les fais donc raccourcir d'environ un centimètre pour résoudre le problème.

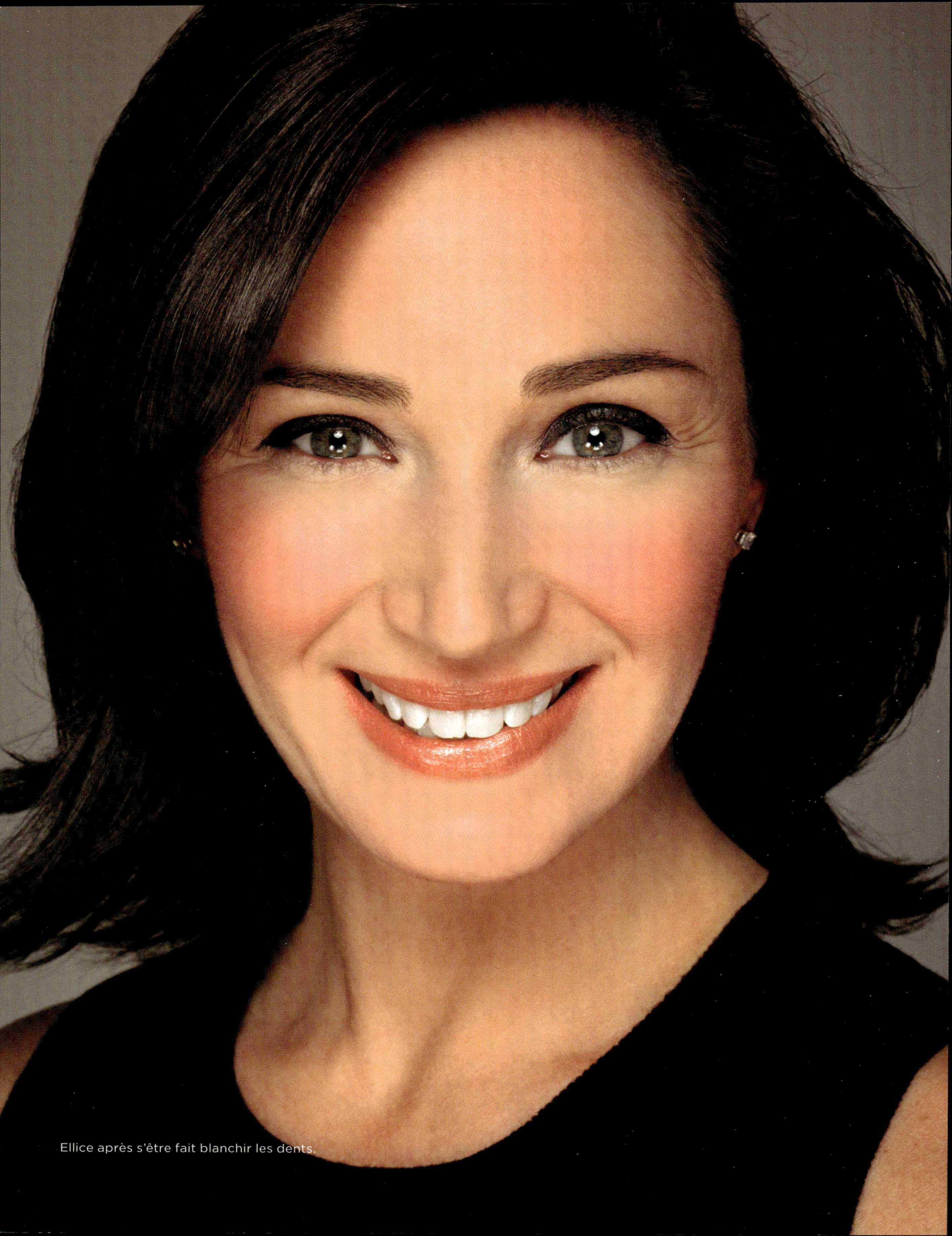

Ellice après s'être fait blanchir les dents.

Offrez-vous un beau sourire

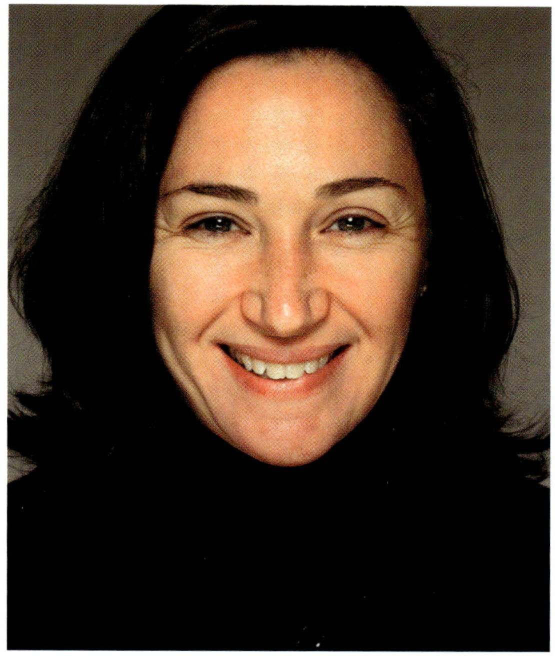

Ellice avant le blanchiment de ses dents.

Après la publication de mon deuxième livre, j'ai décidé de me faire blanchir les dents avec la technique BriteSmile (*Ndt* : en France, les techniques de blanchiment des dents utilisent également le peroxyde d'oxygène, activé ou non par une lumière). À l'époque, c'était une petite folie car cette technique était toute nouvelle sur le marché : elle utilise un gel et de la lumière, au lieu de la chaleur ou du laser. Mais ça valait vraiment le coup. Quand je me suis regardée dans le miroir après le traitement, j'ai eu la bonne surprise de constater que non seulement mes dents blanches faisaient ressortir le blanc de mes yeux, mais que mon visage entier avait l'air plus jeune et plus lumineux. J'étais stupéfaite.

Au fil des années, j'ai essayé d'autres méthodes de blanchiment, avec des résultats variés. Ma dentiste m'avait fait une gouttière sur mesure que je devais porter quelques heures tous les jour. Cela coûtait à peu près la moitié du prix du traitement BriteSmile, mais le résultat n'était pas immédiat. J'ai aussi essayé les produits que l'on peut acheter en pharmacie (gouttières ou strips blanchissants), mais ils ne changeaient pas radicalement la teinte de mes dents. Au mieux, c'était une bonne manière de garder des dents blanches après une séance de blanchiment. Les meilleurs résultats, je les ai eus avec des méthodes professionnelles et je crois que l'investissement en vaut la peine.

Voici à quoi vous attendre, si vous comptez vous lancer : le dentiste commence par appliquer sur vos dents un gel blanchissant à base de peroxyde d'hydrogène. Ensuite, le gel est « activé » par une lumière bleue particulière. On applique à nouveau du gel toutes les vingt minutes, pendant une heure. Et c'est fini. Vos dents seront peut-être un peu sensibles pendant les premières vingt-quatre heures, alors évitez les boissons très chaudes ou très froides et prenez un peu d'aspirine. Comme les dents sont plus poreuses après le traitement, il ne faut pas non plus boire de vin rouge ni de café (ils tacheraient vos dents) pendant ces premières vingt-quatre heures.

LE SECRET DE BOBBI : DES DENTS BLANCHES ET QUI LE RESTENT

Quand je fais le tour de mes bureaux le matin, je croise souvent des collaborateurs qui boivent leur café avec une paille. Cela m'a perturbée pendant des semaines et j'ai fini par poser la question. On m'a répondu qu'utiliser une paille empêchait la caféine de tacher les dents. D'autres substances tachent les dents, comme le thé, le vin rouge et la fumée de cigarette (dont nous savons bien qu'elle est à la fois l'ennemie de la beauté et de la santé).

Des bijoux comme maquillage

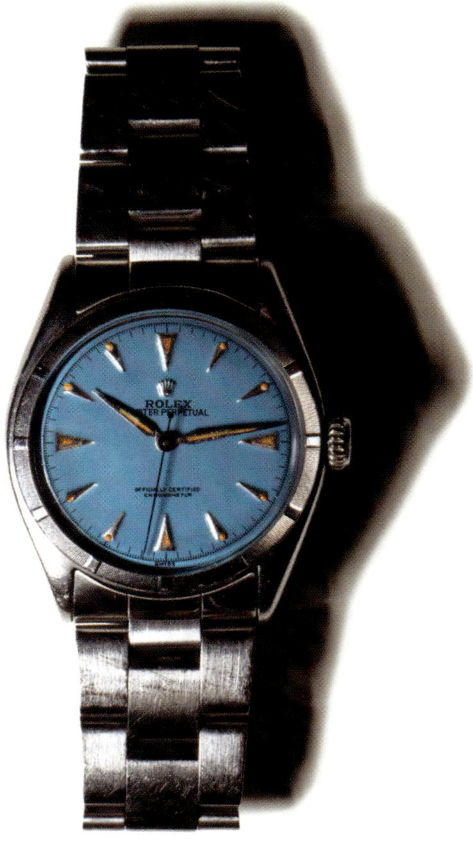

Il y a quelques années, on m'a offert pour mon anniversaire une paire de boucles d'oreilles en perles roses. J'en suis immédiatement tombée amoureuse, car le rose des perles sublimait comme par magie le rose de mes joues. Depuis lors, à chaque fois que je ne me sens pas bien, je porte mes perles.

La prochaine fois que vous mettez des boucles d'oreilles, faites attention à l'impact de leur couleur sur votre visage. Les perles et les diamants (il y a une raison si ce sont les meilleurs amis d'une femme !) donnent un bel éclat à tous les teints. Et j'adore l'art qu'ont les pierres précieuses de faire ressortir la couleur des yeux. L'émeraude donne de l'éclat aux yeux verts et noisette. Si vous avez les yeux bleus, vous pouvez les sublimer avec des pierres turquoise pâle ou bleu océan. Choisissez l'ambre, la topaze ou la turquoise si vous avez les yeux marron. Faites-vous plaisir, tous les beaux bijoux colorés ajouteront à votre beauté. Et puis c'est plus joli et plus moderne de porter des boucles d'oreilles bleu pâle plutôt qu'une ombre à paupières bleu pâle !

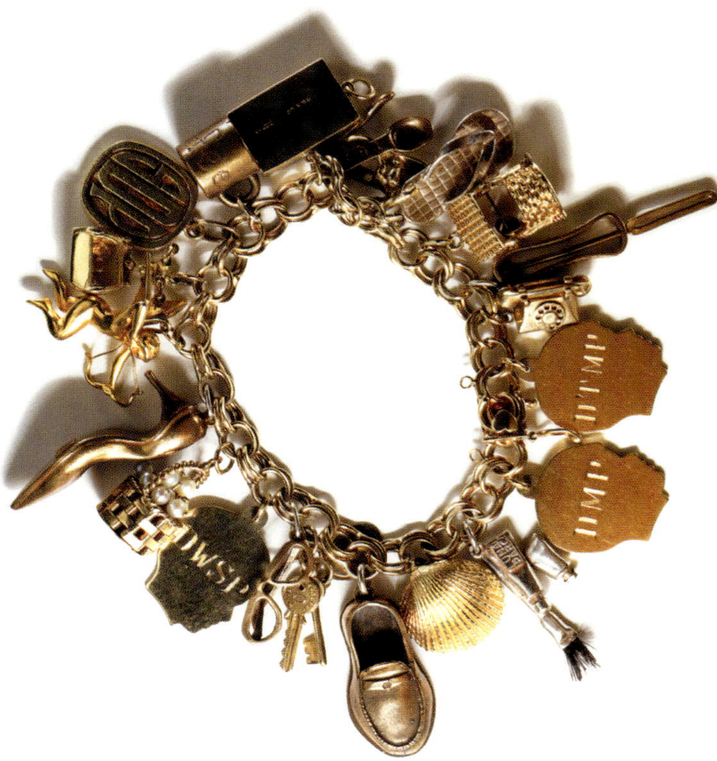

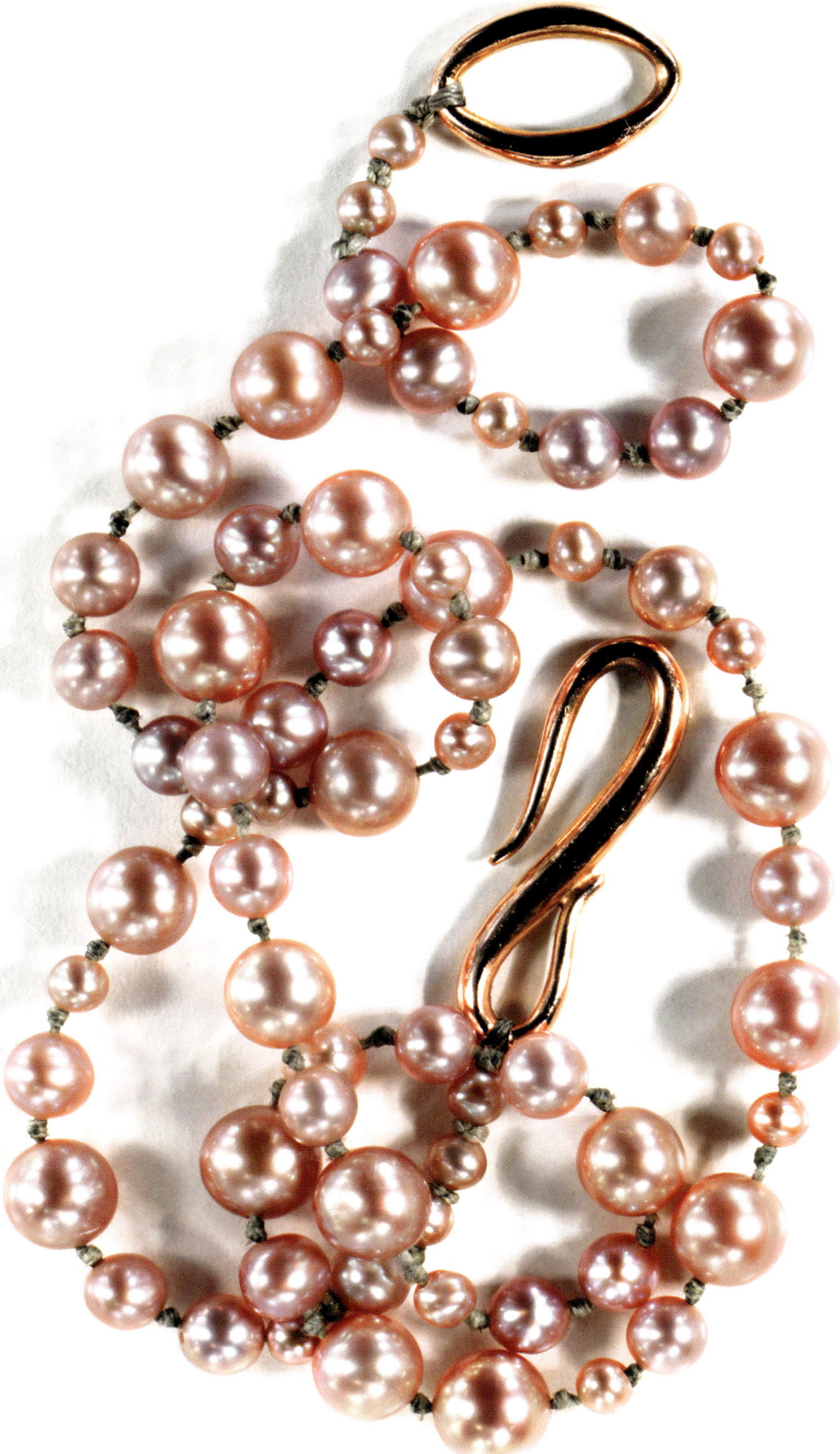

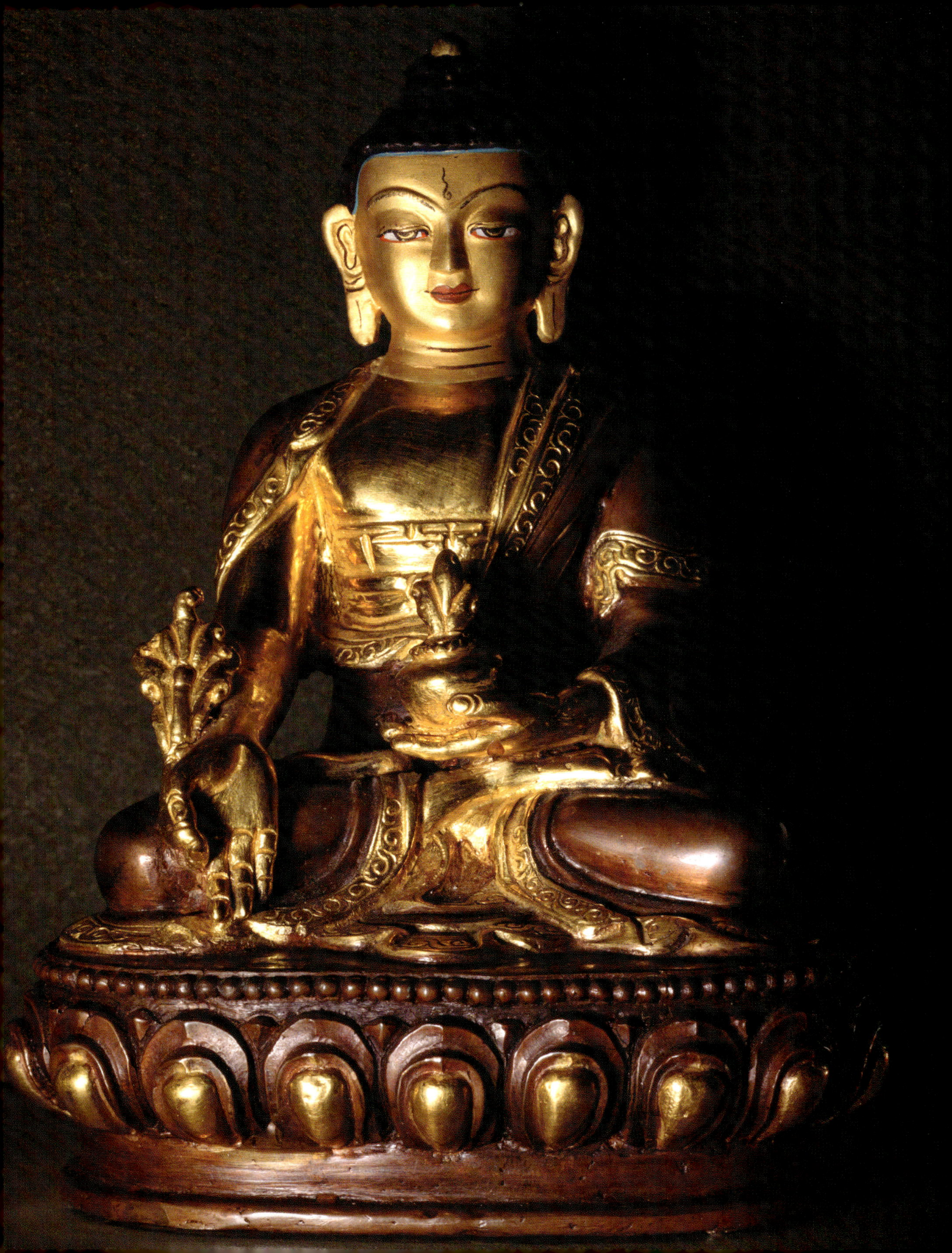

CHAPITRE 6

LA MÉNOPAUSE

Gérer « le changement » en beauté

Quand j'ai eu mes règles à l'âge de 11 ans, j'étais loin de m'imaginer que je commençais une descente aux enfers hormonale qui allait durer toute ma vie. Adolescente et jeune adulte, pendant une bonne semaine chaque mois, j'ai dû faire face à des sautes d'humeur, des ballonnements et quelques poussées d'acné occasionnelles. Puis, avec la trentaine, est venu l'âge de la maternité. J'ai eu mon dernier enfant à 41 ans et j'étais toujours dans les couches quand mon corps a débuté sa transition suivante.

Pour moi, le changement s'est produit en douceur. Au début, simplement, je ne me sentais pas bien et j'étais tout le temps fatiguée. Je me mettais à pleurer en regardant les publicités et je n'avais pas envie de parler, pas même à mes meilleures amies. J'ai aussi commencé à noter des changements dans mon apparence physique. Ma peau était plus sèche, quoi que je mette sur mon visage. Les jeans qui m'allaient parfaitement devenaient trop serrés (alors que je n'avais changé ni mon régime alimentaire, ni mes exercices quotidiens). J'étais complètement perdue, ne sachant pas comment faire face à ce qui m'arrivait.

Tout a changé quand je suis tombée sur le livre du Dr Christiane Northrup, *La Sagesse de la ménopause* (*Ndt* : Éditions Ada, 2003, Varennes, Québec, Canada). Il contenait des tas d'informations sur les changements que je subissais et ce que je pouvais faire pour gérer mes problèmes physiques et émotionnels. J'ai commencé à manger des aliments beauté comme les haricots de soja et les noix, et je suis allée voir un nutritionniste pour savoir de quels compléments alimentaires j'avais besoin. J'ai intégré l'huile de visage à mes produits de beauté quotidiens (appliquée en plus de ma crème hydratante, pour une hydratation intense). Et finalement, j'ai entamé une forme personnalisée de traitement hormonal substitutif (THS), le THS « bio-identique ».

Le meilleur conseil que j'ai retiré du livre du Dr Northrup est que tout est affaire de perception. La ménopause peut être une expérience positive si vous choisissez d'y réagir positivement. C'est le moment d'écouter votre corps, et pas seulement votre tête. Ralentissez un peu le rythme et prenez soin de vous. Et surtout, soyez attentive et ouverte aux changements qui se produisent.

Un nouveau point de vue sur la ménopause

On dit souvent que c'est « le changement de la vie » ou « le changement ». La ménopause se produit lorsque vos ovaires produisent une si petite quantité d'œstrogènes que vous n'avez plus vos règles. D'un point de vue technique, vous êtes ménopausée quand vous n'avez pas eu vos règles pendant douze mois d'affilée (aux États-Unis, l'âge moyen de la ménopause est 51 ans). Le voyage vers la ménopause commence avec la périménopause, où la production d'œstrogènes diminue doucement. Vous ressentez alors les premiers symptômes : règles irrégulières, bouffées de chaleur et sautes d'humeur. Selon mon gynécologue, le Dr Gerald Ciciola, une des idées fausses les plus fréquentes sur la ménopause est que c'est un phénomène brutal et non une évolution progressive. « Il n'y a pas une réponse unique à la ménopause. Il faut du temps pour déterminer ce que vous ressentez en tant qu'individu et quels sont les effets sur votre vie de tous les jours, explique le Dr Ciciola. Une autre idée reçue est que la ménopause est une sorte de maladie plutôt qu'un processus naturel et positif. La ménopause devrait être considérée comme le temps du repos. »

Cinq façons naturelles de gérer le changement

1. Respirez. Pensez à l'éventualité de faire du yoga.
2. Ajoutez des aliments au soja à votre menu quotidien, et améliorez l'ensemble de votre alimentation.
3. Portez plusieurs couches de vêtements en coton.
4. Faites de l'exercice régulièrement.
5. Dormez dans une chambre fraîche et bien ventilée.

Paroles de sagesse du Dr Christiane Northrup

« La ménopause peut marquer le début des meilleures années de la vie d'une femme si elle veut bien faire un aggiornamento de ce qu'elle croit possible. Les changements hormonaux qui caractérisent la périménopause s'accompagnent invariablement de changements émotionnels et mentaux, qui évoquent de vieux sujets récurrents dont il s'agit de se débarrasser une bonne fois pour toutes. En tête des croyances surannées, il y a l'idée qu'une femme, à la cinquantaine, n'est plus ni sexy, ni désirable, ni belle. Rien n'est plus éloigné de la vérité ! À la cinquantaine, nous nous retrouvons toutes à un carrefour radical. Un panneau indique « Mûrir ». L'autre indique « Mourir ». Quand nous ne parvenons pas à nous détacher de croyances, d'habitudes et d'attitudes passées de mode et qui ne nous servent plus à rien, le risque de développer des maladies chroniques augmente considérablement. À l'inverse, quand nous avons le courage de vivre en conformité avec nos envies les plus profondes – en étant à l'écoute de notre sagesse intérieure et de ce que nous dicte notre âme – nous avons l'occasion de revitaliser chaque cellule de notre corps et chaque compartiment de notre vie. »

« Notre âme s'adresse à nous avec insistance pendant la périménopause, à travers nos passions et nos désirs. C'est la raison pour laquelle tant de femmes, à la cinquantaine, commencent une nouvelle carrière, mettent un terme à des relations qui ne les satisfont plus, redécorent leur maison, déménagent ou se réinventent d'une manière ou d'une autre. Une vie de passions et de plaisirs entretient la santé physique. C'est pourquoi celles qui sont connectées à leurs envies profondes sont incontestablement radieuses. »

« Mon conseil à toutes les femmes de cinquante ans est le suivant : faites confiance à vos désirs et faites confiance à votre cœur. Comprenez que vous ne pouvez pas vous occuper de quelqu'un de manière optimale si vous ne vous occupez pas d'abord de vous. Décidez de vous occuper de vous comme vous le feriez d'un enfant que vous aimez. Cela peut passer ou non par des hormones bio-identiques. Mais tout le monde a besoin d'un peu d'exercice régulier, d'un bon programme d'accompagnement et d'un bon soin de peau. Soyez souple. Vous ne pouvez pas vous tromper. Il vous faudra adapter vos règles de vie à mesure que vous évoluez. Votre corps, votre esprit et votre âme vont renaître – ce qui suppose inévitablement des passages difficiles. Soyez bonne envers vous-même. Soyez patiente. Vous avez des années et des années devant vous. Ce n'est que le début. »

Vers une personnalisation des traitements hormonaux substitutifs

En 2002, les médias se sont fait un très large écho des résultats de l'étude WHI (*Women's Health Initiative*), qui pointait les grands risques liés aux traitements hormonaux substitutifs (THS), notamment le risque de cancer du sein, de maladie cardiaque et d'attaque d'apoplexie. Je connais beaucoup de femmes qui en ont été tellement effrayées qu'elles ont arrêté leur traitement – et les symptômes de la ménopause sont réapparus. D'autres ont décidé de continuer, partant du principe que la qualité de vie apportée par le traitement en valait les éventuels risques. D'autres femmes encore sont passées à des méthodes naturelles, en ayant notamment une meilleure hygiène de vie. Les résultats de l'étude WHI ont suscité des débats passionnés, mais une chose en est clairement ressortie : l'approche non différenciée des THS classiques était à la fois désuète et dangereuse pour la santé. Comme beaucoup de mes amies, j'ai essayé de faire le tri dans les différentes solutions.

Puis Suzanne Somers a sorti son livre, *The Sexy Years : Discover the Hormone Connection*, qui parlait du THS bio-identique. Cela semblait trop beau pour être vrai, mais mes amies et moi étions intriguées, alors nous nous sommes mises en quête de médecins spécialisés dans ce type de traitement. Nos recherches nous ont menées au Dr Joseph Raffaele, du PhysioAge Medical Group, à New York. Le Dr Raffaele nous a appris que le THS bio-identique, en gros, redonne au corps les hormones qu'il a perdues. Ce faisant, ce traitement permet d'écarter les symptômes de la ménopause (comme les bouffées de chaleur, un mauvais sommeil et les sautes d'humeur) et aide à prévenir la perte osseuse.

Zoom sur le THS bio-identique

Pour le dire simplement, le THS bio-identique redonne à une femme le niveau d'hormones de sa jeunesse. Ce traitement est différent du THS classique sur deux points très importants. Premièrement, les hormones bio-identiques dérivent de plantes comme le soja ou l'igname : elles sont synthétisées en laboratoire pour avoir la même structure moléculaire que les hormones humaines comme l'œstradiol, l'œstrone et l'œstriol. Les hormones classiques des THS, en revanche, utilisent des produits chimiques qui agissent comme des hormones, mais qu'on ne trouve pas naturellement dans le corps humain (les hormones les plus fréquentes sont extraites de l'urine de jument gravide ou sont des dérivés de synthèse). Deuxièmement, les hormones bio-identiques sont des préparations pharmaceutiques formulées sur la base d'une prescription individuelle ; en d'autres termes, la prescription est personnalisée pour chaque femme. « Chaque femme a sa propre expérience de la ménopause et a des attentes différentes pour les quelque trente années à venir, en termes de santé physique et mentale », dit le Dr Raffaele. « Le THS bio-identique redonne au corps de la femme exactement ce dont il a besoin – rien de plus, rien de moins. » Les effets secondaires, selon le Dr Raffaele, sont « quasiment éliminés si l'on arrête le THS traditionnel et que l'on prend seulement de l'œstradiol et de la progestérone bio-identiques, par voie transdermique, en contrôlant attentivement les niveaux sanguins. »

Le traitement se présente sous la forme d'une crème que vous appliquez sur votre peau chaque jour (une ou deux fois par jour selon la prescription médicale). Cette crème contient trois hormones bio-identiques : l'œstradiol, la progestérone (pour éliminer le risque de cancer de l'utérus lié à la prise d'œstrogènes) et la testostérone (avec l'âge, le niveau de testostérone diminue également, ce qui affecte la libido et la sensation de bien-être et peut se traduire par une prise de poids). Les médecins préfèrent la crème pour deux raisons : les hormones passent directement dans le sang (les médicaments par voie orale passent par le foie et leur structure se modifie légèrement avant de passer dans le sang) et elle fournit des taux d'hormones constants, ce qui reproduit la façon dont les ovaires délivrent les œstrogènes. Après environ six semaines de traitement, votre médecin contrôlera vos taux d'hormones et ajustera les dosages si nécessaire. Comme les besoins de votre corps peuvent évoluer, il est utile de retourner voir votre médecin au bout de trois mois, puis tous les six mois par la suite.

Quand mes amies et moi avons entamé notre traitement personnalisé, nous avons presque immédiatement vu et ressenti des améliorations. Le THS bio-identique n'est pas encore un traitement banalisé (aux États-Unis, il n'est pas facilement disponible et n'est pas remboursé par les assurances), mais je suis persuadée que la majorité des médecins le proposeront à l'avenir. Le Dr Raffaele est de mon avis : « Les connaissances progressent en matière de relation entre hormones et vieillissement. D'ici dix à quinze ans, la plupart des femmes suivront un THS précis et personnalisé, parce que cela fonctionne. » Si vous êtes intéressée par un THS, renseignez-vous. Parlez-en à votre gynécologue et lisez autant que possible sur le sujet. En la matière, savoir rime vraiment avec pouvoir.

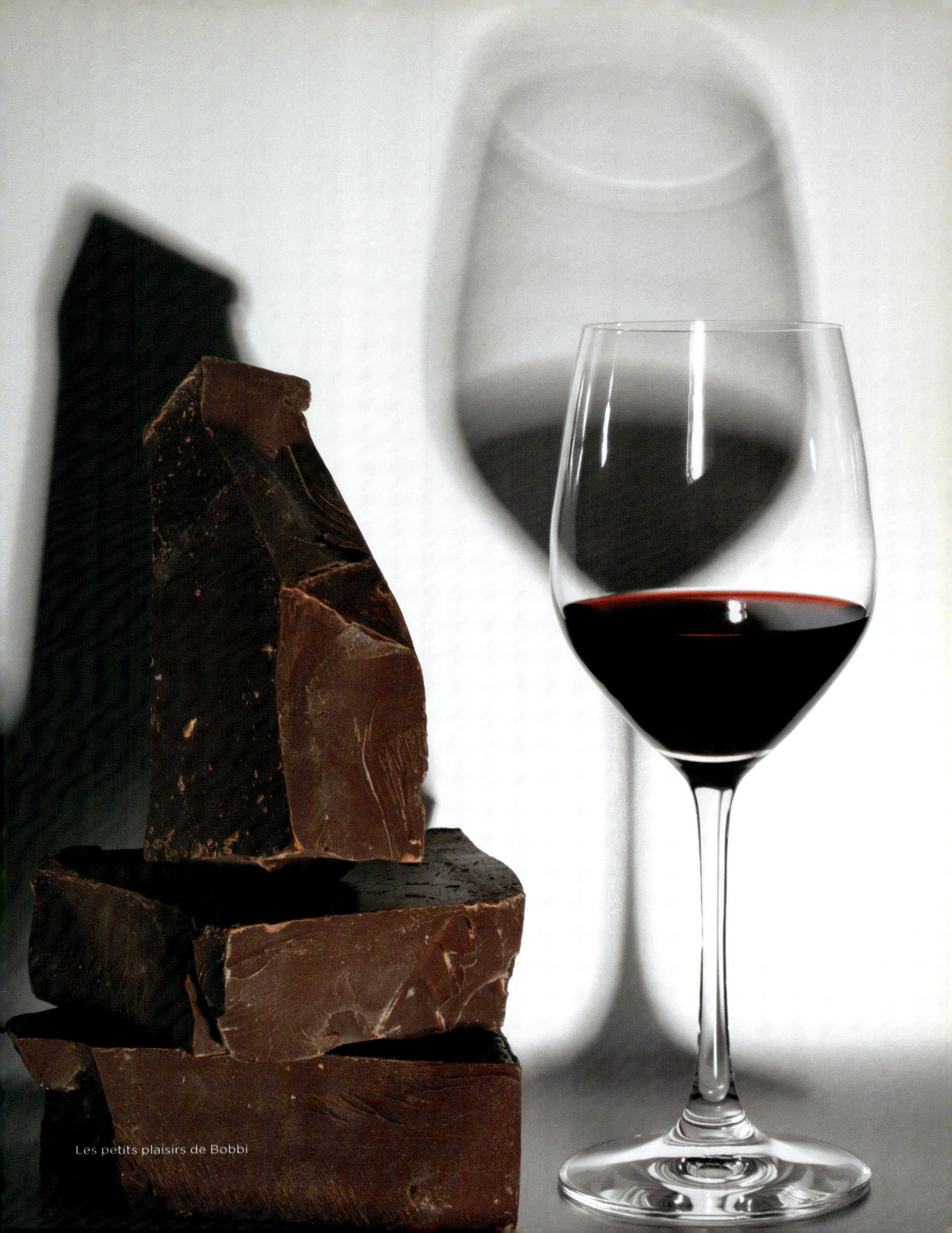

Les petits plaisirs de Bobbi

Un cas de THS bio-identique Susan Saunders

J'ai 46 ans, mais j'ai toujours paru plus jeune que mon âge (en fait, les gens croient souvent que j'ai dix ans de moins). J'ai toujours pris soin de mon apparence – j'ai été mannequin pendant vingt-cinq ans, j'ai arrêté il y a quelques années –, toujours fait du sport et surveillé mon alimentation.

Je n'ai pas vu venir la périménopause. Quand mon cycle s'est interrompu pendant plusieurs mois, la première chose que j'ai faite fut de me précipiter pour acheter un test de grossesse. Ma peau est devenue très sèche, j'étais tout le temps fatiguée (je ne dormais pas) et j'ai pris environ 2 kg sans changer quoi que ce soit. J'ai perdu beaucoup de confiance en moi et j'étais tout le temps à fleur de peau.

J'en ai parlé au directeur du club de gym que je fréquentais, et il m'a dit que je pourrais bien avoir un problème d'hormones. Il m'a parlé des hormones bio-identiques et du Dr Raffaele, alors je me suis renseignée sur Internet. J'ai également lu le livre de Suzanne Somers et je me suis dit : « C'est moi ! »

Je ne savais pas à quoi m'attendre quand j'ai rencontré le Dr Raffaele. Les THS faisaient peur, à cause des risques de cancers. Mais plus je me renseignais, plus le verdict était clairement en faveur des hormones bio-identiques.

Quand j'ai commencé un THS bio-identique, je suis redevenue moi-même. J'ai perdu 2 % de graisses et j'ai repris mon poids habituel. Ma peau a retrouvé son hydratation. J'ai recommencé à dormir comme une personne normale. Le meilleur conseil que je puisse donner, c'est de faire vos propres recherches et de vous forger un avis sur la question. Malheureusement, on vit à une époque où la ménopause est encore taboue. Pourtant, toutes les femmes passent par là, et ce n'est pas normal que l'on en parle si peu. Gérer sa ménopause doit être un choix très personnel.

Un cas de THS bio-identique Gayle Friscia

J'ai 48 ans. Il y a cinq ans, j'ai subi une hystérectomie partielle (on m'a enlevé l'utérus, mais pas les ovaires). Les médecins m'avaient prévenue que mes ovaires pourraient ne plus fonctionner. Vers 46-47 ans, j'ai commencé à ressentir les symptômes de la ménopause. Au début, j'ai eu des bouffées de chaleur, et puis mon sommeil s'est dégradé. Ensuite, je suis devenue très irritable, je me sentais déprimée. Cela a duré plusieurs mois, mais j'y ai fait face : dans ma famille, on m'a appris à affronter les peines et les douleurs. (Pour la naissance de mes enfants, j'ai choisi de vivre les sensations de l'accouchement, alors qu'on m'avait proposé une péridurale.) Je crois que c'est au moment où la ménopause a affecté ma tête que j'ai décidé de réagir. Au travail, tout était confus et j'avais souvent des trous de mémoire. Je me suis finalement résolue à chercher de l'aide.

Quand j'ai rencontré le Dr Raffaele, on a parlé de tout : mon alimentation, les compléments que je prenais, le sport que je pratiquais. Il fallait tout prendre en compte pour arriver à un équilibre. J'ai une nourriture saine (beaucoup de fruits et légumes, des plats maigres) et j'évite les sucres lents (pâtes et pain). J'essaye de limiter l'alcool, mais je m'autorise un verre de vin ou une crème glacée de temps à autre. Je fais régulièrement de l'exercice, un mix de cardio et de musculation. Le THS bio-identique m'a vraiment aidée. Je me sentais mieux et j'avais meilleure mine. J'ai remarqué que ma peau semblait plus lisse, mes rides moins prononcées et mes taches brunes plus claires.

Je crois que le plus important, pour les femmes, c'est de savoir qu'elles n'ont pas à être seules face à la ménopause. N'acceptez pas tout ce que peut dire votre médecin. Quand j'en ai parlé à mon gynécologue, il a levé les sourcils. Les THS bio-identiques laissent encore beaucoup de médecins sceptiques, alors soyez votre propre avocat et fiez-vous à votre instinct.

Au-delà du THS bio-identique D'autres manières de gérer les symptômes de la ménopause

Problème : visage amaigri, traits tirés. C'est la conséquence de la chute du taux d'œstrogènes, qui survient avec l'âge. Votre visage a moins d'élastine (qui donne à la peau son élasticité) et de collagène (qui donne à la peau sa fermeté).

Que faire ? Revitalisez votre peau grâce aux produits de beauté adaptés. N'ayez pas peur d'en faire trop. Passez à des lotions plus riches, à des crèmes et à des baumes plus émollients. Si vous avez encore les traits tirés, appliquez en outre une huile de visage (pas d'inquiétude, elle ne va pas obstruer vos pores !).

Problème : peau sèche. C'est un autre effet secondaire de la chute du taux d'œstrogènes.

Que faire ? L'astuce, ici, consiste à réhydrater la peau à l'aide d'une crème ou d'une huile de visage. Optez pour des formules à l'acide hyaluronique, qui aide la peau à retenir l'eau. Si vous avez la peau grasse, utilisez un produit non gras, qui hydratera votre peau sans obstruer les pores. Si vous vous maquillez, choisissez des formules à base de crème et évitez les poudres. Après vous être maquillée, ajoutez un peu d'éclat en tapotant doucement vos joues avec un peu de baume.

Problème : acné de l'adulte. Elle touche principalement le menton et le cou. Elle est due à un déséquilibre entre les androgènes et les œstrogènes.

Que faire ? Nettoyez votre peau avec un produit doux pour le visage. Utilisez un exfoliant pour éliminer les cellules mortes et stimuler le renouvellement cutané. Localement, traitez les boutons avec une crème aux rétinoïdes. Pour les masquer, utilisez du fond de teint en stick ou en crème, de la couleur de votre peau. Appliquez directement sur le bouton, à l'aide d'un pinceau correcteur ou de n'importe quel petit pinceau aux poils courts et rigides. Tapotez légèrement avec l'index pour faire pénétrer et stabilisez avec un peu de poudre fine.

Problème : quelques poils noirs sur le menton. Cela se produit quand les taux d'androgènes sont plus élevés que ceux d'œstrogènes.

Que faire ? Le plus rapide est de les enlever à la pince à épiler (j'en ai toujours une à portée de main : dans ma trousse de maquillage, dans ma voiture, dans ma salle de bains et au bureau). Si vous trouvez que vous avez un « duvet » trop visible, vous pouvez peut-être l'épiler à la cire. Vous pourrez vous procurer des kits dans le commerce : des bandelettes de cire froide, ou de la cire que l'on fait fondre et qui s'applique avec une spatule. Si vous n'osez pas le faire vous-même, vous pouvez toujours demander qu'on vous le fasse en institut de beauté. Si vous êtes allergique à la cire, pourquoi ne pas essayer l'épilation au sucre : cette technique utilise du sucre caramélisé ; comme avec de la cire, on tire sur le poil pour l'arracher à la racine. Si vous souhaitez une épilation définitive, essayez l'électrolyse, qui tue le follicule pileux.

Problème : chute de cheveux. C'est un autre effet secondaire du nouvel équilibre hormonal qui penche en faveur des androgènes.

Que faire ? Comblez les zones dénudées avec une ombre à paupières sombre, de la couleur de vos cheveux. Appliquez-la avec le pinceau idoine. Pour créer l'illusion d'une chevelure homogène, demandez à votre coiffeur de vous faire une coupe dégradée, et de donner plus de matière à certaines mèches (reportez-vous au chapitre 4 pour davantage de conseils sur le volume de votre coiffure). Vous pouvez aussi essayer un traitement anti-chute de cheveux, même si un tel traitement ne vous rendra pas 100 % de vos cheveux.

Problème : cheveux secs et ternes. Un autre effet des changements hormonaux de la ménopause.

Que faire ? Essayez de ne pas vous laver les cheveux tous les jours et utilisez un après-shampoing au moins deux fois par semaine. Pour qu'il soit le plus efficace possible, appliquez-le à l'aide d'un peigne lorsque vous vous apprêtez à prendre votre douche, et rincez-le juste avant d'en sortir (le but est de le laisser agir 10 à 15 minutes sur vos cheveux). Demandez à votre coiffeur de vous faire un traitement brillance qui redonnera de l'éclat à vos cheveux.

Problème : bouffées de chaleur. Quand les vaisseaux sanguins se dilatent rapidement, la température de la peau augmente de manière soudaine.

Que faire ? Tout est question de mode de vie. L'exercice favorisera votre circulation sanguine et la capacité de votre corps à s'adapter aux changements de température extrêmes. Évitez les aliments connus pour donner des bouffées de chaleur : les plats salés et épicés, les boissons chaudes, l'alcool et la caféine. Mangez des graines de soja, des pois chiches, du tofu et du lait de soja (ces produits contiennent des isoflavones, des phyto-œstrogènes dont la structure est similaire à celle des œstrogènes de notre corps). Portez plusieurs couches de vêtements, afin de pouvoir en enlever facilement quand vous sentez une bouffée de chaleur.

Problème : troubles du sommeil. La combinaison d'insomnies et de réveils en sueur peut vraiment peser sur la manière dont vous vous sentez le matin.

Que faire ? Essayez la phytothérapie : par exemple la passiflore et la valériane. Vous les prenez dans la journée et, le soir venu, elles vous aident à lutter contre l'insomnie et les angoisses nocturnes. Prenez votre dîner avant 19 heures et évitez les boissons caféinées. Buvez plutôt un verre de lait chaud ou une tisane. Ne regardez pas l'heure quand vous êtes au lit ou si vous vous réveillez en pleine nuit - ça ne ferait que vous frustrer. Essayez une technique de relaxation, comme la respiration abdominale.

Problème : pensées confuses, trous de mémoire et sautes d'humeur. Pour beaucoup de femmes, ce sont les symptômes de la ménopause les plus difficiles à assumer.

Que faire ? Trouvez quelqu'un à qui parler. Que ce soit une amie ou un thérapeute, il est important de pouvoir vous confier. Entraînez-vous à faire le vide dans votre esprit et à libérer des endorphines, qui déclenchent une sensation de bien-être. Intégrez le saumon (il contient des acides gras oméga-3, dont on pense qu'ils stimulent la mémoire) et les produits au soja (on pense que le soja stimule un neurotransmetteur qui aide à entretenir la mémoire) à votre alimentation. Le millepertuis et le ginkgo biloba peuvent aussi vous aider à apaiser votre humeur.

OSTÉOPOROSE : PROTÉGER VOS OS

La chute des taux d'œstrogènes accélère le rythme de décalcification de vos os, ce qui augmente le risque d'ostéoporose. Voici ce que vous pouvez faire pour vous protéger.

THS bio-identique .

Prenez des compléments de calcium : 500 mg le matin, 500 mg le soir, avec 600 mg de magnésium.

Mangez des aliments riches en calcium : yaourts maigres, fromage, lait, tofu et brocolis.

Modérez votre consommation d'alcool. Un abus d'alcool endommage les cellules qui produisent le tissu osseux et entrave l'absorption de la vitamine D.

Ajoutez des exercices de musculation à votre programme de fitness quotidien. Reportez-vous au chapitre 7 pour plus de conseils.

Guide des compléments alimentaires

Le Dr Jairo Rodriguez, nutritionniste à New York, m'a beaucoup appris sur l'importance des compléments alimentaires et l'aide qu'ils peuvent apporter pendant la ménopause et au-delà. Il recommande ces compléments dans le cadre d'un régime alimentaire sain et équilibré. Si vous êtes néophyte, commencez par un cocktail multivitaminé que vous compléterez par les vitamines individuelles nécessaires. Le Dr Rodriguez dit qu'il vaut mieux se contenter des doses minimales recommandées (vous pourrez toujours augmenter la concentration au besoin).

Vitamine A. Pour une peau en bonne santé. Aide à prévenir la cécité nocturne. Dosage : 10 000 UI/jour (UI : unité internationale).

Vitamine B6. Essentielle pour la préservation du tissu musculaire. Dosage : 2,5 mg/jour.

Vitamine B12. Aide à maintenir la production de globules rouges. Dosage : 1 000 µg/jour.

Vitamine C. Préserve la peau, le tissu conjonctif et l'élastine (une protéine du tissu conjonctif). Dosage : 500 mg/jour.

Vitamine D. Vitale pour le fonctionnement du système nerveux. Stimule la production de tissu osseux et la préservation de la masse osseuse pendant la ménopause. Dosage : 400 UI/jour.

Vitamine E. Cet antioxydant réduit ou minimise le risque d'athérosclérose. Dosage : 400 UI/jour.

Acide folique. Une carence en folate peut provoquer de l'anémie. Dosage : 800 µg/jour.

Acide pantothénique. Une carence peut provoquer une perte d'appétit, des lésions cutanées et des problèmes dans le métabolisme du sucre. Dosage : 100 mg/jour.

Biotine. Une carence en biotine peut avoir des conséquences sur la peau et favoriser une perte de poids et la chute des cheveux. Dosage : 300 µg/jour, pris idéalement en deux fois au cours de la journée.

Calcium. Réduit le risque d'ostéoporose, de cancer du colon et d'hypertension. Dosage : 1 200-1 500 mg/jour.

Fer. Le corps en a besoin pour produire des globules rouges et être en bonne santé. Dosage : 5-10 mg/jour.

Magnésium. Améliore l'absorption de calcium. Dosage : 600 mg/jour au coucher.

Niacine. Aide à améliorer le taux de cholestérol. Dosage : 50 mg/jour.

Riboflavine. Nécessaire au bon fonctionnement cellulaire, à la croissance et au métabolisme énergétique. Dosage : 50 mg/jour.

Sélénium. Indispensable à la fabrication d'enzymes intervenant dans plusieurs fonctions physiologiques. Dosage : 200 µg/jour.

Thiamine. Intervient dans le système nerveux et la fonction musculaire, et est nécessaire à une bonne digestion. Dosage : 100 mg/jour.

Zinc. Aide à réguler la digestion, la pression sanguine, l'insuline et le système immunitaire. Dosage : 50 mg/jour.

Grossesse tardive
Sachez à quoi vous attendre

À l'âge où certaines femmes sont ménopausées, d'autres donnent la vie. Il n'est plus rare, de nos jours, d'avoir un enfant à la quarantaine – moi-même, j'ai eu mon plus jeune fils à 41 ans. Il y a tant de belles choses dans la maternité tardive : vous êtes assez mûre pour apprécier la grossesse et vous avez plus de chances d'être à une étape de votre vie où vous avez le temps et les ressources nécessaires pour prendre soin de vous (par exemple, vous acheter de beaux vêtements de grossesse ou vous offrir un week-end en spa !). Le Dr Ciciola, mon gynécologue, dit qu'une femme d'une quarantaine d'années peut espérer bien vivre sa grossesse et avoir un bébé en bonne santé si elle prend bien soin d'elle au moment de tomber enceinte et pendant la grossesse. « Même si l'âge est un facteur à prendre en compte, une femme ne devrait pas se dire qu'il y a un âge où elle doit tomber enceinte. Elle devrait avoir un bébé au bon moment pour elle, dit-il. Quand une femme tombe enceinte à la quarantaine, je lui donne les mêmes conseils de base que je donne aux femmes plus jeunes : mangez sainement, prenez des vitamines (en particulier de l'acide folique, une vitamine B), faites de l'exercice régulièrement, limitez la caféine, réduisez ou arrêtez l'alcool et, si vous fumez, arrêtez. Une bonne hygiène de vie prénatale est la clé. »

Ma sœur Linda Arrandt a eu son troisième enfant à 42 ans : je lui ai donc demandé de nous faire part de son expérience. « J'ai eu des jumeaux à 34 ans. Ma dernière grossesse a été à la fois plus facile et plus difficile. Plus facile, parce que j'ai moins grossi ; plus difficile, parce j'avais huit ans de plus et que mon corps en a davantage pris un coup. Comme j'avais déjà été enceinte, j'étais plus expérimentée ; j'avais moins peur de ce qui pouvait arriver, j'étais plus décontractée. »

« Et surtout, je savais à quel point il est important d'être bien entourée. Quand j'étais jeune, j'étais toujours la première à proposer mon aide, mais j'avais du mal à solliciter celle des autres. J'ai appris à demander de l'aide quand j'ai eu les jumeaux et je n'ai pas oublié la leçon. Si vous n'avez pas une famille autour de vous, faites appel à vos amis. C'est important de pouvoir compter sur les bonnes personnes. »

« Je savais aussi à quel point il est important de s'occuper de soi, alors j'ai mangé sainement, j'ai pris des vitamines et de l'huile de poisson, et j'ai évité la nourriture de mauvaise qualité, la farine blanche et l'excès de sucre. Et au lieu de me forcer, j'étais attentive aux besoins de mon corps. Certains jours, il réclamait plus de sommeil et d'autres jours, plus d'exercice. »

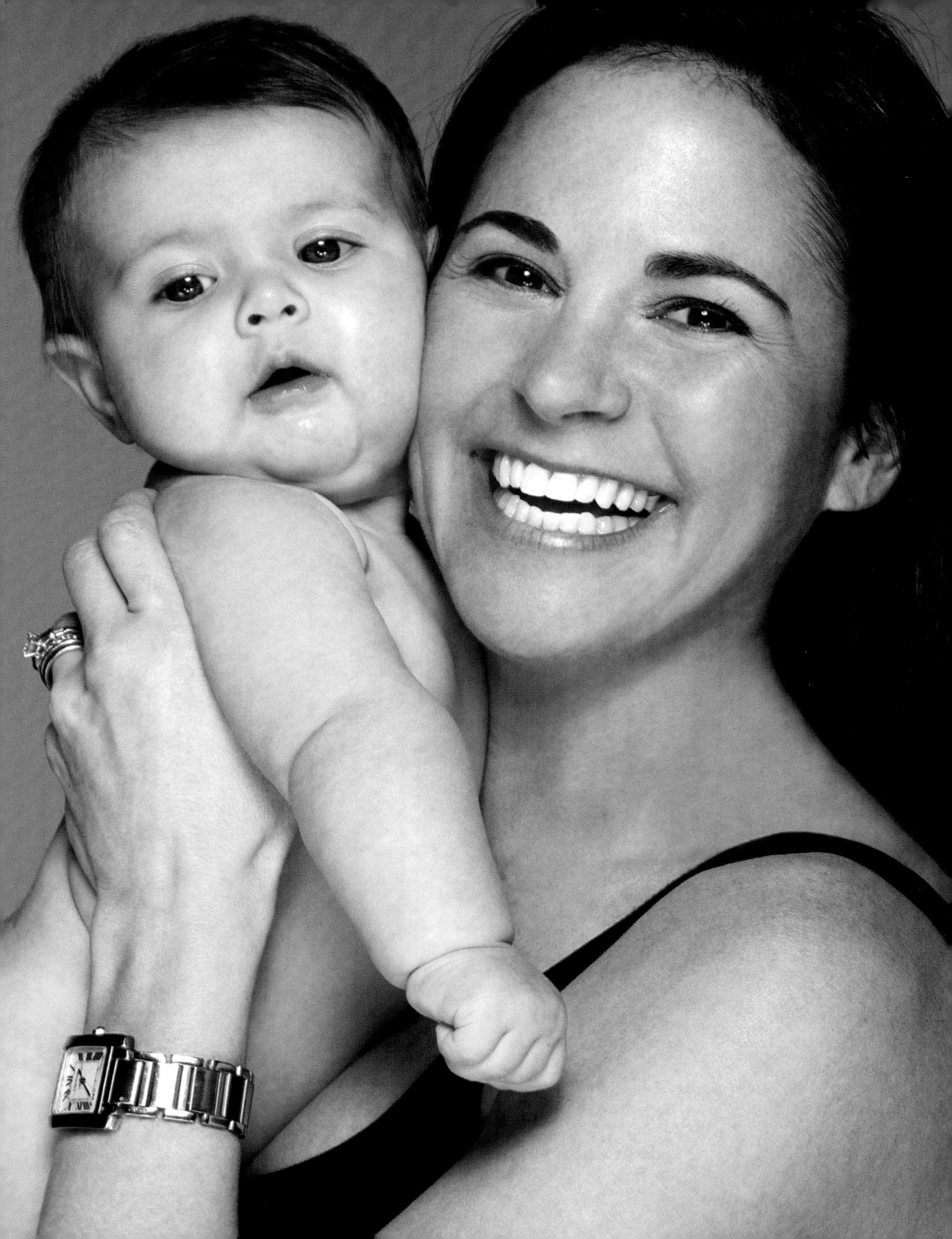

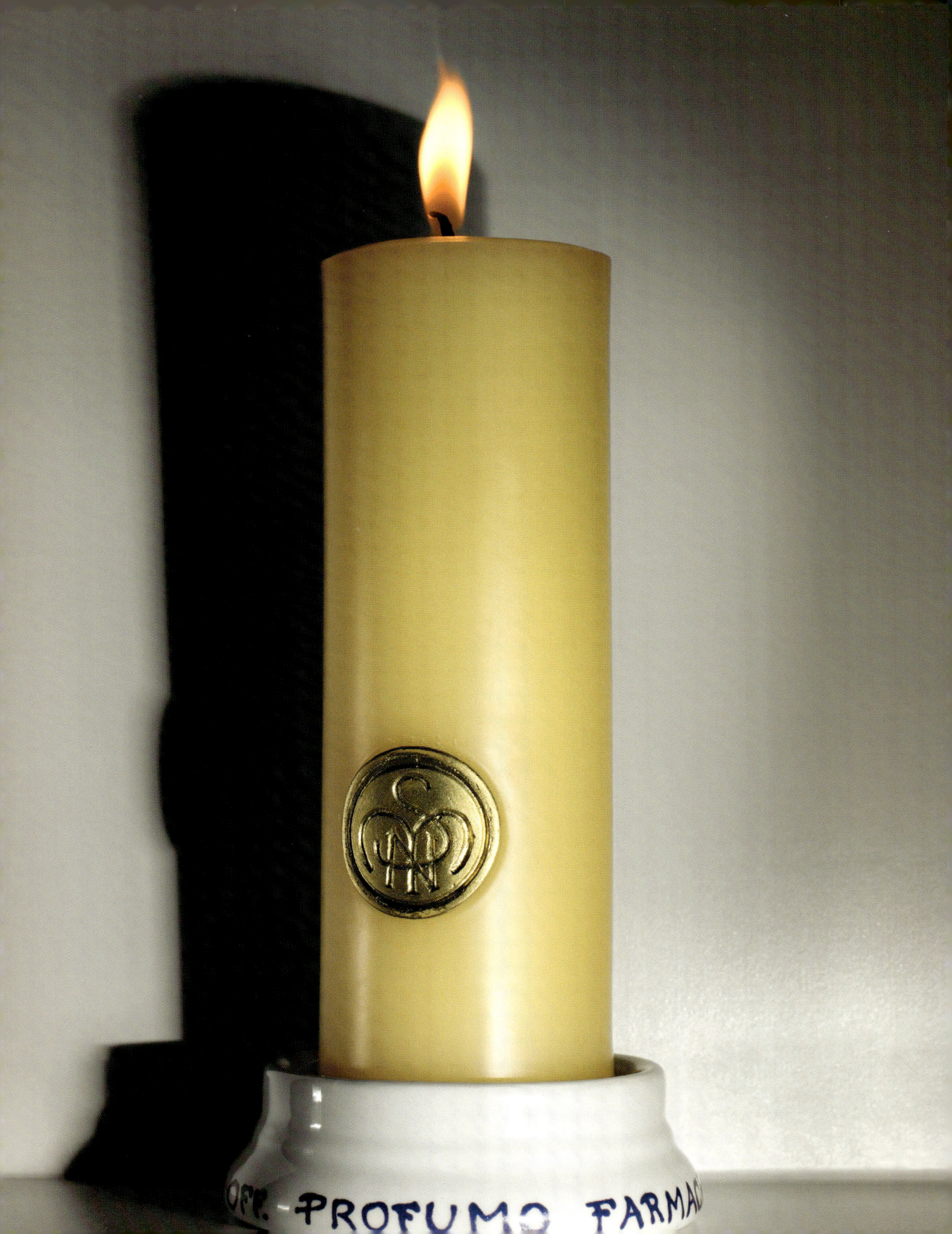
OFF. PROFUMO FARMA

S'ouvrir à soi
Il est temps de penser à vous

C'est en 2001 que j'ai consulté pour la première fois le Dr Kenneth Y. Davis, peu après les attentats du World Trade Center. J'avais des problèmes de sommeil, et un proche ami de la famille m'avait recommandé le Dr Davis, un chiropracteur privilégiant une approche holistique du bien-être. Au début, j'étais sceptique. Je ne voyais pas comment un petit réglage pourrait améliorer mon sommeil. Quand nous nous sommes rencontrés, le Dr Davis m'a expliqué que pour lui, la santé était le résultat de l'équilibre de trois éléments : le physique, le mental/émotionnel et le spirituel. Il appelait cela « le triangle du bien-être » et m'a dit que « 1 % seulement de nos maladies vient de l'angle physique » du triangle. Il m'a dit que si je voulais me sentir mieux, je devais développer les côtés émotionnel et spirituel de mon être. Le Dr Davis m'a donné de nombreux conseils pour m'aider à m'ouvrir à moi-même, et je continue de les appliquer aujourd'hui.

Pratiquez la méditation quotidiennement. Il ne s'agit pas forcément de vous asseoir, seule dans un coin, et d'essayer de vider votre esprit de toute pensée (peu de gens sont capables de cela). Il s'agit de vous concentrer sur une situation, d'évaluer en toute conscience les choix qui s'offrent à vous, puis de prendre une décision. En procédant ainsi, vous maîtriserez vos émotions au lieu de réagir aux circonstances. Vous pouvez très bien méditer pendant que vous vous rendez au travail le matin, ou lorsque vous marchez dans la rue.

Apprenez l'art de l'introspection. Avant de vous coucher, revivez mentalement votre journée, du début à la fin. Pensez à la manière dont vous avez réagi aux événements ou aux situations et à ce que vous avez dit. Avez-vous été désagréable avec un collaborateur ? Est-ce qu'on vous a stressée en vous faisant une queue-de-poisson sur l'autoroute ? Vous remarquerez peut-être certaines choses que vous aimeriez changer.

Vivez le moment. Au lieu de vous précipiter pour tout faire, prenez le temps d'observer autour de vous. Imprégnez-vous des choses et essayez de rester sereine. Prenez conscience que le moment présent est tout.

Changez de point de vue. Nous avons tendance à nous focaliser sur le négatif, même quand il y a du positif autour de nous. Quand vous vous rendez compte que vous cédez à cet état d'esprit, changez de point de vue. Pensez par exemple à un endroit qui vous rend heureuse, sifflez un air joyeux ou imaginez-vous en éléphant à tutu rose !

Respirez. La respiration superficielle se produit lorsque l'esprit est ailleurs. Quatre à six fois par jour, soyez attentive à votre corps et à la manière dont vous respirez. Levez-vous, redressez la tête et les épaules, et respirez profondément. Vous constaterez un changement immédiat dans la manière dont vous vous sentez.

Tenez un journal. Beaucoup de gens hésitent à tenir un journal, car ils pensent qu'ils n'auront rien à dire. Pour commencer, écrivez un mot ou une phrase. Cela peut être aussi simple que « Je suis de mauvaise humeur ». La phrase finira peut-être par devenir un paragraphe et puis une page. Tenir un journal peut faire beaucoup de bien.

Préservez un espace sacré. Trouvez un endroit vierge de toute distraction : un coin de votre chambre, votre baignoire, une petite pièce de votre maison... Passez un peu de temps chaque jour dans cet endroit.

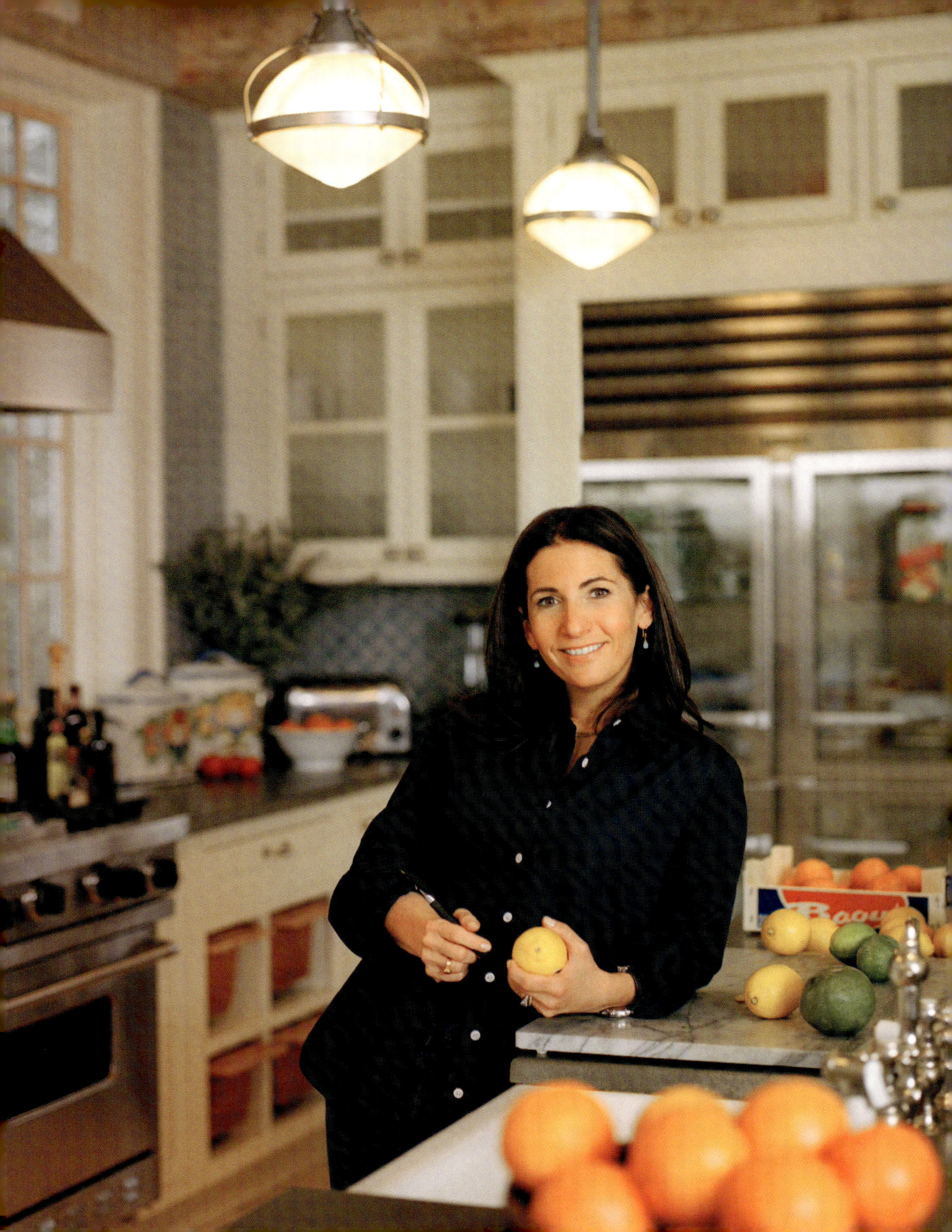

CHAPITRE 7

LA VÉRITABLE FONTAINE DE JOUVENCE

Une alimentation saine et de l'exercice

Le conquistador espagnol Juan Ponce de León a cherché vainement la fontaine de jouvence au début du XVIe siècle. Ce que Ponce de León ne savait pas, c'est que l'on n'a pas besoin d'une eau bienfaisante pour vivre plus longtemps. Le secret de la longévité est tout simplement l'alliance d'une nourriture saine et de sport. J'ai moi-même longtemps cherché un régime sain et un programme d'entraînement physique équilibré. Ce que je sais aujourd'hui, c'est que la solution miracle n'existe pas.

Enfant, je n'ai jamais été aussi mince que mes amis et j'ai essayé *tout* ce qui promettait de faire disparaître les kilos. Ma mère et moi avons fait un régime qui consistait à boire tous les jours une mixture à base de miel, d'huile et de vinaigre, censée brûler les graisses et couper la faim. Ce fut un échec. Ensuite, ma cousine Barbara et moi avons testé le régime Slender. Nous avons beaucoup maigri, mais avons tout repris dès que nous avons recommencé à manger normalement. Et puis mon pédiatre m'a prescrit des cachets que le pharmacien m'a délivrés sans la moindre question, et je suis devenue maigre – trop maigre.

À la fac, j'ai essayé le régime Scarsdale (*Ndt* : le régime Scarsdale a été établi par le docteur Tarnower, un cardiologue américain. Il propose un programme amaigrissant très strict en 14 jours, qui repose entre autres sur une réduction de l'apport glucidique) et tout ce que proposaient les best-sellers sur le sujet. J'ai aussi suivi un régime macrobiotique, un régime sur deux semaines à base de jus de fruits et de légumes, de thé et de soupes ; j'ai même utilisé un stylo ionique censé supprimer de mon corps les champs magnétiques et les kilos superflus. Ce n'est qu'à la quarantaine que j'ai enfin compris le sens véritable du mot *régime*.

J'ai finalement changé mon état d'esprit : je ne cherche plus à atteindre un idéal impossible. Au lieu d'essayer d'être parfaite, j'essaye d'être en pleine forme. Cela signifie une nourriture simple, des aliments complets et de l'exercice pratiqué régulièrement. Gardez en tête que ce qui fonctionne pour moi peut ne pas fonctionner pour vous : ayez l'esprit ouvert dans vos approches. Ne vous en veuillez pas si vous dérapez – remettez-vous tout simplement sur les rails.

La seule et unique façon de se nourrir

Pour beaucoup d'entre nous, le mot *régime* a une connotation négative. Il signifie se priver de ce que l'on aime, avoir faim 24 heures sur 24 et s'en vouloir lorsque l'on finit par craquer. Pourtant, le mot *régime* devrait vouloir dire manger pour vivre et choisir des aliments qui ont bon goût *tout en* faisant du bien (oui, c'est possible !). Non seulement le bon régime vous maintiendra en forme, mais il vous donnera plus d'énergie et une meilleure mine. Le bon sens et la modération sont les clés d'un régime sain. Mangez beaucoup de fruits et légumes, des céréales complètes et des protéines maigres – et limitez les aliments contenant beaucoup de graisses saturées et de cholestérol. Voici ce qu'il faut manger pour être plus en forme et plus belle.

Fruits et légumes

Il y a d'innombrables raisons de faire le plein de fruits et légumes. Ce sont de grandes sources de vitamines, de minéraux et de fibres, qui contiennent peu de graisses, de sodium et de calories. En outre, ils ont la réputation de prévenir les maladies chroniques. Un régime riche en fruits et légumes peut réduire le risque d'attaque d'apoplexie et autres maladies cardio-vasculaires, et prévenir certains cancers. Choisissez une large variété de couleurs : de la tomate rouge aux épinards verts, les fruits et légumes recèlent de nombreux bienfaits.

NE SABOTEZ PAS VOTRE RÉGIME

Ne laissez pas les cocktails et autres apéritifs gâcher une alimentation saine. Voici ce que je fais pour ne pas déraper : dès le matin, je mange des flocons d'avoine et un œuf, j'évite les féculents au déjeuner et je prends un en-cas léger avant la soirée. Une fois là-bas, je commence par un ou deux verres d'eau avant de passer au vin rouge. J'évite tous les hors-d'œuvre, à part les crevettes et les crudités. Quand je rentre, je dîne légèrement de biscottes aux céréales complètes, garnies de fromage maigre, de thon ou d'un œuf dur. Et si j'ai les dents sensibles (ce qui m'arrive quand je bois de l'alcool), de la ricotta saupoudrée de cannelle ou de vanille fait l'affaire.

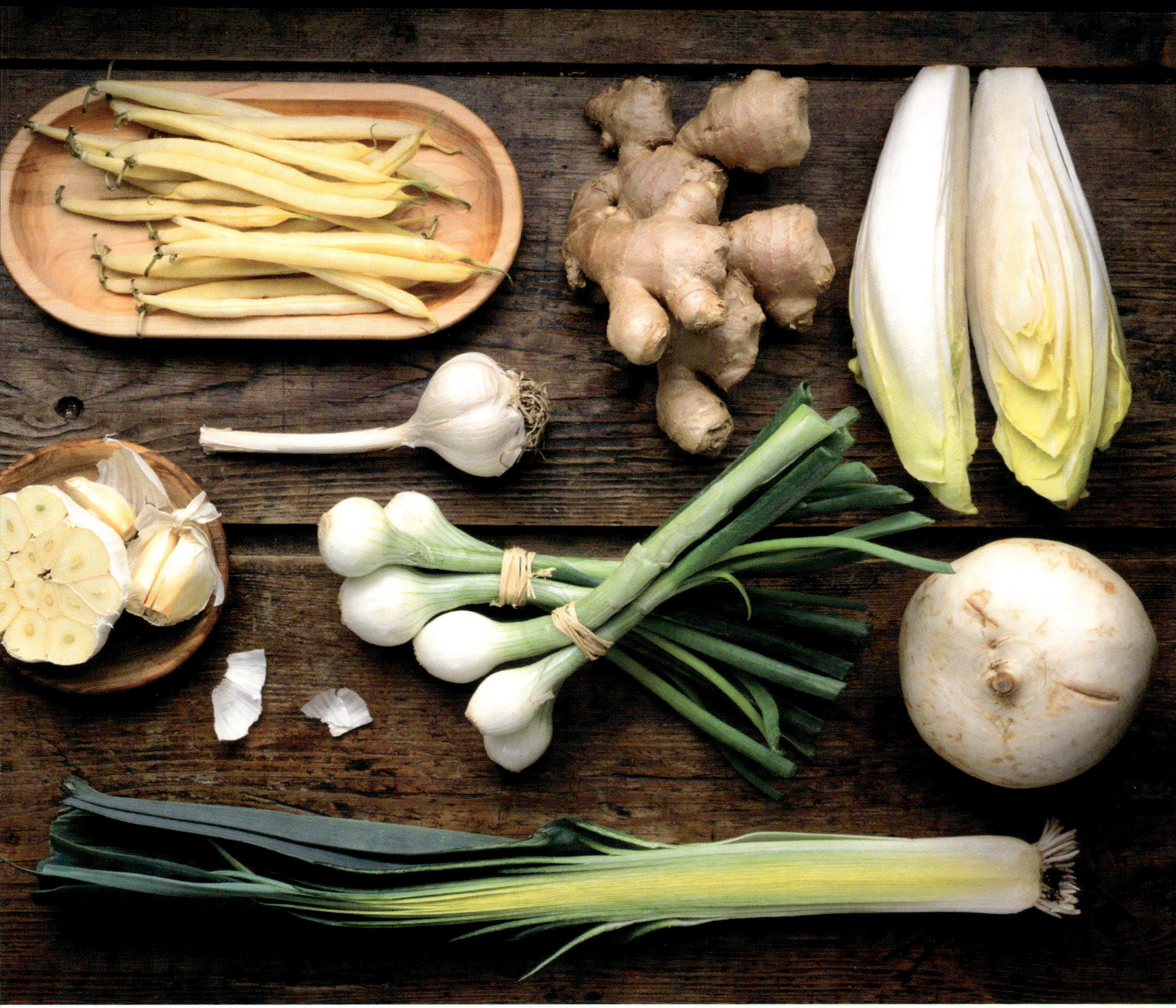

Blanc

Des légumes comme l'ail, la ciboulette, la ciboule ou le poireau contiennent de l'allicine, qui peut contribuer à réduire le taux de cholestérol et la pression artérielle, et aide le corps à lutter contre les infections.

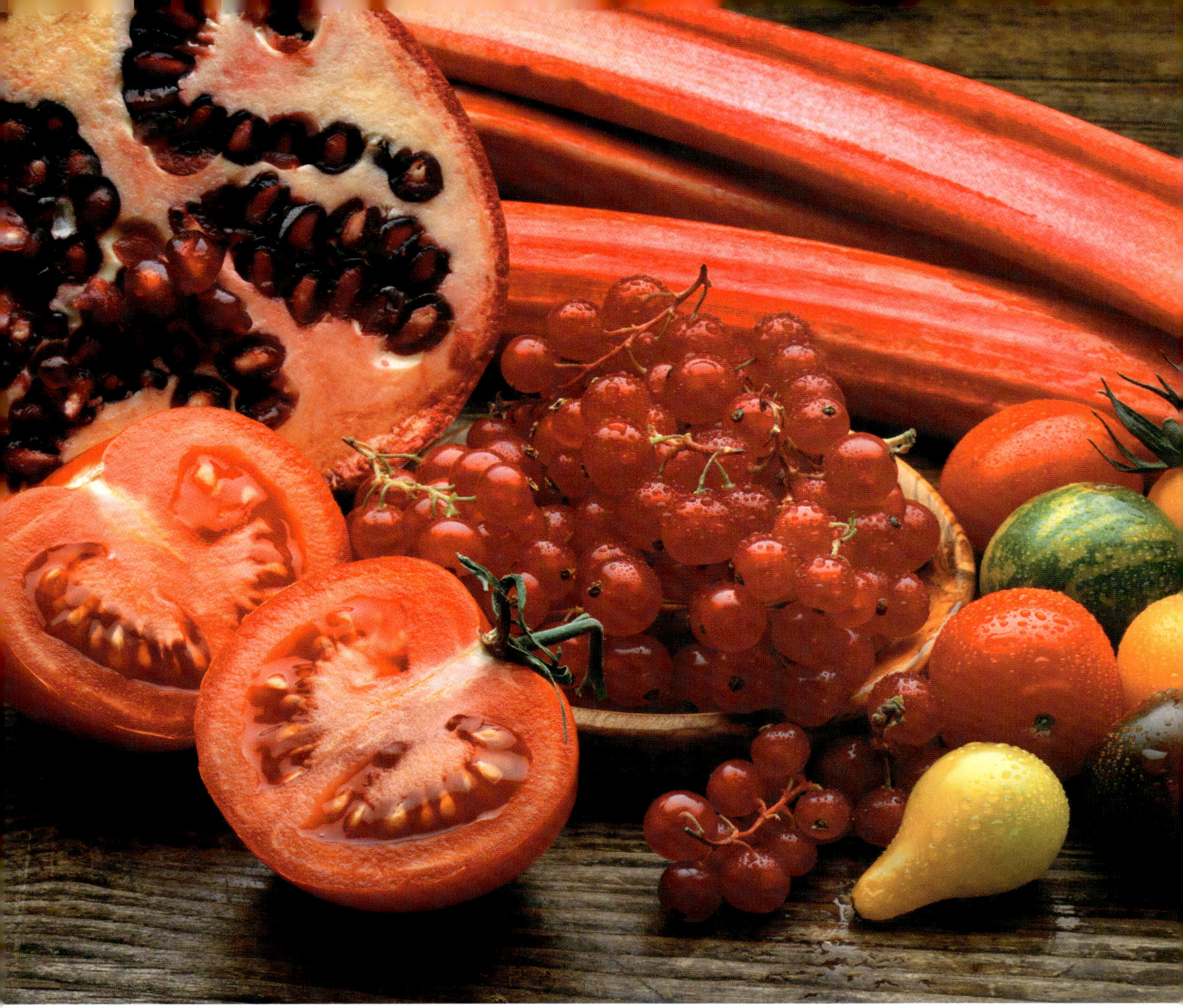

Rouge et rose

La tomate, le pamplemousse rouge et rose, le melon d'eau et la papaye contiennent du lycopène, un antioxydant dont on pense qu'il aide à prévenir les maladies cardiaques et certains cancers.

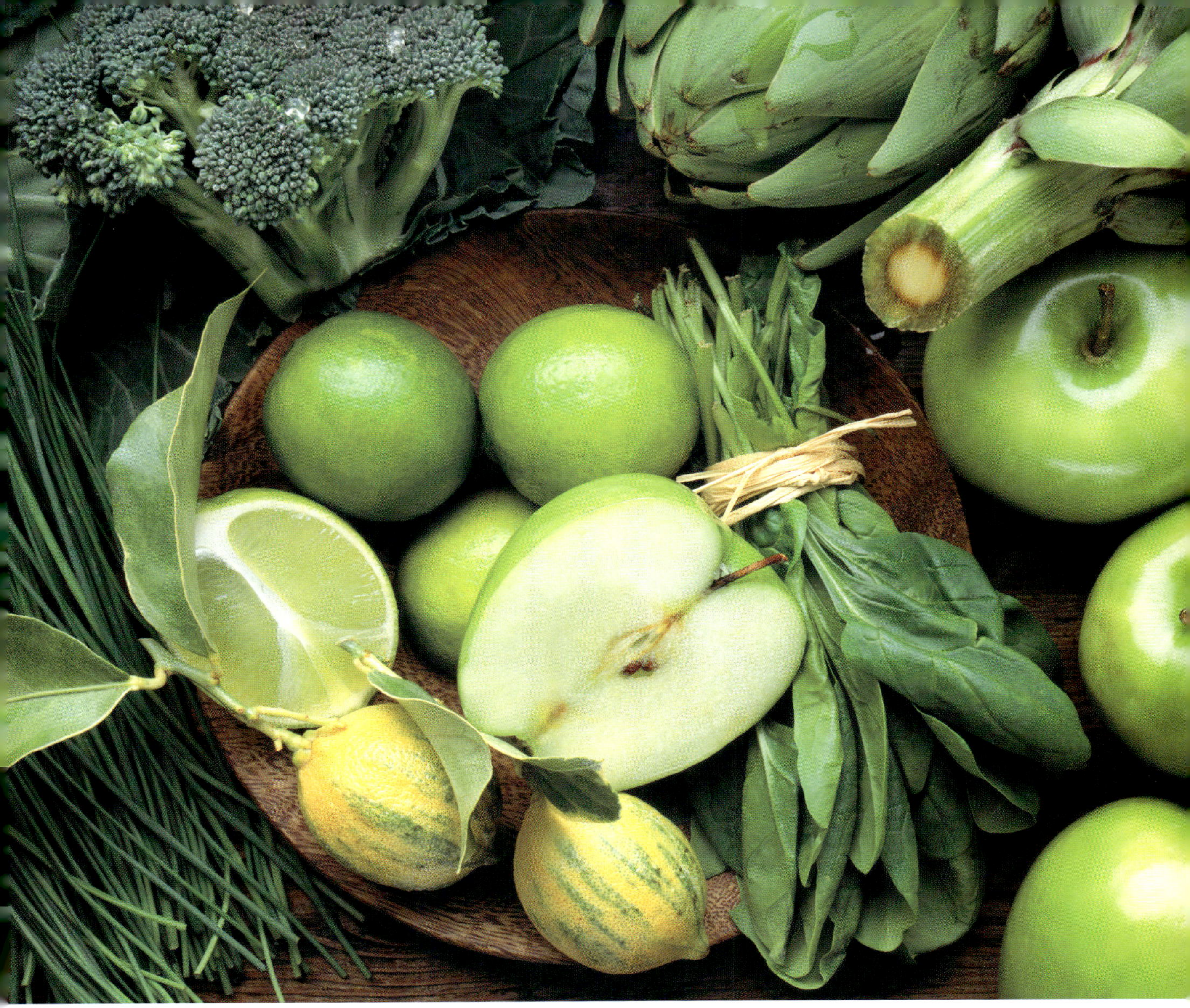

Vert

Les légumes verts comme les épinards, le collard (un chou aux feuilles lisses), le chou frisé et le brocoli sont riches en fibres, ont des propriétés antioxydantes et sont bons pour les yeux.

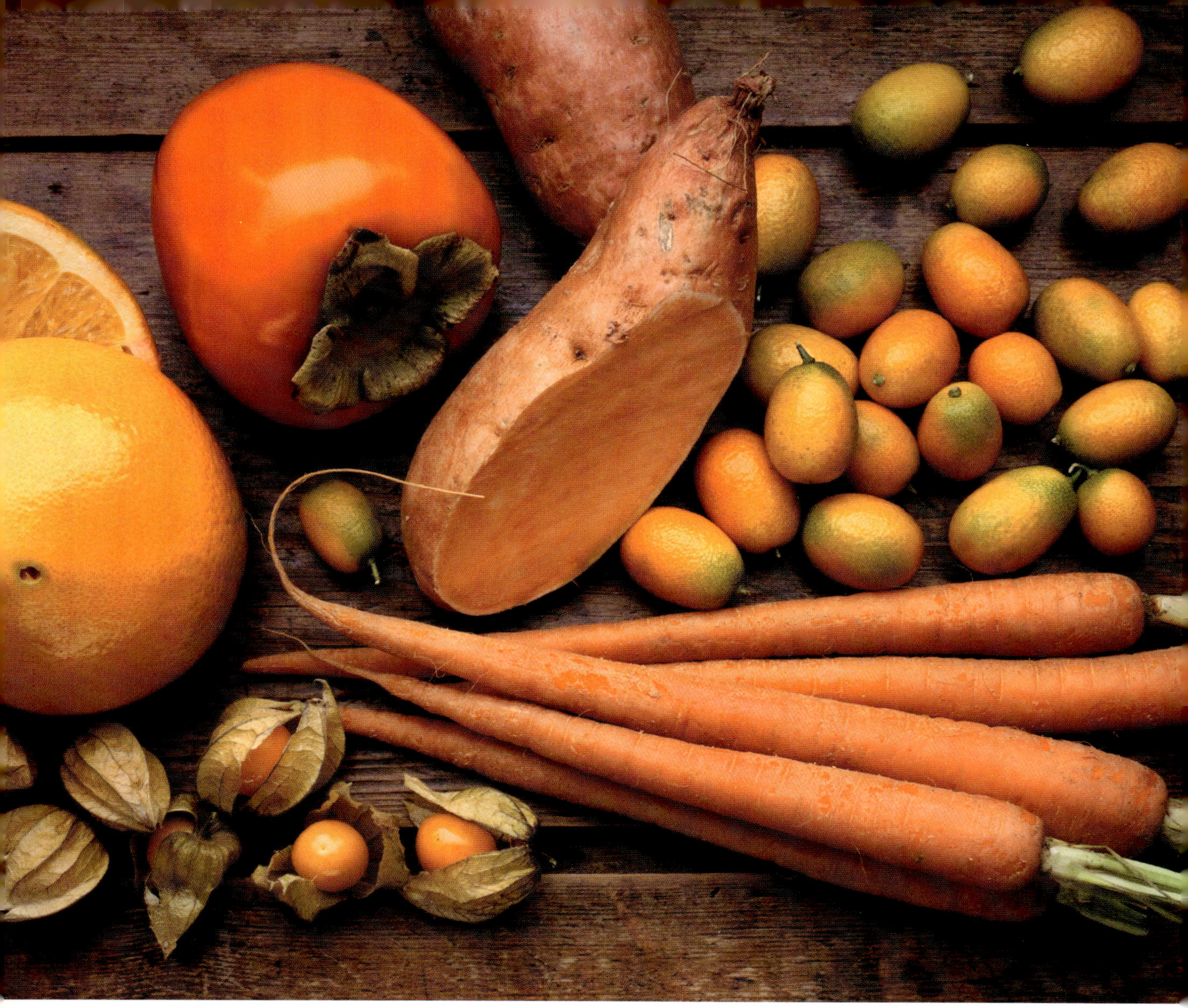

Orange et jaune

Les patates douces, les mangues et les abricots contiennent du bêta-carotène, dont plusieurs études ont montré l'effet positif sur le système immunitaire.

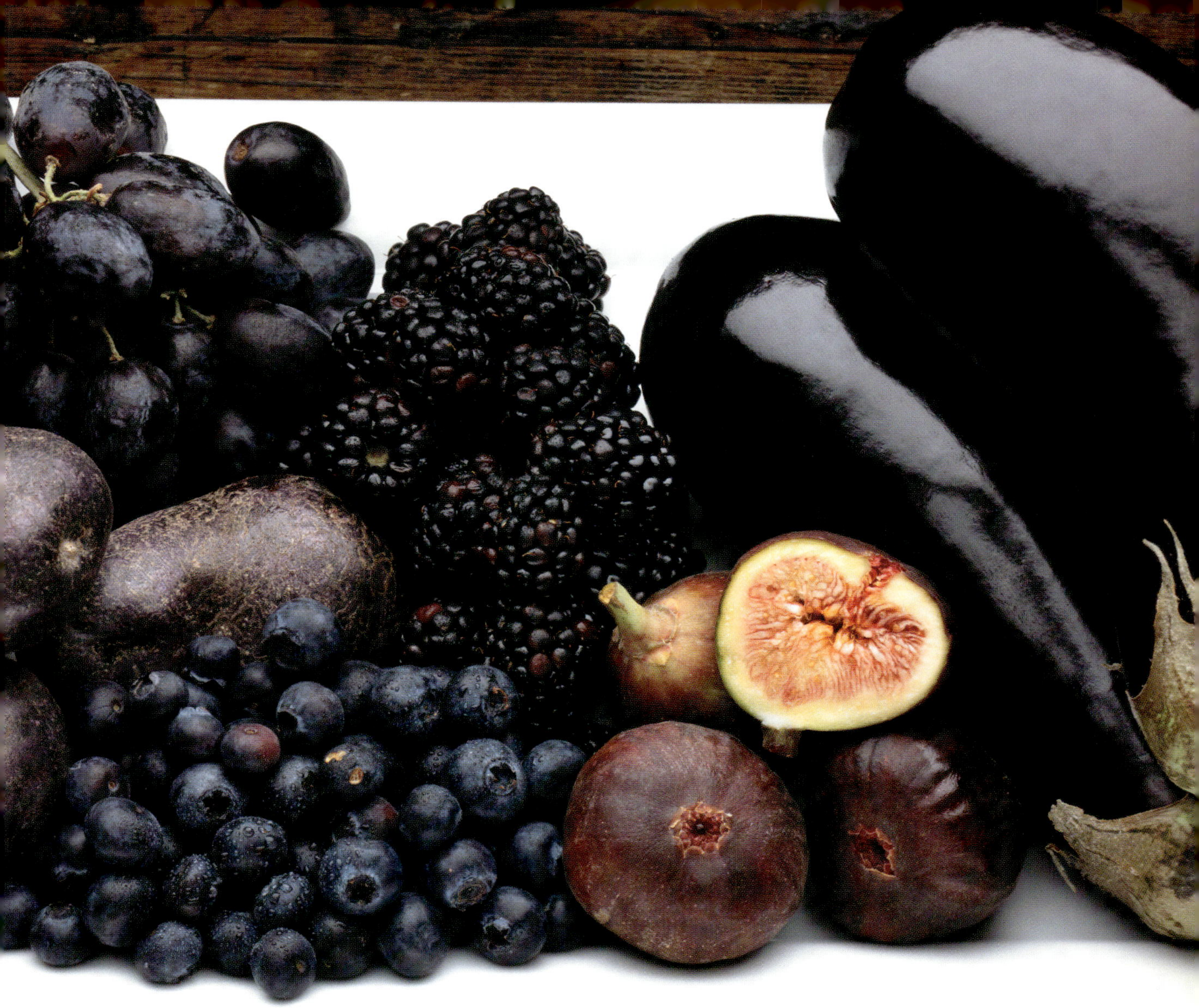

Pourpre et bleu

L'anthocyanine est le pigment qui donne leur couleur bleue aux myrtilles et à d'autres fruits. Il est étudié pour sa capacité à aider le corps à se défendre contre des substances cancérigènes.

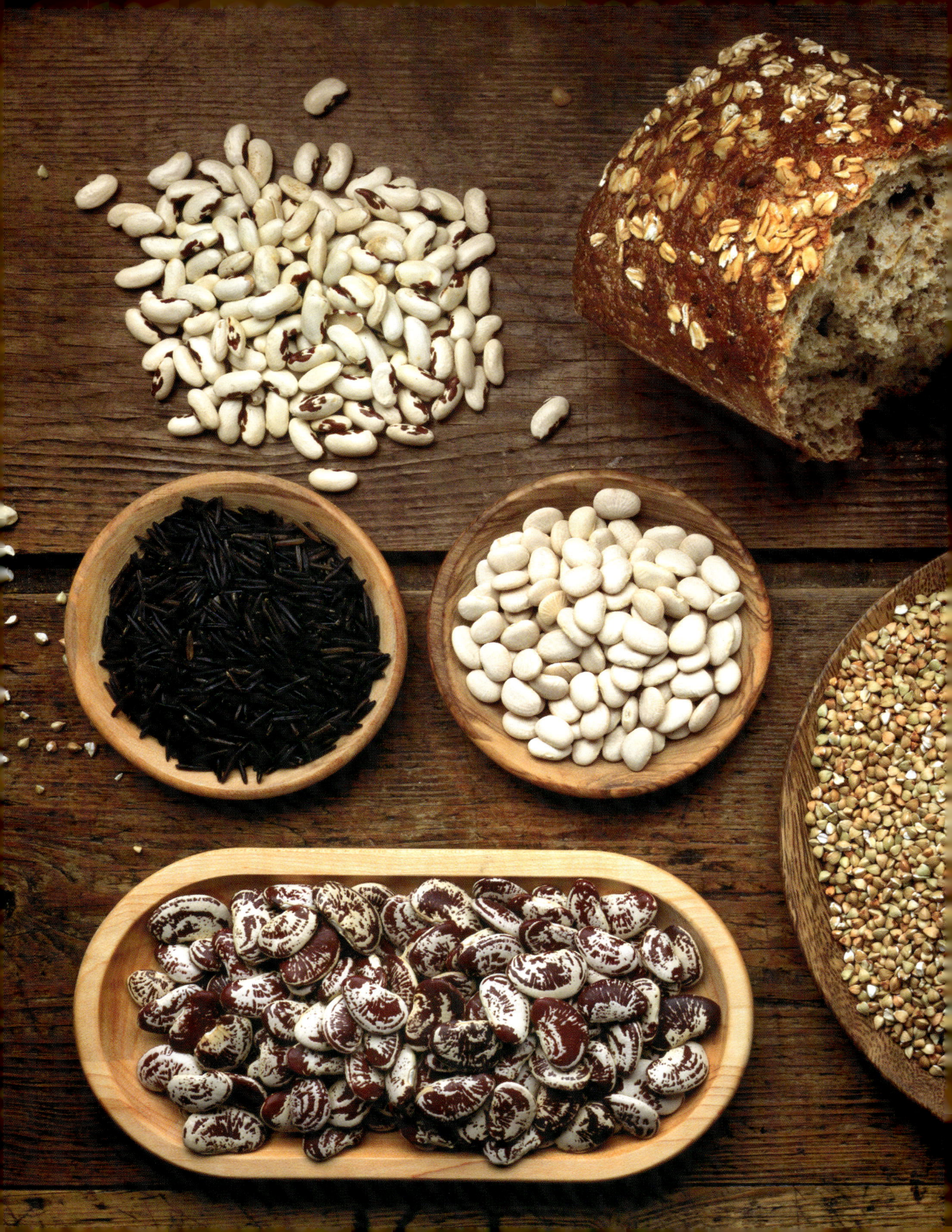

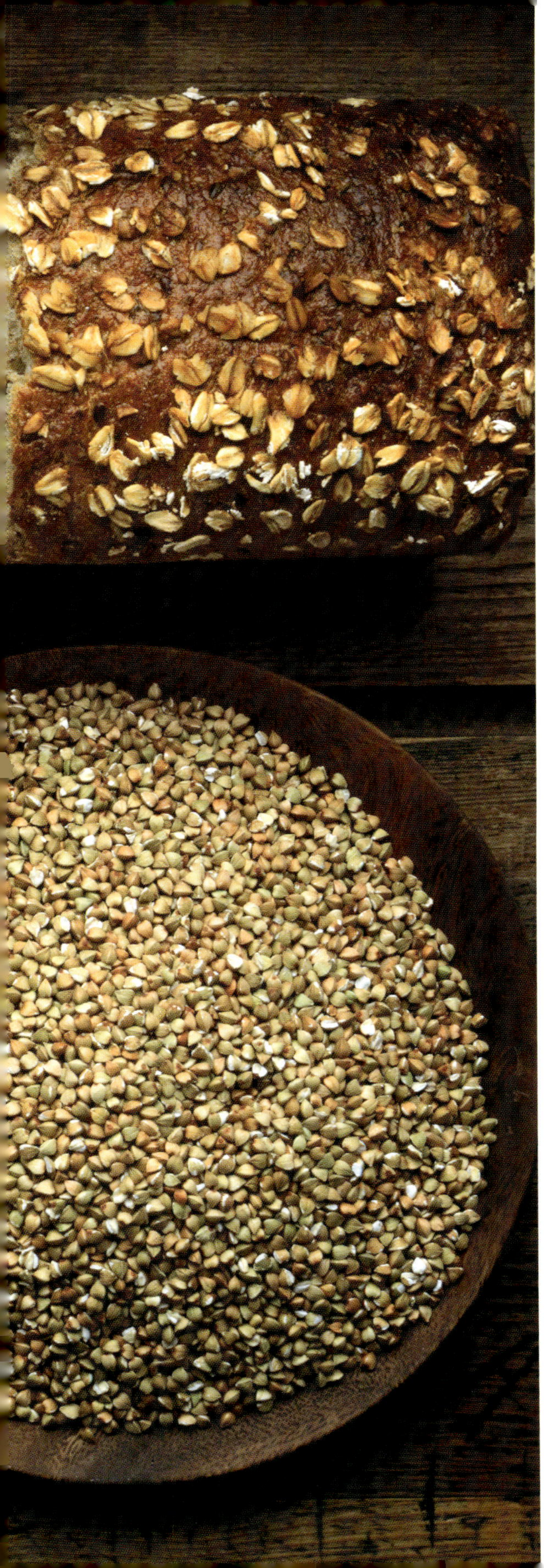

Les céréales complètes

Les aliments à base de céréales complètes sont riches en fibres, ce qui est bon pour le corps de multiples manières. Les fibres contiennent de l'amidon pourvoyeur d'énergie, aident à réduire le taux de cholestérol du sang et peuvent diminuer le risque de maladies cardiaques. En outre, elles facilitent la digestion ; elles réduisent la constipation et prolongent la sensation de satiété.

Quelle différence entre les graines complètes et raffinées ? Contrairement à ce que l'on pourrait penser, le terme « raffiné » ne signifie pas « meilleur pour votre santé ». Les graines complètes sont plus riches en fibres, en nutriments et en vitamines. Par exemple : la farine complète, les flocons d'avoine et le riz brun. Les graines raffinées sont soumises à un processus de transformation qui leur donne une texture plus fine et prolonge leur durée de conservation ; mais elles ne contiennent plus les fibres dont le corps a besoin. Par exemple : la farine blanche, le pain blanc ou le riz blanc. Le corps digère les graines complètes beaucoup plus lentement que les graines raffinées. En conséquence, le taux de sucre dans le sang augmente de manière lente et régulière, assurant un apport énergétique constant. Les graines raffinées, à l'inverse, créent un pic de sucre dans le sang. Et comme ce qui a monté doit redescendre, cela se traduit par une alternance de phases d'énergie et de léthargie en un petit laps de temps.

LE SECRET DE BOBBI : DES FÉCULENTS, MAIS PAS TROP

En matière de féculents, je suis pour la modération. Dans la semaine, j'en mange au petit-déjeuner et au déjeuner, mais pas au dîner. Le week-end, je fais l'inverse : je n'en mange qu'au dîner.

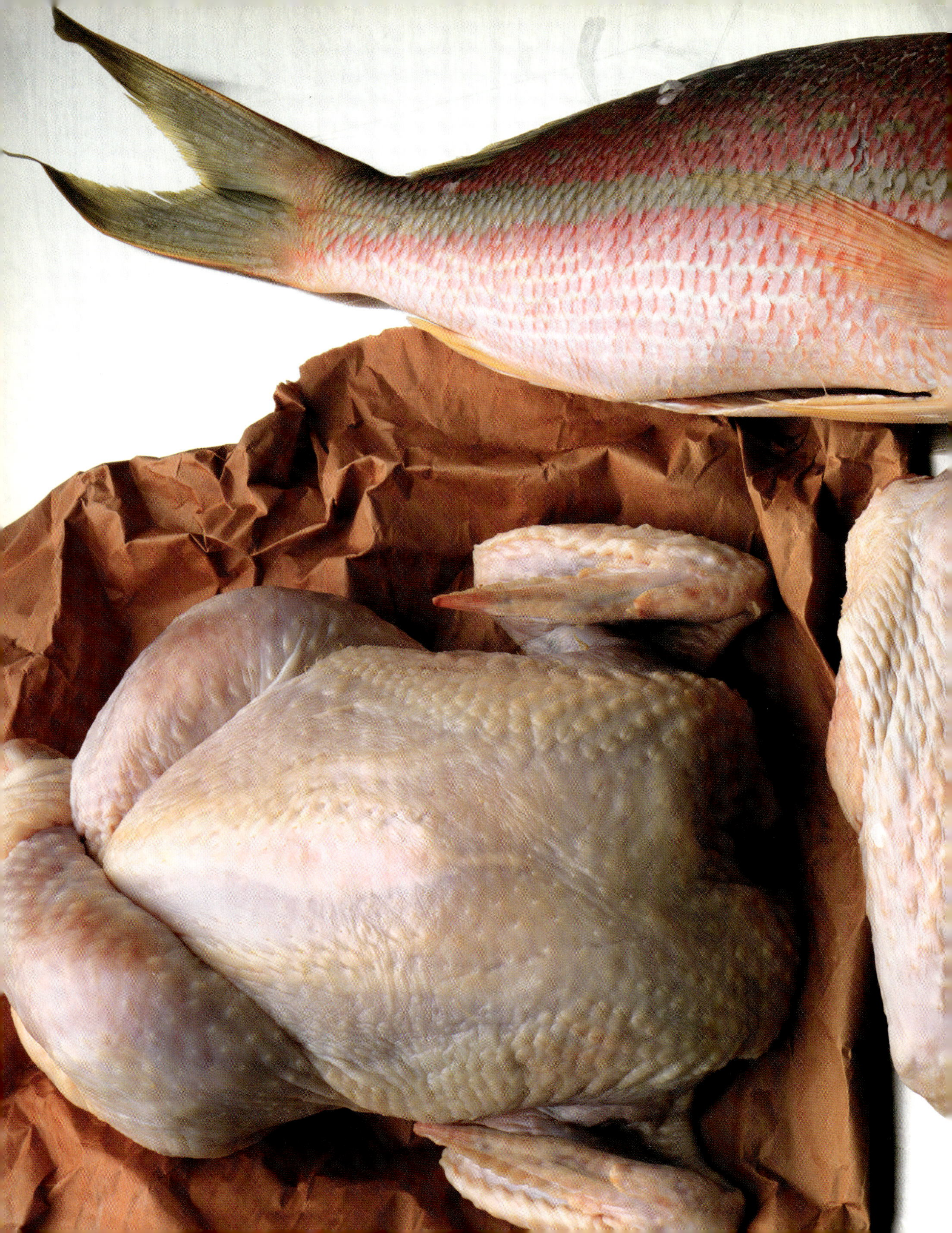

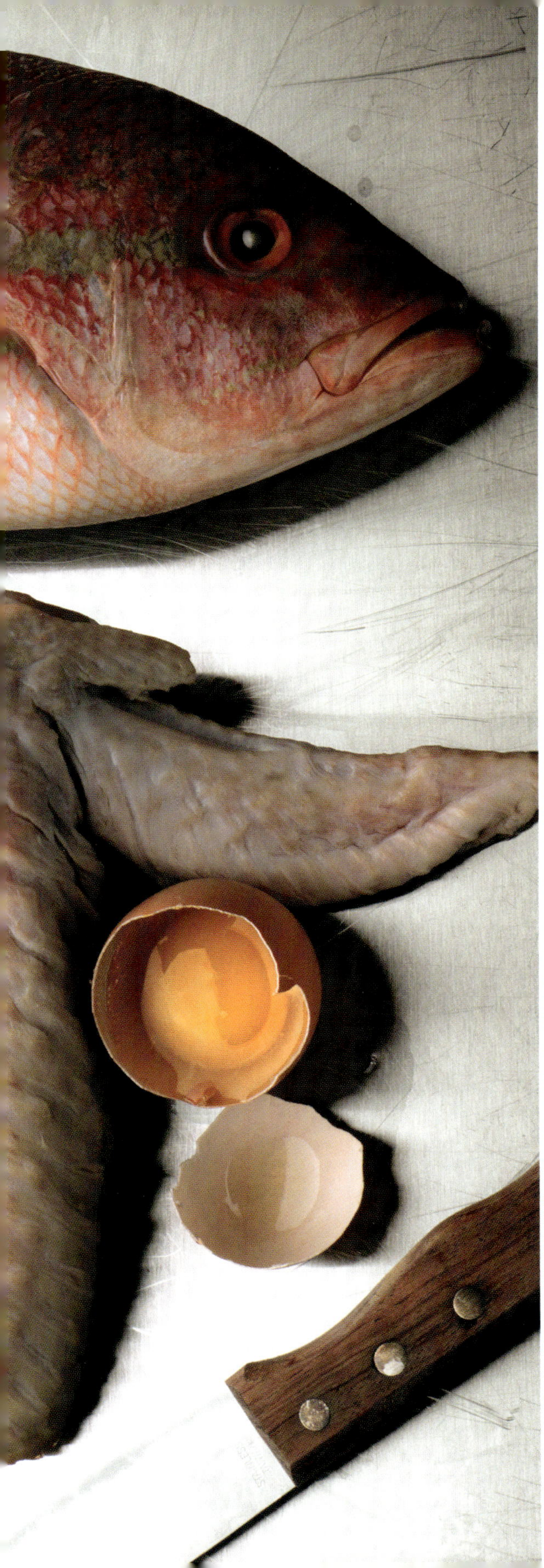

Les protéines

Les protéines sont des « briques » indispensables à votre corps. On en trouve dans la volaille, le poisson, les œufs, la viande et le soja. Le poulet et la dinde sont pauvres en graisses saturées, et le poisson peut aider à réduire le risque de maladies cardiaques. Après des années de mauvaise réputation, il s'avère que les œufs – si on les mange avec modération – ne sont pas aussi néfastes qu'on le pensait. Les études montrent que le cholestérol qu'ils contiennent n'augmente pas notre taux de cholestérol LDL. Pour plus d'informations sur le cholestérol, voir le paragraphe *Matières grasses et huiles*, page suivante). Les œufs enrichis aux oméga-3 sont un très bon complément alimentaire. Si vous aimez la viande rouge, mangez-en de temps en temps et choisissez des morceaux maigres. Les végétariens trouveront des protéines dans des aliments au soja, comme le tofu.

QUID DES ALIMENTS « BIO » ?

Difficile, aujourd'hui, d'échapper aux aliments labellisés « bio » dans les rayons des épiceries. À part le prix (les produits bio sont incontestablement plus chers), qu'est-ce qui les différencie des aliments classiques ? Les produits bio ont été cultivés avec peu ou pas d'engrais ni de pesticides, et sans hormones ni antibiotiques. Pour ma part, je pense qu'ils sont plus sains que les produits classiques, et je m'efforce donc de les intégrer à mon alimentation – que ce soit des produits laitiers, des œufs ou de la viande.

Les produits laitiers

Le lait et les produits laitiers contiennent du calcium, du potassium, de la vitamine D et des protéines, qui sont bons pour votre corps. Le calcium produit et entretient la masse osseuse, et aide à réduire les risques d'ostéoporose. Si vous avez peur de grossir, vous n'avez aucune raison d'éviter les produits laitiers : choisissez simplement des produits maigres, et vous bénéficierez toujours d'un apport en calcium et autres nutriments. (J'achète toujours du lait bio.) Si vous êtes allergique au lactose, prenez un complément de calcium chaque jour.

L'eau

Il est essentiel pour votre bien-être de bien vous hydrater. L'eau aide à éliminer les impuretés, à réguler la température du corps, et apporte des nutriments et de l'oxygène aux cellules. Prenez l'habitude de boire environ 1,8 litre d'eau par jour (soit neuf verres de 20 cl). Mettez une bouteille d'eau dans votre sac de manière à vous hydrater facilement tout au long de la journée. Pour que ce soit un peu plus fun, vous pouvez y ajouter du jus de grenade ou de canneberge concentré, quelques rondelles de citron, de citron vert ou de concombre, ou encore quelques feuilles de menthe fraîche. J'ai remarqué qu'en buvant un ou deux verres d'eau avant mon café du matin, je parvenais plus facilement à boire ma ration d'eau quotidienne.

Matières grasses et huiles

Si vous avez supprimé les matières grasses de votre alimentation, je vous incite à reconsidérer la question. Le corps a besoin de matières grasses pour stocker l'énergie, isoler les tissus et transporter dans le sang les vitamines solubles dans les graisses. Elles sont aussi indispensables à l'hydratation de la peau. Toutes les matières grasses ne sont pas mauvaises. En fait, le type de matières grasses que vous ingérez a plus d'impact sur votre santé que leur quantité. Les matières grasses affectent les taux de cholestérol LDL et HDL. Le cholestérol LDL est aussi appelé « mauvais cholestérol », parce qu'un taux élevé est associé à un risque accru de crise cardiaque. À l'inverse, le cholestérol HDL est surnommé « bon cholestérol » car il semble qu'un taux élevé protège contre les maladies cardiaques. Les graisses polyinsaturées et monoinsaturées peuvent contribuer à réduire votre taux de LDL, et diminuer le risque de maladies cardiaques. On trouve des graisses polyinsaturées dans l'huile de carthame, de maïs et de colza, et dans certains poissons comme le saumon et le maquereau. L'huile de colza, d'olive et d'arachide contient des graisses monoinsaturées. Évitez les aliments riches en graisses saturées (que l'on trouve dans la « junk food » d'une manière générale), car elles augmentent les taux de LDL.

LE SECRET DE BOBBI : 10 RÈGLES POUR UNE ALIMENTATION SAINE

J'ai appris à faire le bon choix dans 90 % des cas. Je réserve les 10 % restants pour les occasions qui en valent vraiment la peine (impossible de refuser les toffees de ma tante Alice ou les frites de chez Balthazar, un restaurant new-yorkais, et je ne me soucie pas de ce que je mange quand je vais à Paris ou en Italie). Voici ma stratégie pour une alimentation saine :

1. Lisez ce que mentionne l'étiquette pour savoir ce que vous mangez. Laissez tomber les aliments pleins de produits chimiques.
2. Préférez les céréales complètes à la farine blanche.
3. Mangez beaucoup de légumes verts et de fruits frais.
4. Faites le plein de protéines en mangeant du poulet, du poisson et des fèves. Il est bon de manger de la viande rouge de temps en temps.
5. Buvez beaucoup d'eau. Elle hydrate, transporte les nutriments, élimine les toxines et vous apporte beaucoup d'énergie.
6. Mangez toutes les 2 ou 3 heures. N'attendez pas d'être affamée.
7. Vous avez le droit de vous offrir (en petite quantité) des douceurs comme le vin rouge, le chocolat noir et les amandes.
8. Prenez des vitamines.
9. Visez toujours mieux, pas la perfection.
10. Et surtout, souvenez-vous que les calories comptent. Il est essentiel de contrôler les portions.

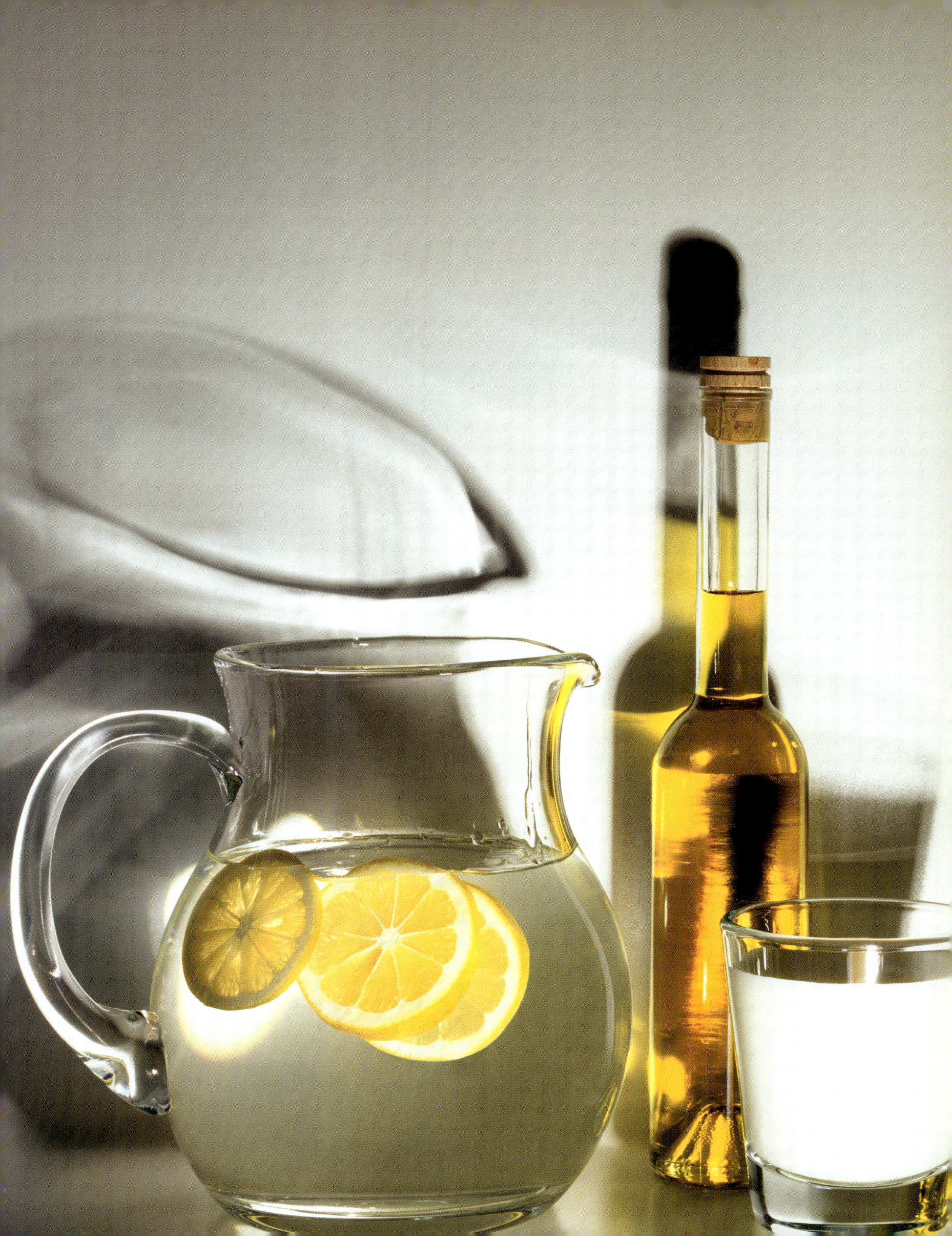

Les plats préférés de Bobbi

Petit-déjeuner. J'adore le porridge irlandais mijoté (vous pouvez le préparer la veille au soir et le réchauffer le matin). Je fais le plein de calcium avec un yaourt à la grecque parfumé à la cannelle, et des amandes grillées effilées. Et je ne jure que par l'omelette de blancs d'œuf accompagnée d'un toast aux sept céréales.

Déjeuner. Quand l'heure du déjeuner approche, je ne me lasse pas de ce que j'appelle ma « salade composée du jardin ». C'est très facile à préparer et tellement bon. Dans un grand bol, je mélange : des germes de luzerne, des pousses de roquette, des asperges, du chou chinois, des haricots verts, des champignons, des tomates, des blancs d'œuf cuits, du thon ou du poulet, et du fromage maigre. Si vous êtes particulièrement affamée, vous pouvez y ajouter un peu de riz complet ou de pain aux céréales complètes.

Au lieu d'utiliser de la vinaigrette toute faite, je la prépare moi-même. Je mélange de l'huile d'olive pressée à froid, un peu de vinaigre balsamique, de la moutarde de Dijon, de l'ail fraîchement émincé, du gros sel et du poivre noir au moulin. Ne vous préoccupez pas des doses précises : assaisonnez selon votre goût.

Dîner. Après une longue journée de travail, rien de plus réconfortant qu'un bon bol de soupe fumante. Dans un mixeur, mélangez deux cubes de bouillon de volaille bio, deux ou trois tasses de brocolis ou de courgettes cuits, une demi-tasse à une tasse de petits pois surgelés, du gros sel et du poivre noir au moulin ; mixez jusqu'à ce que le mélange devienne fluide. Transvasez dans une casserole et portez à ébullition, à feu moyen. Servez dans des bols individuels avec une cuillerée de yaourt nature à la grecque ou de fromage blanc, et une pincée de ciboulette fraîchement émincée. Je mange aussi un peu de poisson ou de poulet, et une petite portion de pâtes d'épeautre. Et bien sûr, un verre de vin rouge.

Dessert. Je prends soin de mes dents sensibles avec un yaourt nature à la grecque (comme vous le voyez, c'est incroyablement polyvalent !) saupoudré de poudre protéinée au chocolat ou de ricotta maigre, avec une touche de sirop d'érable et de cannelle pour la douceur. Autre dessert nourrissant : un fruit frais agrémenté de crème fouettée maison ou de yaourt à la vanille.

ET LES ÉDULCORANTS ?

En tant que maman, je préfère que mes fils mangent du sucre plutôt que des édulcorants. Mais j'aime encore mieux les voir manger des fruits. Si vous essayez de perdre du poids, il faut contrôler vos apports en sucre. Si vous devez passer aux édulcorants, utilisez du Splenda (sucralose) avec modération (c'est un produit de synthèse qui fait l'objet d'une certaine controverse). Le stévia est une autre solution, mais je n'adore pas son goût. Gardez-vous des boissons allégées qui contiennent de l'aspartame.

Comment vous reprendre en main après un excès ?

David Kirsch, grand prêtre du fitness new-yorkais, a aidé d'innombrables stars à avoir un corps de rêve. J'ai rencontré David il y a cinq ans et suis immédiatement tombée amoureuse de sa façon d'envisager l'alimentation et l'exercice physique. David est un vrai puriste ; il m'a appris à avoir une alimentation saine et, sur le plan physique, m'a amenée plus loin que je n'aurais jamais imaginé. Quand il m'arrive de faire des excès, je me rattrape en suivant les conseils pratiques de David :

• Même si vous ne vous sentez vraiment pas bien, bougez-vous les fesses et sortez de votre lit. Le pire que vous puissiez faire, c'est de rester sous la couette à vous plaindre et à subir les échos de votre gueule de bois.

• Commencez tout de suite par vous hydrater, en buvant de l'eau (éventuellement vitaminée) ou une tisane.

• Maintenant que vous êtes debout et en mouvement (à peu près), essayez de faire un peu d'exercice physique – plus vous pourrez en faire, mieux ce sera, même si vous vous contentez de marcher d'un bon pas jusqu'à votre boîte aux lettres, de sortir le chien ou, si vous êtes vraiment courageuse, d'un quart d'heure de vélo d'appartement (celui qui prend la poussière et vous sert à étendre le linge depuis quelques semaines).

• Plus vous transpirerez, plus vous vous débarrasserez des toxines. Lorsque vous commencez à sentir l'odeur des cocktails que vous avez bus la veille, c'est que vous êtes sur la bonne voie.

• Si c'est la soirée à la pizzeria du coin qui vous a mise dans cet état, vous vous êtes probablement réveillée avec l'estomac plombé. Là encore, rien de tel qu'une bonne suée pour évacuer le trop-plein.

• Je conseille souvent à mes clients de commencer la journée par un cocktail protéiné (une très bonne manière de faire le plein de tonus sans vous alourdir). Pour encore plus d'énergie, ajoutez-y des vitamines et des minéraux, et vous serez « à fond ».

• Si vous ne bougez pas de chez vous, enchaînez les exercices suivants, 15 à 20 fois chacun, sans vous reposer avant de passer au suivant. Si vous survivez au premier enchaînement, essayez de recommencer. Dans ce cas précis, ma devise est « un peu c'est bien, mais plus c'est mieux ! » : squats, fentes arrière alternées, pompes avec extension de la hanche, doubles crunchs et mouvements de boxe à vide (environ 1 minute). Ces exercices font travailler l'ensemble des muscles du corps et devraient vous aider à reprendre forme humaine et légèreté.

• Côté alimentation, ne commettez pas l'erreur de rester le ventre vide pour compenser les excès de la veille. Le mieux est de manger une salade légère et des protéines (poulet, poisson, blanc d'œuf). Si vous êtes végétarienne, mangez du tofu.

• Si l'alcool est la cause de votre douleur, vous aurez envie de quelque chose « d'un peu riche ». Évitez le cheeseburger-frites ! Je vous conseille plutôt un porridge irlandais pour débuter la journée. Ensuite, une omelette de blancs d'œuf avec des épinards, des shiitakés (des champignons orientaux) et du bacon de dinde.

Ma révélation fitness

Je n'ai jamais été très athlétique, dans mon jeune âge. J'ai essayé la danse classique, mais je n'étais pas bâtie pour cela. Au lieu de courir et de grimper aux arbres comme les autres enfants, je passais mon temps à des activités artistiques. Au lycée, je faisais tout ce que je pouvais pour éviter les cours de gym. Je détestais courir et je n'aimais guère le hockey sur gazon (en plus, les tenues qu'on devait porter étaient parfaitement inconfortables). Ma mère a signé de nombreux mots d'excuse qui m'ont dispensée de gym pendant ces quatre années. À la fac, j'ai appris à suivre des régimes amaigrissants, mais je n'ai jamais pensé à faire du sport.

Ma révélation fitness n'est venue qu'à la fin de mon cursus universitaire. Je me suis inscrite dans un club de gym et, presque immédiatement, j'ai vu la différence. Je me sentais mieux, plus forte, et je pouvais manger davantage. J'étais stupéfaite. Quand j'étais une jeune maquilleuse sans le sou, à New York, j'ai pris des cours d'aérobic « high impact ». Je me souviens que Madonna s'entraînait avec nous (elle en était au tout début de sa carrière). C'était la mode *Flashdance* à l'époque, et je m'habillais comme le personnage de Jennifer Beals dans le film. Je portais des jambières en laine qui tombaient en accordéon sur mes chevilles et un sweat-shirt noir ample, dont j'avais déchiré le col pour qu'il glisse sur mon épaule. Des années plus tard, j'ai eu l'occasion de maquiller Jennifer, qui a bien ri quand je lui ai raconté mon histoire.

J'avais 25 ans quand j'ai réalisé l'importance de l'haltérophilie. Je me souviens que je regardais mes jambes en me disant qu'elles étaient un peu moins toniques, un peu plus relâchées... J'ai tout de suite commencé à soulever des poids et, fort heureusement, ça a fonctionné (et ça fonctionne toujours aujourd'hui). À la trentaine et à la quarantaine, ma façon d'envisager les choses a vraiment évolué. J'ai appris à quel point il est important de travailler la souplesse et la force de la colonne vertébrale, et j'ai commencé le Pilates et la méthode Lotte Berk (basée sur l'entraînement physique des danseurs). Aujourd'hui, je fais un ensemble d'exercices qui combinent vélo elliptique (parfait pour mes articulations), marche sportive (je porte un podomètre qui compte mes pas, et j'atteins en général mon objectif de 10 000 pas en marchant une heure avec mes amies), footing, vélo ergomètre, yoga et poids/haltères.

Vous avez besoin d'arguments pour vous y mettre ?

Vous vivrez plus longtemps et serez plus belle. Les bienfaits de l'exercice physique vont bien au-delà de la perte de poids. Un entraînement régulier peut contribuer à freiner bien des effets négatifs du vieillissement sur le corps. Les experts s'accordent à dire que même une demi-heure d'exercice chaque jour est utile : alors pas de mauvaises excuses, commencez dès maintenant.

C'est bon pour votre cœur et vos poumons. L'exercice physique réduit les risques de maladies cardiaques. Cela fait baisser le taux de LDL (le mauvais cholestérol) et monter le taux de HDL (le bon cholestérol) dans le sang. En outre, cela peut prévenir une trop forte tension artérielle : bonne nouvelle pour toutes celles qui ont des antécédents familiaux d'hypertension. Si votre tension est déjà élevée, l'exercice physique contribuera à la réduire. Les poumons profitent aussi d'un entraînement régulier : ils absorbent mieux l'oxygène, ce qui se traduit en bout de course par une meilleure alimentation des cellules.

C'est bon pour vos os et vos muscles. Avec l'âge, le corps perd de la densité osseuse et de la masse musculaire. Soulever des poids et des haltères peut aider à ralentir et inverser ce processus. Les études montrent que ces entraînements protègent le tissu osseux existant et peuvent même contribuer à la production d'un nouveau tissu osseux (un élément clé pour les femmes ménopausées, sujettes à l'ostéoporose). Ces exercices aident aussi à limiter la perte de tissu musculaire et à le renouveler. Des os et des muscles solides améliorent à la fois votre équilibre et votre coordination, ce qui réduit le risque de chutes et de fractures douloureuses.

C'est bon pour garder un poids stable. Les maths n'ont jamais été mon fort, mais cette équation est très simple à comprendre. Si vous voulez perdre du poids, vous devez brûler plus de calories que vous n'en ingérez. Comme je l'ai déjà dit, l'exercice physique contribue à construire du muscle - et les muscles brûlent plus de calories que les graisses (même au repos). En maintenant un poids correct, vous limitez la pression sur vos os et vos articulations, ce qui peut aider à prévenir l'arthrite.

C'est bon pour prévenir les maladies. Un entraînement physique régulier associé à une alimentation saine peuvent contribuer à prévenir et à contenir le diabète de type 2 (le diabète non insulinodépendant, ou « diabète de l'âge mûr »), qui affecte la capacité du corps à métaboliser le sucre correctement. On a aussi prouvé que l'exercice physique réduit les risques de développer certains cancers, comme le cancer du colon, le cancer de l'endomètre (muqueuse utérine) et le cancer du sein.

C'est bon pour le moral. Ce n'est pas un hasard si les personnes qui font du sport sont en général plus détendues que celles qui n'en font pas. Quand je ne fais pas mes exercices physiques pendant un ou deux jours, mon humeur et ma tolérance au stress s'en ressentent immédiatement. Pourquoi ? Parce que le sport stimule la production d'endorphines, des neurotransmetteurs qui provoquent une sensation de bien-être.

C'est bon pour le sommeil. Pratiquer un peu d'exercice physique quelques heures avant de se coucher aide le corps à se libérer d'un excès de stress et des tensions - et vous prépare à une bonne nuit de sommeil.

LE SECRET DE BOBBI : LES MUSIQUES QUI ME FONT BOUGER

1. « Hot in here » - Nelly
2. « Satisfaction » - The Rolling Stones
3. « The way you move » - OutKast
4. « Think » - Aretha Franklin
5. « With or without you » - U2
6. « Lose yourself » - Eminem
7. « We will rock you » - Queen
8. « Born to run » - Bruce Springsteen
9. « Smooth » - Carlos Santana
10. *Saturday night fever* (tout l'album)

LE TEST DE LA CONVERSATION

Comment savoir si vous vous donnez à fond, lorsque vous faites vos exercices ? Essayez de discuter. Si vous êtes capable de tenir une conversation facilement, c'est que le niveau d'intensité est faible à modéré. Si vous êtes essoufflée au bout d'une phrase, l'intensité est élevée. Souvenez-vous, il faut transpirer pour que ce soit efficace !

Un entraînement à votre image

Un programme d'entraînement qui convienne à tout le monde, ça n'existe pas. Nous sommes toutes bâties différemment, et le programme qui réussit si bien à votre collègue ou à votre amie n'est pas forcément celui qu'il vous faut. Faites ce qui vous convient – mais faites-le chaque jour. Avant d'enfiler vos tennis, prenez un moment pour vous poser quelques questions-clés. Vos réponses vous aideront à déterminer quel genre d'exercices vous devez faire.

Quel est votre objectif ultime ?

Est-ce que vous voulez gagner une ou deux tailles de vêtements, avoir la tablette de chocolat ou courir le marathon ? Une fois que votre objectif est clair, fixez-vous des objectifs à court et moyen termes. Il est beaucoup plus facile de relever un défi quand on progresse par étapes.

Quelles sont vos forces et vos faiblesses physiques ?

Si vous êtes capable de courir des kilomètres sur le tapis roulant mais que vous n'êtes pas très musclée, vous pouvez peut-être intégrer les poids et haltères à votre programme d'entraînement. En variant ainsi les exercices, non seulement vous évitez la lassitude, mais vous réduisez les risques de vous blesser pour avoir sollicité trop intensément le même muscle ou la même articulation.

Quelles activités aimez-vous pratiquer ?

Choisissez des exercices qui correspondent à votre mode de vie. Par exemple, si vous aimez les balades à vélo, le vélo d'appartement a des chances de vous plaire. Souvenez-vous : tout ce qui accélère votre rythme cardiaque est efficace.

Êtes-vous plutôt sociable ou solitaire ?

Si la compagnie des autres vous motive, inscrivez-vous dans un club de gym où vous pourrez suivre des cours collectifs. Si, en revanche, vous êtes plutôt solitaire, vous ferez plus facilement du sport chez vous ou sur les machines d'un club de gym (vous tiendrez plus longtemps en écoutant une musique rythmée sur votre lecteur MP3).

Planifiez vos séances de la semaine, et respectez ce planning comme s'il s'agissait de réunions professionnelles ou de sorties entre amis ou en famille. Il est plus facile de tenir un programme d'entraînement quand il est organisé et noté dans votre agenda. Mais autorisez-vous un break quand vous ne vous sentez pas en forme ou que vos journées sont vraiment trop remplies. Un jour ou deux de relâche, ce n'est pas la fin du monde ! Et vous reprendrez probablement vos séances avec d'autant plus de motivation.

Une approche selon trois axes

Une bonne condition physique est la combinaison de trois éléments : l'aérobic, la musculation et la souplesse. Quand vous avez une **bonne condition cardio-vasculaire,** votre corps convertit plus efficacement l'oxygène en énergie. Cela signifie que vous pouvez faire des exercices plus intensifs, plus longtemps. Parmi les exercices d'aérobic : la course, le vélo, la natation, la boxe et le step. Quand vous avez une **bonne condition musculaire,** cela se voit à l'intérieur et à l'extérieur : vos muscles sont plus forts et votre corps plus tonique. Pour améliorer votre condition musculaire, soulevez des poids (sur machine ou non, selon votre préférence) ou faites des exercices comme les pompes ou les fentes. Travaillez votre **souplesse** pour élargir votre amplitude articulaire et limiter les courbatures et les éventuelles blessures. Le Pilates et le yoga sont très bons pour la souplesse.

Dites « Om »

Les cours de fitness de Molly Fox étaient à la mode quand j'avais une vingtaine d'années. Elle était pleine d'énergie, incroyablement intense et, d'une certaine manière, un peu impressionnante. Quand j'ai repris contact avec Molly récemment, pour lui demander de nous faire part de son expertise dans ce chapitre, j'ai tout de suite été frappée par sa « zénitude ». Son secret ? Elle est passée de l'aérobic intensive au yoga intensif. Pages 162-163, Molly vous donne ses conseils pour choisir le type de yoga qui vous convient.

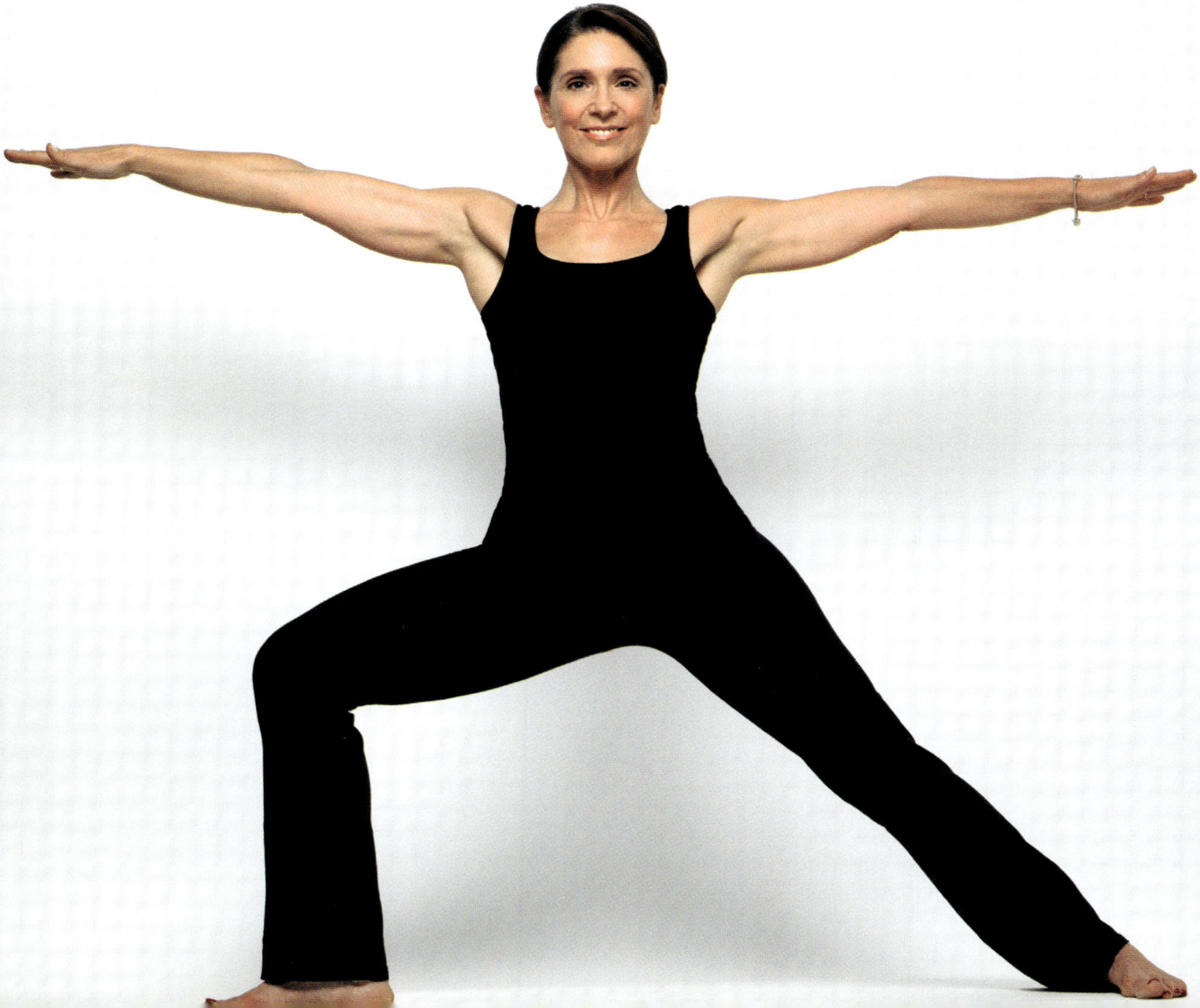

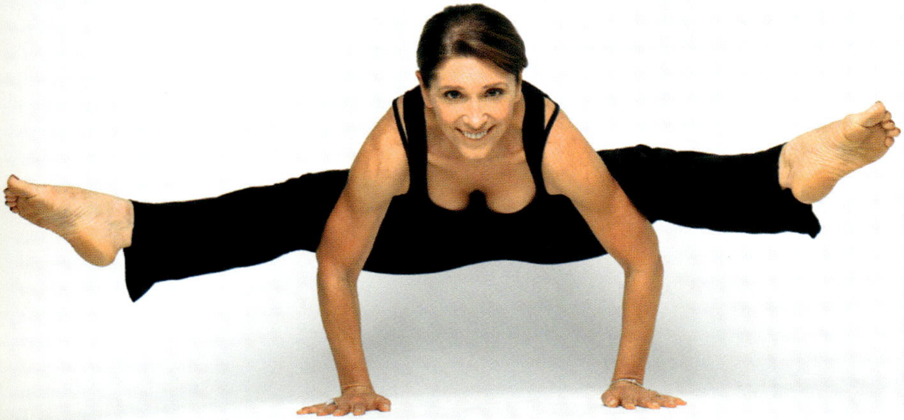

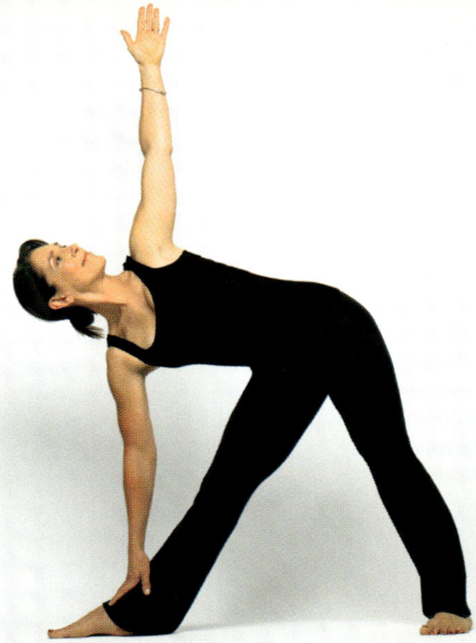

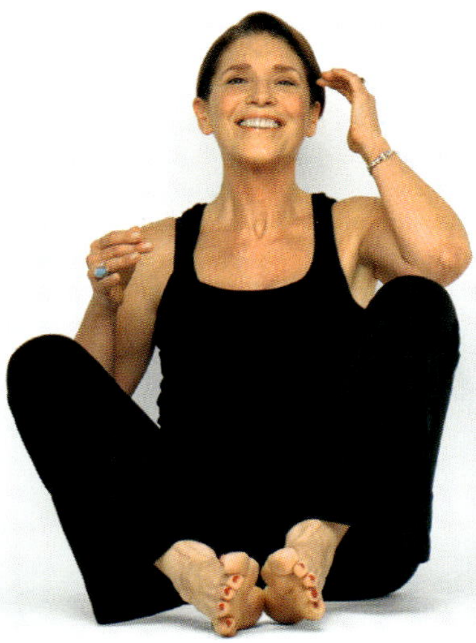

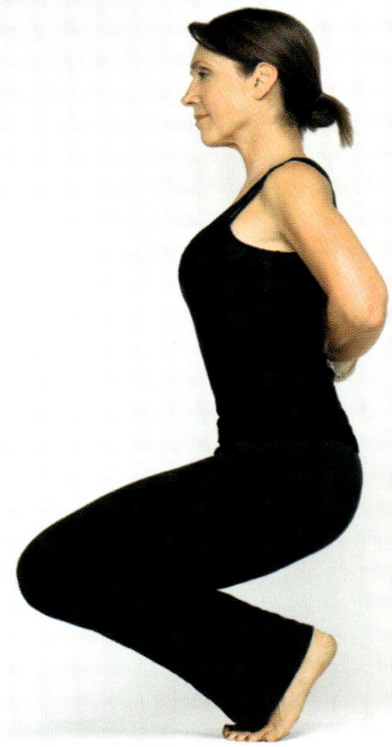

Le yoga orienté fitness. Si vous voulez transpirer, être plus tonique et vous muscler, essayez le yoga Vinyasa, le yoga Ashtanga, le power yoga, le yoga Jivamukti, le Budakon (un mélange de yoga, de méditation et d'arts martiaux) ou le yoga Bikram (que l'on pratique dans une pièce chauffée à plus de 38 °C). La plupart de ces techniques incluent des pompes, des mouvements jambes tendues, des abdominaux et un travail sur la colonne, pour tonifier votre posture.

Gestion du stress, relaxation et régénération. Si vous voulez diminuer votre stress, évacuer les tensions, augmenter votre sensibilité intérieure, améliorer votre souplesse, essayez le yoga réparateur, le yoga Kripalu, le yoga intégral ou le yoga doux. Dans ces cours, on vous apprendra à tenir des poses douces, à vous concentrer sur votre respiration et à évacuer les tensions. Certains cours peuvent avoir une composante plus spirituelle incluant éventuellement la psalmodie.

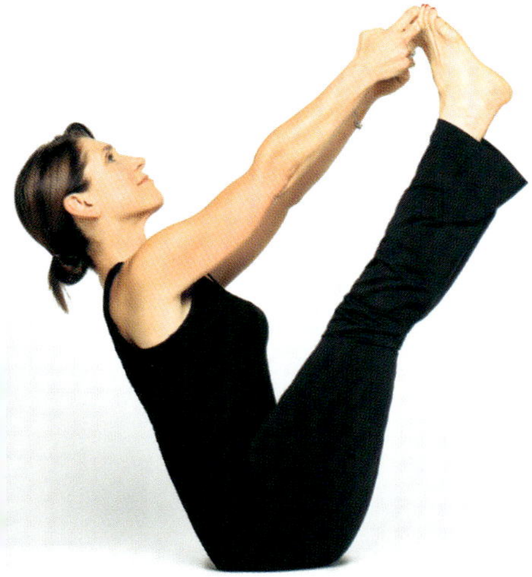

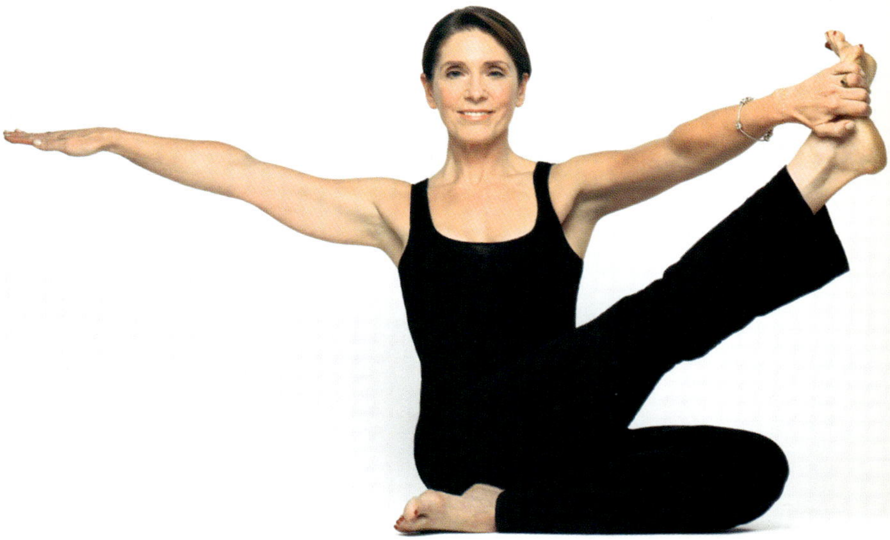

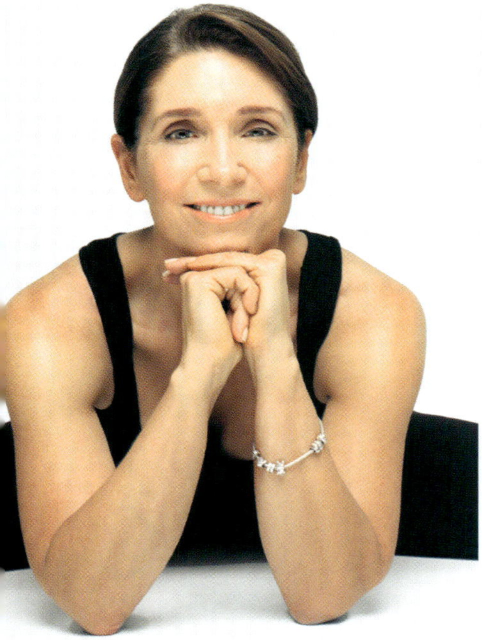

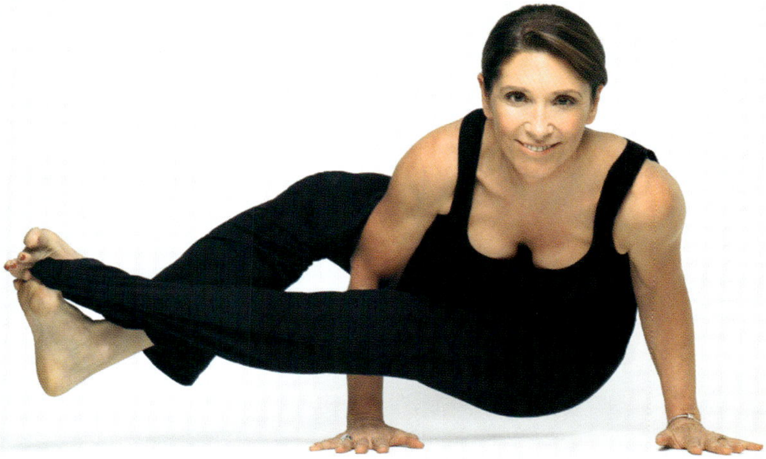

Le yoga thérapeutique. C'est un bon choix si vous souhaitez soigner des blessures, améliorer votre posture, augmenter votre capacité respiratoire, limiter votre stress et ouvrir votre cœur. Le yoga Iyengar, le yoga Anusara et le Viniyoga redressent et musclent la colonne vertébrale. Le yoga Iyengar se caractérise par l'utilisation d'accessoires et des poses plus longues, qui développent force et souplesse. Le yoga Anusara applique un ensemble de principes d'alignement et explore l'idée d'ouverture du cœur comme préalable à la joie et au développement spirituel. Le Viniyoga se concentre sur l'harmonie ; le mouvement est intégré à la respiration, ce qui se traduit par une respiration plus profonde, des mouvements plus libres, de la force et de la souplesse. Le lien entre le corps et l'esprit est renforcé.

Étude de cas
Deborah Medeiros-Baker

UN RELOOKAGE EN 12 SEMAINES : PROGRAMME ALIMENTATION ET FITNESS

Deborah : « Quand je me regarde dans le miroir, je vois l'œuvre du temps. Je ne me trouve pas trop mal pour 50 ans, mais j'aurais aimé être mieux faite. Quand j'étais plus jeune, on m'appelait la brindille ! Jeune adulte, je faisais régulièrement de l'exercice, mais j'ai laissé tomber quand j'ai eu mes enfants. Entre la famille et le travail, c'était la solution de facilité. Je suis styliste free-lance et j'ai des horaires très irréguliers ; je ne mange jamais à heure fixe. Quand je suis stressée, il m'arrive de craquer pour un snack tard dans la soirée. »

« J'aimerais pouvoir m'habiller sans avoir à me soucier de corriger mes défauts. J'ai une armoire pleine de vêtements qui cachent les formes, et je voudrais m'en débarrasser ! Mon corps a changé et dans ma famille, on fait du mauvais cholestérol, alors j'aimerais apprendre à manger sainement. Je n'essaye pas de revenir en 1985. Je veux simplement faire au mieux avec ce que je suis aujourd'hui. »

Bobbi : J'ai emmené Deborah au Platinum Fitness du New Jersey et je l'ai confiée à Rich Fitter, nutritionniste, et Monica Trentin, coach sportif. Ils avaient douze semaines pour remodeler le corps de Deborah. Leur objectif : diminuer sa masse graisseuse de 8 %.

La stratégie de Rich : « Deborah doit changer sa façon d'envisager la nourriture. Beaucoup de femmes pensent qu'elles ne doivent pas manger si elles veulent perdre du poids. 65 % des calories que nous ingérons sont utilisées pour les fonctions basiques du corps. La plupart des femmes qui font un régime ne consomment plus assez de calories pour satisfaire ces besoins fondamentaux. Elles finissent par perdre de l'eau, du muscle et de la densité osseuse, mais pas de graisse. »

« Quand vous essayez de modifier votre alimentation, il est important de savoir ce que vous mangez. Notez par écrit la composition de tous vos repas. Il y a sans doute des aliments que vous préférez à d'autres. Au lieu de vous en priver, je crois qu'il est plus intéressant de construire un régime alimentaire qui prenne en compte vos goûts. »

« Tout ce que Deborah doit faire, c'est anticiper. Si elle sait qu'elle peut se laisser aller, sur le moment, à manger des cochonneries, il faut tout simplement qu'elle prépare ses repas la veille. Les études montrent qu'il faut environ trois semaines pour intégrer de nouvelles habitudes alimentaires : Deborah passera peut-être par des moments difficiles pour abandonner ses vieilles habitudes. »

La stratégie de Monica : « Deborah veut améliorer sa condition physique globale et son énergie. Elle aimerait muscler ses abdominaux et améliorer sa souplesse. Il lui faut un mix de 30 minutes de cardio quatre jours par semaine, et deux jours de musculation. »

« Je n'insisterai jamais assez sur l'importance de la musculation et du travail sur la structure corporelle. Très souvent, les femmes se disent qu'en soulevant des poids, elles vont grossir. C'est la plus grande idée reçue sur ce sujet ! J'ai même eu des clientes qui m'ont dit qu'elles voulaient faire un régime avant de commencer la musculation. »

« Le défi de Deborah, ce sera de trouver du temps pour son programme d'entraînement. Je lui donnerais deux conseils : aborder son programme semaine par semaine, et faire un planning précis d'exercices pour la semaine qui commence. Et si elle loupe une séance, au lieu de stresser, elle essaiera de trouver un autre moment dans la semaine pour se rattraper. »

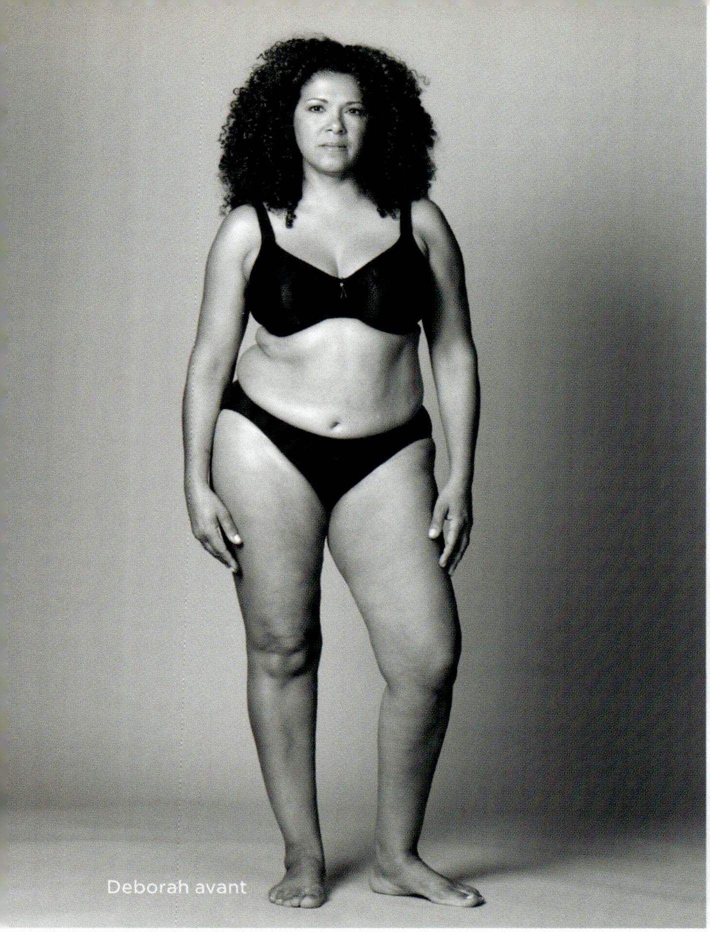
Deborah avant

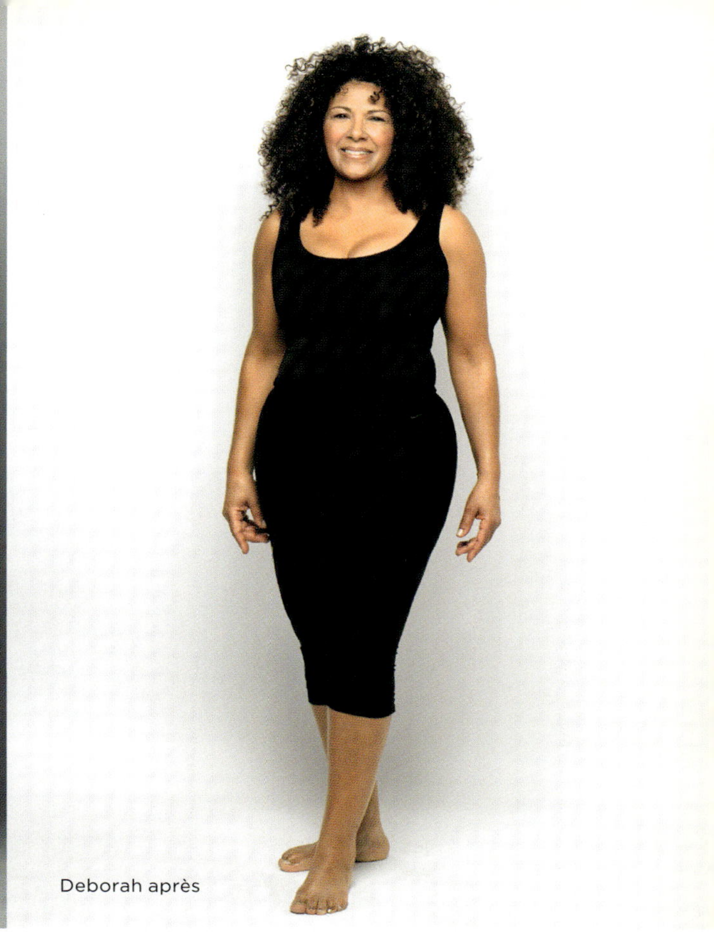
Deborah après

LE PROGRAMME : « Ce programme me force à prendre conscience de la manière dont j'organise mes journées et, du coup, ça m'aide dans la gestion de mon temps en général. Vous ne me croirez peut-être pas, mais je dois m'assurer que je mange bien toutes les quatre heures : oui, je dois me rappeler qu'il faut que je mange ! Je n'en suis qu'à la moitié du programme, mais je vois et je sens déjà des progrès. J'adore la sensation de bien-être après les exercices… je suis presque euphorique ! Je suis moins stressée qu'avant ; au lieu de chercher du réconfort dans la nourriture, j'ai appris à en trouver ailleurs : je me prépare une tasse de thé ou je lis un bon livre. Mes pantalons sont moins serrés, les boutons ne m'étranglent plus comme avant. Je respire à nouveau ! J'apprécie le programme que je suis et je ne veux pas faire machine arrière. Alors maintenant, quand je sors avec des amis, au lieu de prendre un Martini, je bois un verre de vin rouge et de l'eau. »

LES RÉSULTATS : « Ce programme était le tremplin dont j'avais besoin. Au début, je trouvais que je perdais peu de poids, mais j'ai compris qu'il était beaucoup plus important de perdre du pourcentage de graisse que de perdre des kilos. Le plus difficile pendant ces trois mois a été de gérer mon temps (mon emploi du temps est tellement irrégulier) et de manger les bons aliments régulièrement au cours de la journée. Maintenant, je comprends qu'il ne faut pas affamer son corps, sinon il passe en mode survie et commence à stocker des graisses. Les exercices physiques m'ont aidée à combattre mes fringales de fin de soirée. »

« À de nombreuses reprises, je me suis retenue de prendre un cookie ou un carré de chocolat, parce que ça n'en valait pas la peine. Mon conseil à celles qui veulent une meilleure hygiène de vie ? Allez-y, tout simplement. Commencez par quelque chose, n'importe quoi, même si ce n'est qu'une marche dans le parc. Impliquez vos amis. Au lieu d'aller boire un verre ensemble ou de papoter au téléphone, retrouvez-vous au club de gym. »

Pourcentage de graisse – Avant : 37,2 % Après : 31,9 %
Poids maigre – Avant : 51 kg Après : 54 kg

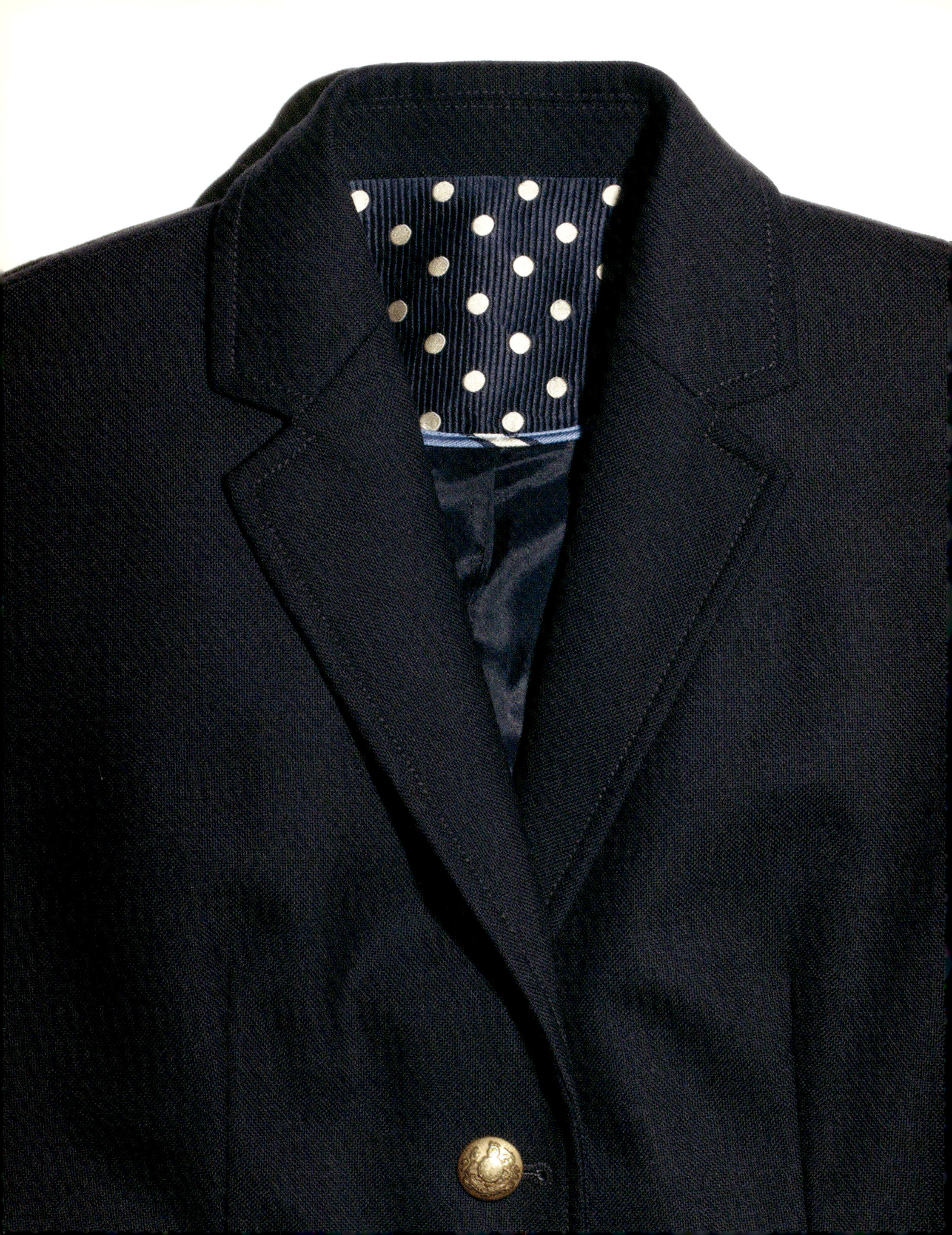

CHAPITRE 8

RELOOKAGE INTÉGRAL

Quelques conseils pour moderniser votre look

J'ai eu la chance de côtoyer pendant de longues années de nombreux professionnels de talent, dans les domaines de la mode et de la beauté. Des stylistes aux coiffeurs en passant par les rédactrices en chef des magazines, ils savent ce qui fonctionne. Ils m'ont appris qu'un look tendance, original, ne convient qu'à peu de personnes – et qu'un style classique, soigné, est ce qui convient au plus grand nombre. Vous n'avez pas besoin de dépenser beaucoup d'argent pour avoir un style. En fait, ce que je préfère, c'est l'association d'un très beau vêtement et de vêtements moins chers. Investissez dans un beau tailleur, une belle paire de chaussures ou un beau sac à main – quelque chose de très classique, que vous pourrez garder cinq ou dix ans – et associez-les à des vêtements bon marché que vous aurez les moyens de renouveler chaque année. Des vêtements sobres et ajustés (ni trop serrés, ni trop grands) feront toujours l'affaire (pour plus d'informations, reportez-vous au chapitre 5). Pensez moderne et classique. Pensez remise au goût du jour et coupes seyantes. Faites simplement en sorte que tout cela convienne à votre style. Commencez par bien regarder les femmes que vous admirez, pour comprendre ce qui fonctionne. Découpez des photos dans les magazines pour trouver des idées. Et souvenez-vous : un seul changement peut faire toute la différence. Dans ce chapitre, vous découvrirez les résultats impressionnants de quelques relookages.

Abby Cooperberg

Ce que nous avons fait. Abby est vraiment très bien faite (elle fait énormément de vélo), mais cela ne se voit pas, car elle est noyée dans des vêtements trop grands pour elle. Je savais qu'en la faisant porter des vêtements à sa taille, cela ferait une énorme différence. Comme son style est simple, j'ai choisi un tee-shirt ajusté à col rond, une veste noire, un jean évasé et des talons. Avec un jean légèrement évasé, vous paraissez plus grande. Et les chaussures pointues sont branchées. Les cheveux d'Abby étaient gris à 70 % environ : nous lui avons fait des mèches claires blond beige et des mèches foncées couleur noisette, pour donner un peu de chaleur à ses cheveux. Nous lui avons fait un maquillage très naturel, mais tout de même assez soutenu pour réveiller son visage. De petits détails comme un trait de crayon marron foncé sur ses yeux, un blush crème rose clair et un gloss roussâtre font une grande différence.

Avant. « En général, je ne me trouve pas si mal, mais je sais que je pourrais être mieux. Au quotidien, j'ai un look vraiment décontracté et je ne m'habille que pour les grandes occasions. Je ne me maquille pas beaucoup et j'ai remarqué ces derniers temps que j'avais un regard fatigué. J'ai les cheveux qui bouclent naturellement et quelques mèches. Je ne vais pas très souvent chez le coiffeur pour une coupe ou une couleur. Côté vêtements, je porte des jeans et des hauts amples, que je peux enfiler l'un sur l'autre. Rien de trop ajusté. Je mets des tennis, des mocassins ou des bottes à talons bas – jamais de talons hauts. C'est comme ça que je me sens à l'aise. »

Après. « J'ai été très surprise de la différence de look. Je n'étais pas rassurée à l'idée d'avoir les cheveux raides, parce que je pensais que ça m'allongerait le visage. J'ai bien aimé mon maquillage : ça faisait naturel et c'était dans la limite du raisonnable pour moi. Le long jean et les chaussures couleur bronze étaient magnifiques à regarder, mais je n'ai pas trouvé cela pratique au quotidien. Même si plusieurs éléments de ce relookage n'étaient pas réalistes pour moi, j'ai apprécié cette expérience, car elle m'a prouvé que je pouvais être vraiment plus belle sans faire de gros efforts. »

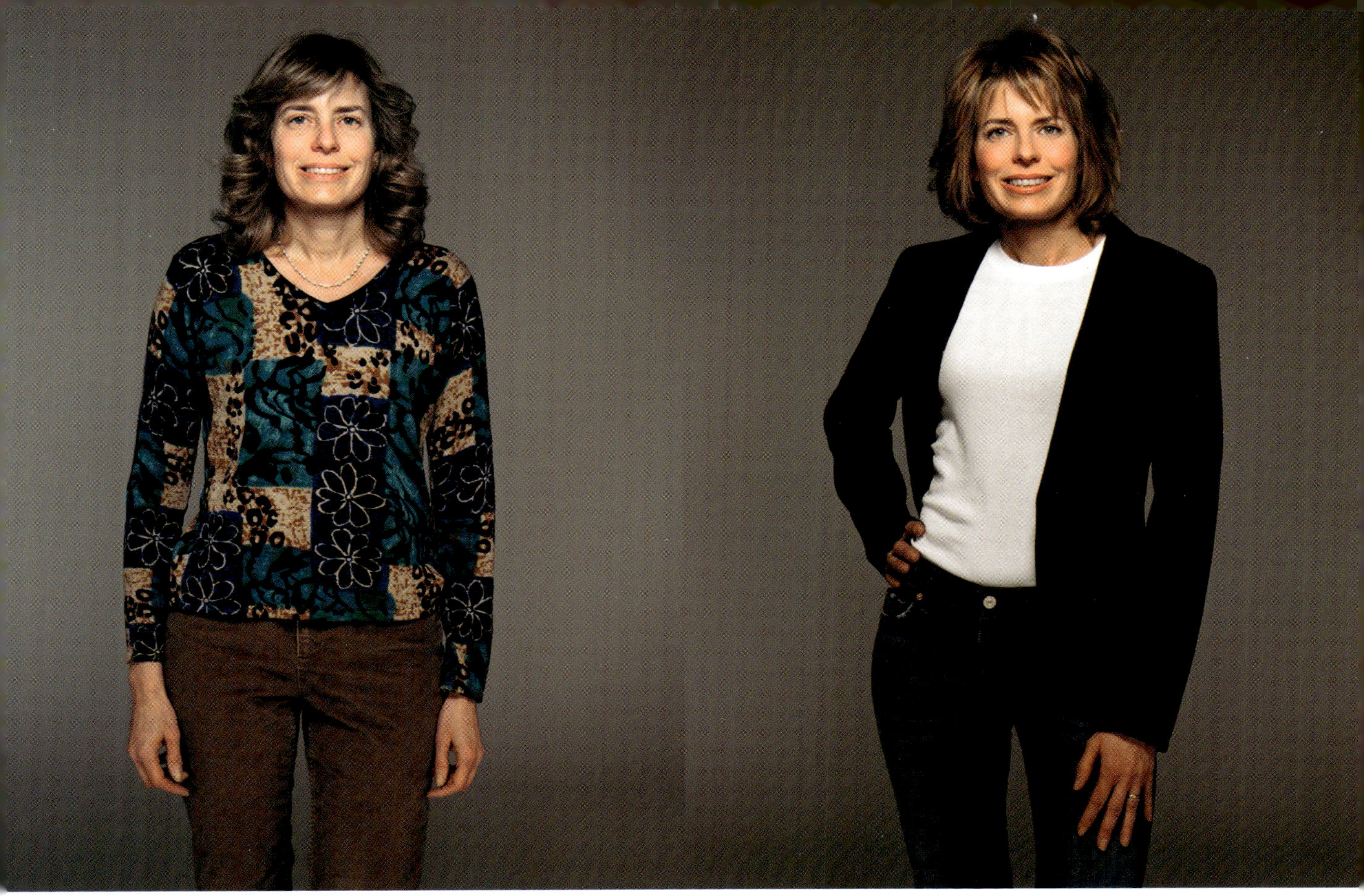

Les conseils d'Abby. Le relookage est une très bonne façon d'essayer quelque chose de nouveau, et vous pouvez ensuite adapter les éléments qui vous conviennent. Maintenant, j'ai une coiffure à mi-chemin entre les cheveux bouclés et les cheveux raides, et ça m'a vraiment changée.

N'attendez pas « la » grande occasion pour vous habiller. En fonction de mon humeur, il m'arrive maintenant de prendre le temps de m'habiller de manière un peu moins informelle.

Vous n'avez pas besoin d'abuser du maquillage pour avoir meilleure mine. En fait, il faut savoir ce qui vous va bien. Pour moi, c'est de l'eye-liner, du mascara et un peu de blush.

Je crois que préserver sa santé est le secret pour bien vieillir. Je m'efforce de faire de l'exercice trois fois par semaine. Et quand je ne peux pas aller à mes séances de gym, je fais une vingtaine de minutes de stretching chez moi.

Debby Fitzgerald

Ce que nous avons fait. Je connais Debby depuis une dizaine d'années (nos enfants étaient à la crèche ensemble). Son look n'a pas beaucoup changé au fil des années et il était temps de lui donner un coup de jeune. Notre objectif était de la rendre plus moderne, sans qu'elle ait l'air « tendance ».

Debby ne se maquille pas beaucoup en général : nous avons donc respecté son style naturel tout en donnant plus de chaleur à son visage avec un baume hydratant teinté et une poudre sublimatrice couleur chair. Pour faire ressortir ses beaux yeux bleus, nous les avons soulignés avec une ombre à paupières bleu marine. Un crayon à lèvres rose pétale et un gloss clair ont apporté la touche finale. Nous avons fait à Debby des mèches caramel pour donner plus de lumière à son visage. Pour rafraîchir sa coupe, nous avons raccourci la nuque et effilé les cheveux sur le devant (ce qui donne aussi l'impression d'un front plus garni). Enfin, nous avons proposé à Debby des vêtements qui mettent son corps en valeur : un tee-shirt blanc tout simple, une veste en velours ajustée et un long jean stylé. C'était un look un peu branché, mais pas trop. C'est fou que de si petits changements puissent faire une telle différence.

Avant. « J'ai des journées bien remplies (je travaille et j'ai des enfants), alors ça fait maintenant longtemps que je suis toujours la même petite routine. C'est très basique : je me lave les cheveux et j'utilise un après-shampoing, j'hydrate mon visage et je mets un peu de blush et de mascara. En matière de vêtements, j'aime me sentir à l'aise et il faut que je puisse bouger. En général, je porte des tailleurs au bureau et un pantalon et un pull à la maison. J'aimerais bien bousculer un peu ces habitudes et avoir un look un peu plus dynamique. »

Après. « Je me suis trouvée plus dynamique, plus relax et pétillante. Même si j'étais plus maquillée qu'en temps normal, ça avait l'air naturel, ce qui est important pour moi. Je sentais que ma peau était vraiment en pleine forme – comme si elle respirait davantage. Je crois que c'était lié à la crème contour des yeux et à la crème riche pour le visage que l'on m'a appliquées avant de me maquiller. Le plus grand changement, pour moi, c'était vraiment ma coiffure. Les mèches m'ont vraiment illuminé le visage (elles ressemblaient aux mèches dorées que j'avais naturellement quand j'étais plus jeune). Ma tenue était très classe et avait bien 25 ans d'avance sur ce que je porte d'habitude ! Le style du jean était vraiment très éloigné de celui de mes pantalons. Les chaussures étaient très belles, mais je ne me vois pas les porter tous les jours. »

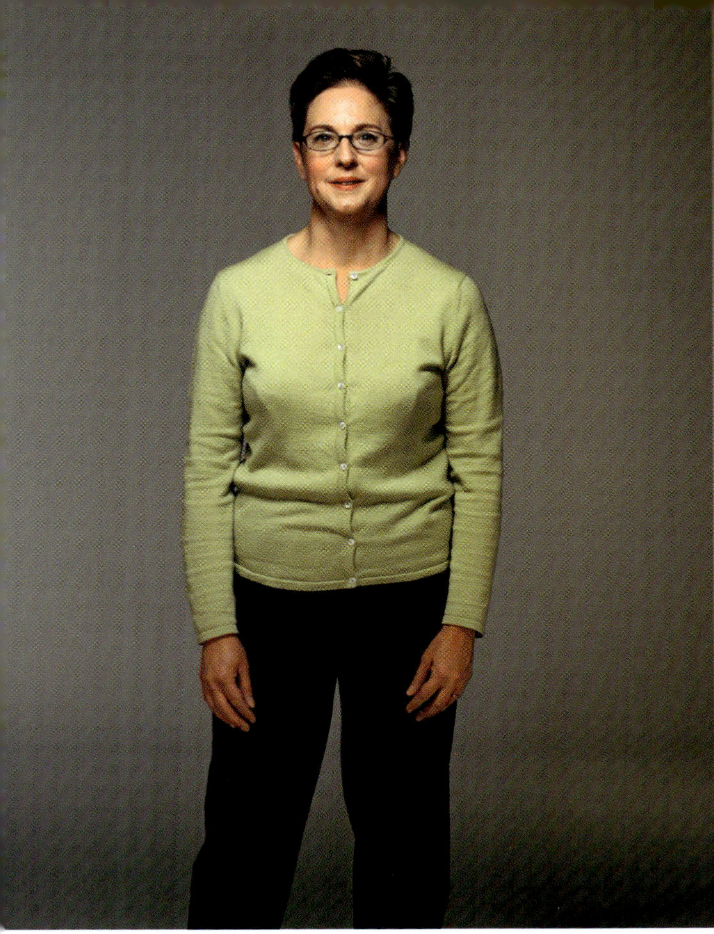

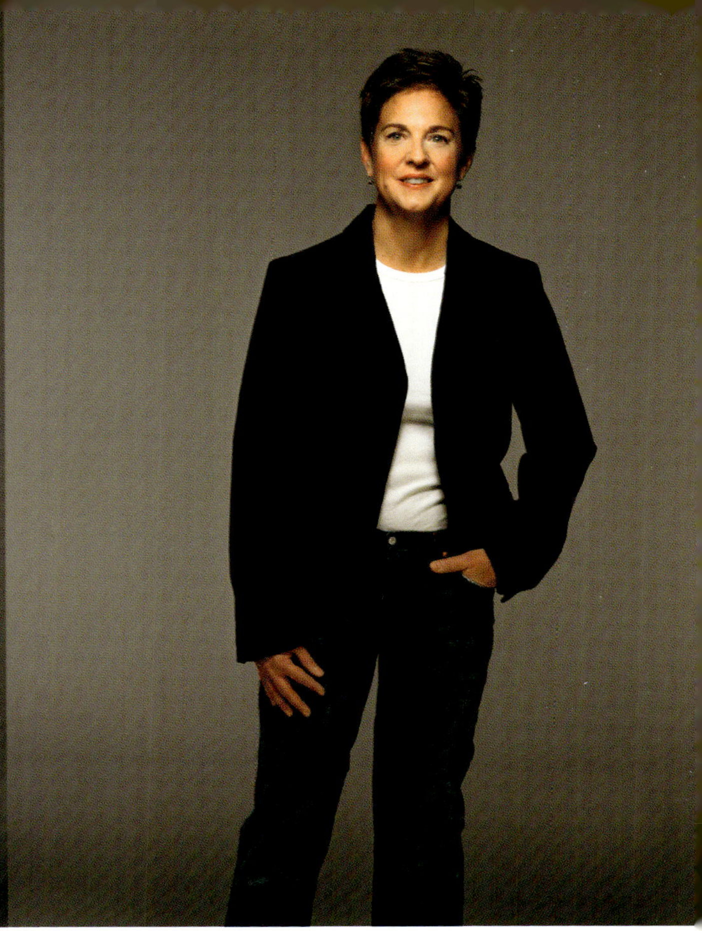

Les conseils de Debby. C'est important de bien prendre soin de votre peau. Depuis que j'ai adopté la crème contour des yeux, je vois et je ressens la différence : ma peau, à cet endroit, est beaucoup plus fraîche. Avec l'âge, les lèvres deviennent plus fines et sont moins bien dessinées : je me suis rendu compte qu'un trait de crayon suffit à corriger le problème.

N'ayez pas peur de tester différents styles, quand vous achetez vos vêtements. Aujourd'hui, je suis plus ouverte, j'essaie plusieurs marques pour voir si l'une ou l'autre convient mieux à ma morphologie. (Un bon conseil : si vous avez une fille adolescente, essayez ses vêtements !)

On est encore loin de la fin du voyage, quand on atteint 40 ou 50 ans. En fait, pour ma part, ce n'est que le début : j'ai l'impression que le temps est enfin venu d'être plus active, plus engagée, plus vivante.

Linda Fann

Ce que nous avons fait. Linda est l'exemple parfait de la personne qui a simplement besoin d'un petit changement pour arriver à un grand résultat. Elle a du style et nous ne voulions pas changer cela ; nous voulions faire le minimum : on lui a proposé un jean qui soit une taille en dessous du sien (et beaucoup plus à la mode) et un look plus soigné pour le haut, avec un petit pull en cachemire et une veste ajustée. Pour respecter l'approche minimaliste de Linda, nous nous sommes contentés de l'essentiel pour son visage : une crème hydratante teintée assez légère pour ne pas cacher ses taches de rousseur, du fond de teint en stick pour masquer les taches de soleil qui la dérangeaient, un rouge à lèvres léger rose brunâtre et du mascara. Elle voulait garder sa coupe facile à entretenir, alors nous avons juste coupé un bon centimètre pour alléger sa chevelure.

Avant. « J'ai tendance à vraiment faire le minimum, en matière d'apparence physique. Entre les gamins et le travail, je n'ai jamais beaucoup de temps pour moi, alors je m'en tiens à des choses simples, faciles à gérer. Je ne vais pas souvent chez le coiffeur et je ne teins pas mes cheveux. Pour les vêtements, je mets un tailleur pantalon au bureau et un jean et un pull le week-end. Je me lave le visage, je l'hydrate et je mets de la crème contour des yeux. J'ai une tache sur le visage qui semble grossir et j'aimerais qu'on la voie moins. »

Après. « Dans la mesure où je n'étais pas partante pour ce relookage quand Bobbi me l'a proposé, je dois dire que l'expérience a été beaucoup plus positive que je ne l'imaginais. Tout le monde – Bobbi, le coiffeur, le styliste – a fait attention à ne pas me mettre mal à l'aise. Ce relookage a vraiment tenu compte de mon style ; ce n'était pas du tout "on pense que tu devrais porter ça, ça et ça". »

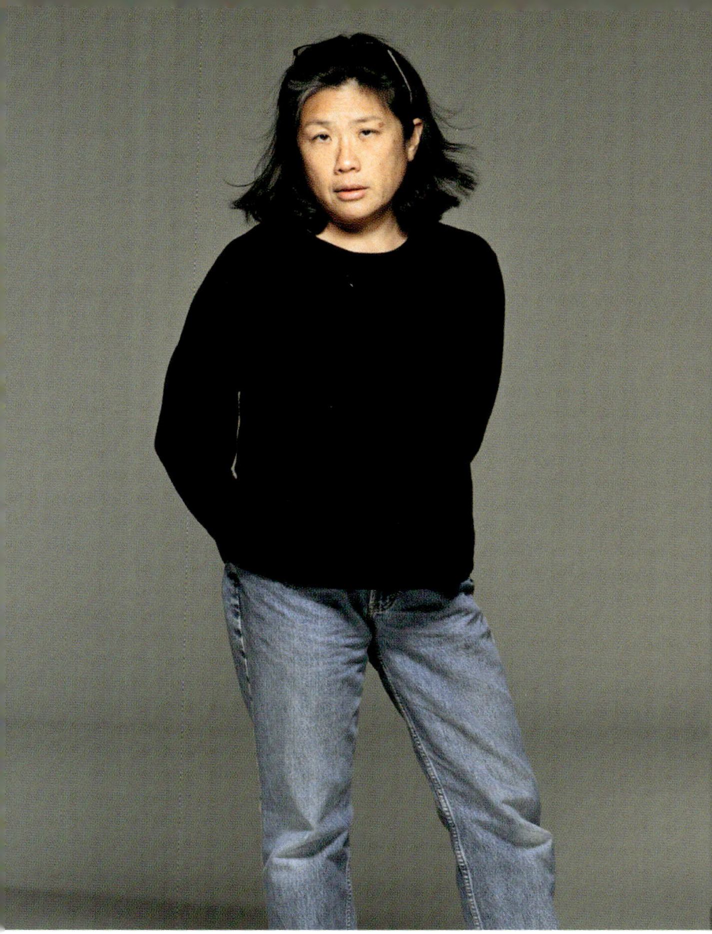

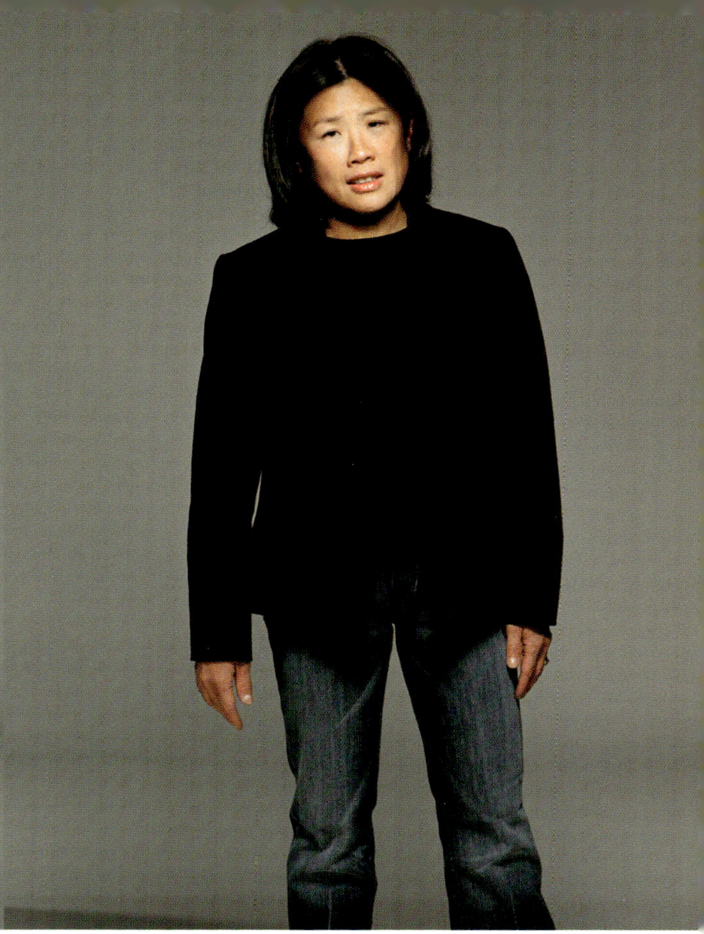

Les conseils de Linda. Une veste élégante est vraiment un must dans votre garde-robe. Vous pourrez la mettre la semaine ou le week-end, en fonction de ce que vous décidez de porter avec.

Ma longueur de cheveux (aux épaules) est parfois gênante, et je sais maintenant que l'astuce pour alléger ma coiffure et la rendre vraiment pratique, c'est de couper les pointes.

Être belle, c'est avoir un style et un look bien à soi. Ce n'est pas souscrire aux canons de beauté conventionnels – c'est se sentir vraiment bien dans sa peau.

Linda Berkovic

Ce que nous avons fait. Linda se cachait dans des vêtements larges. Notre objectif était de lui démontrer qu'on n'a pas besoin d'être mince pour porter les bons vêtements. Nous lui avons fait porter des sous-vêtements gainants et lui avons montré qu'avec un pantalon bien choisi, ses jambes pouvaient avoir l'air plus fines et plus longues. (Linda commettait l'erreur classique de ne pas choisir la bonne coupe : elle portait des pantalons larges en haut et resserrés en bas.) Pour mettre ses yeux en valeur, nous avons utilisé un eye-liner gel noir et une ombre à paupières prune. La peau de Linda est superbe, alors nous nous sommes contentés de la sublimer avec un peu de baume hydratant teinté et de blush abricot. Pour un look plus moderne, nous avons balayé sa frange sur le côté et nous lui avons fait un brushing pointes raides.

Avant. « J'ai un style très simple, décontracté. Je mets du sublimateur de teint, du mascara et un peu de gloss. Je me fais des brushings et quand je vais me coucher, je mets des épingles dans mes cheveux. Je porte des pantalons et des hauts simples. Je ne mets presque plus jamais de jupe ou de robe – sans doute parce que j'ai pris du poids récemment. Je veux bien un peu d'aide pour améliorer ma garde-robe. »

Après. « Tout me convient parfaitement. J'adore ma coiffure et mon maquillage. Et surtout, je suis très impressionnée par l'effet de ces nouveaux vêtements. J'ai l'air tellement plus fine dans ce jean ! Je me rends compte qu'avec des vêtements amples, on paraît encore plus gros. J'ai retenu quelques astuces pour un regard plus pétillant et maintenant, je sais comment dessiner mes sourcils, qui me paraissaient toujours clairsemés sur les photos. »

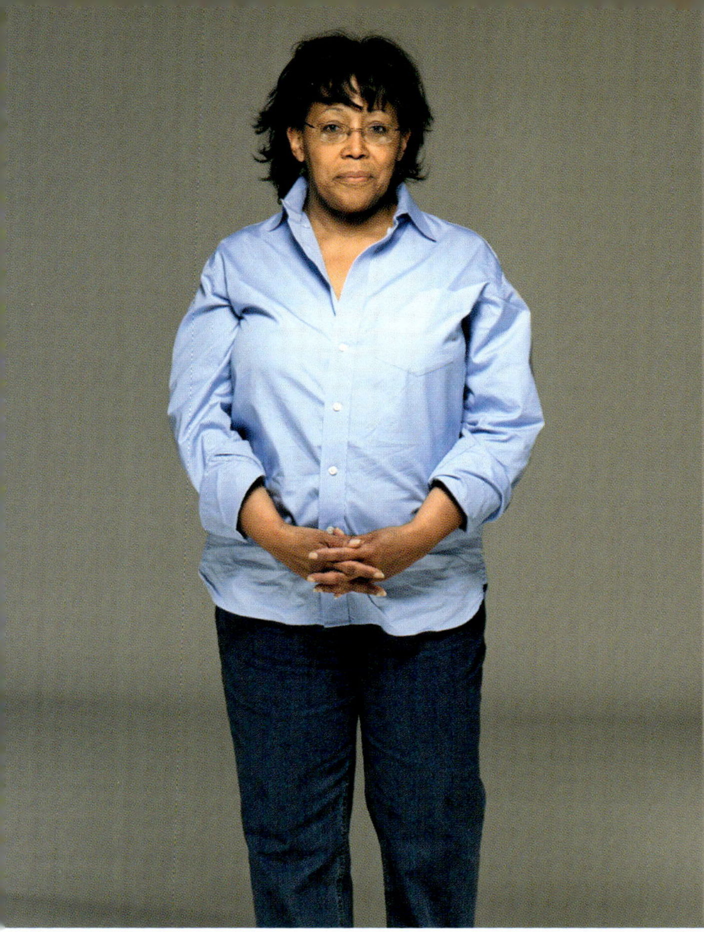

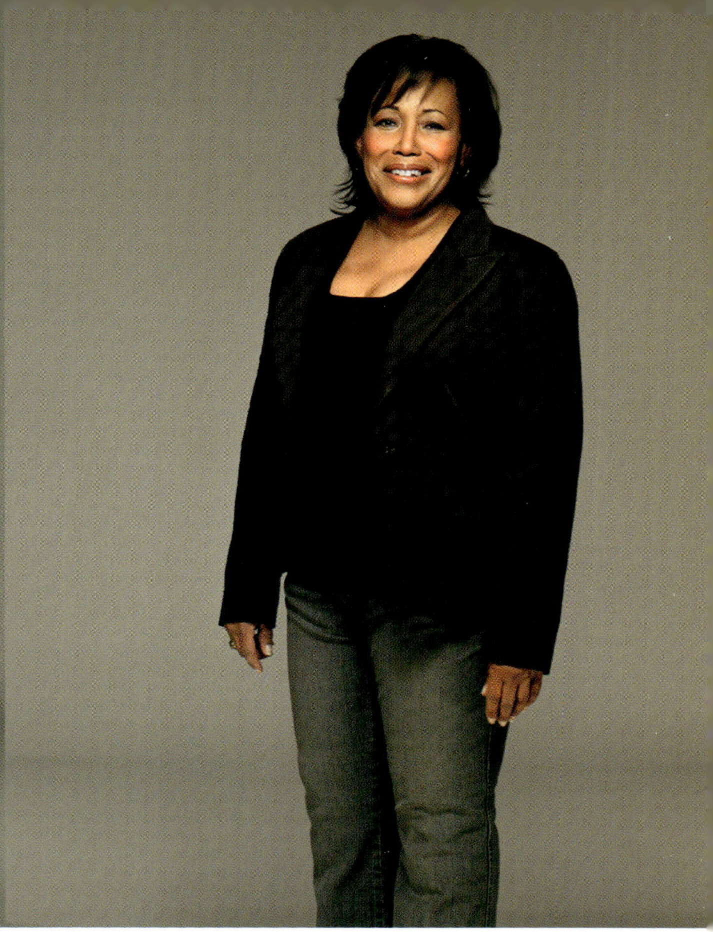

Les conseils de Linda. Pas besoin d'être mince pour porter des vêtements près du corps. J'avais toujours acheté des vêtements amples, à la coupe carrée, mais désormais, je choisirai des coupes plus ajustées.

Si vos cheveux manquent de vitalité, il est important d'utiliser un après-shampoing. Je sais maintenant que je dois faire un traitement au moins deux fois par semaine (et j'y ajouterai de l'huile d'olive pour une meilleure hydratation).

En matière de maquillage, l'équilibre est le maître mot. Quand je choisis de me faire un regard intense (en soulignant mes paupières inférieures et supérieures), je dois alors utiliser un rouge à lèvres qui ne change pas la couleur naturelle de mes lèvres.

Un relookage qui change la vie Suzanne Fee

Ce que nous avons fait. Suzanne a été l'enseignante de mes trois enfants. C'est une femme merveilleuse, qui a un cœur énorme. Un jour, en regardant Suzanne, je me suis dit qu'elle pourrait être très belle si elle changeait deux ou trois choses. C'est une belle femme, mais ses cheveux mangeaient son visage. Nous avons recouvert ses cheveux gris avec une couleur brun foncé cendré, et les avons domptés en les dégradant sur le dessus, puis en les défrisant au fer. Ses cernes étaient assez prononcés : nous avons utilisé plusieurs correcteurs de teint pour illuminer son visage. Ses cils étaient un peu épars, nous avons donc créé l'illusion de cils plus fournis grâce à une ombre foncée, appliquée à la naissance des cils (le ton prune foncé que nous avons choisi fait ressortir les taches vertes dans ses yeux). Pour que ses lèvres rouge vif n'effacent pas le reste de son visage, nous avons réchauffé le teint de ses joues avec un blush rose pâle. Maintenant, elle me fait penser à une belle chanteuse d'opéra italienne.

Avant. « Je n'ai pas envie de trop m'embarrasser. À mon âge, je préfère passer du temps à lire, à promener le chien ou à tricoter, plutôt qu'à m'occuper de mon apparence physique. En termes de maquillage, je mets en général au moins du rouge à lèvres. J'ai quelques cheveux gris, mais je n'ai pas ressenti le besoin de faire une couleur, parce que ces cheveux gris, c'est comme si je les avais gagnés. Mes cheveux sont naturellement frisés et j'ai tendance à les laisser ainsi, bien qu'il m'arrive de faire un brushing pour assouplir certaines boucles. Je me sens bien avec moi-même, mais je ne me trouve pas fantastique. »

Après. « Quand j'ai regardé dans le miroir, j'ai vu une autre moi. Je me sentais magnifique – comme une reine. J'ai réalisé qu'il y a un lien vraiment puissant entre la beauté extérieure et ce que l'on ressent à l'intérieur. Quand on se trouve belle, on se sent mieux... et quand on se sent mieux, il est plus facile de regarder les différents compartiments de sa vie. Après tant d'années passées à m'occuper des autres, je commence simplement à faire attention à moi. Ce relookage a été l'étincelle dont j'avais vraiment besoin. Au début, je trouvais que ma nouvelle couleur de cheveux était trop foncée ; mais maintenant, je trouve qu'elle me donne un meilleur teint. Et surtout, j'adore mes cheveux raides. »

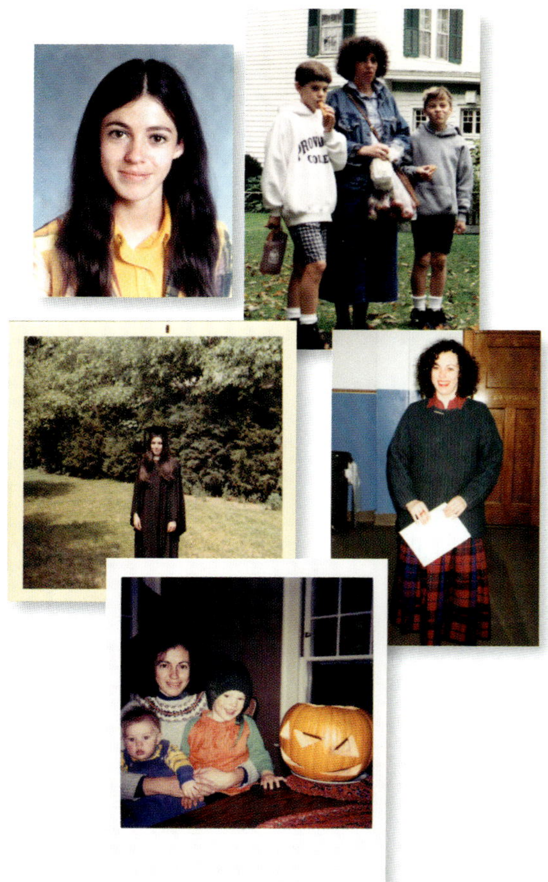

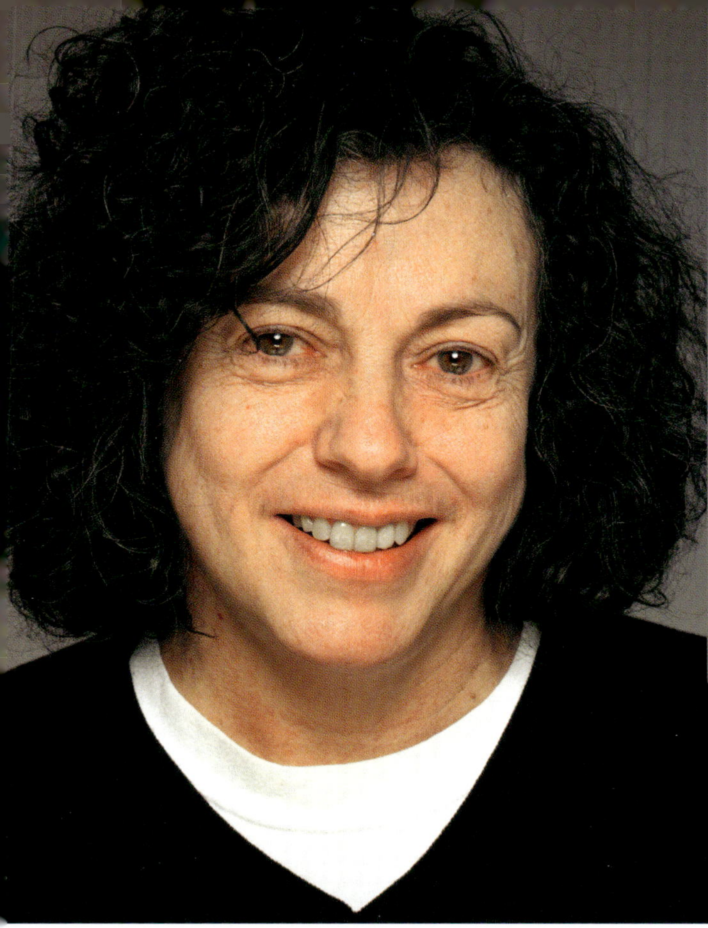 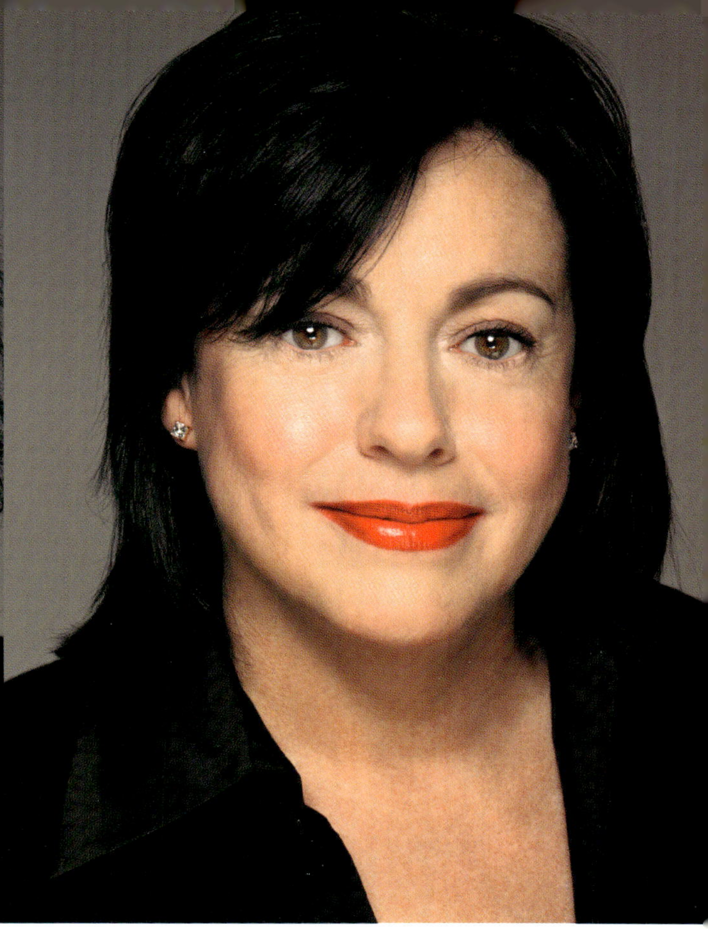

Les conseils de Suzanne. Ayez la main légère (littéralement !) quand vous vous maquillez. J'ai appris à tapoter doucement le correcteur anti-cernes (au lieu de masser) pour le faire pénétrer.

Si vous ne savez pas quoi faire de vos cheveux, demandez conseil à votre coiffeur. J'utilise maintenant un fer à défriser et c'est vraiment ce qui a le plus changé ma coiffure.

« Sois loyal envers toi-même ! » Faites et soyez ce qui est bon pour vous !

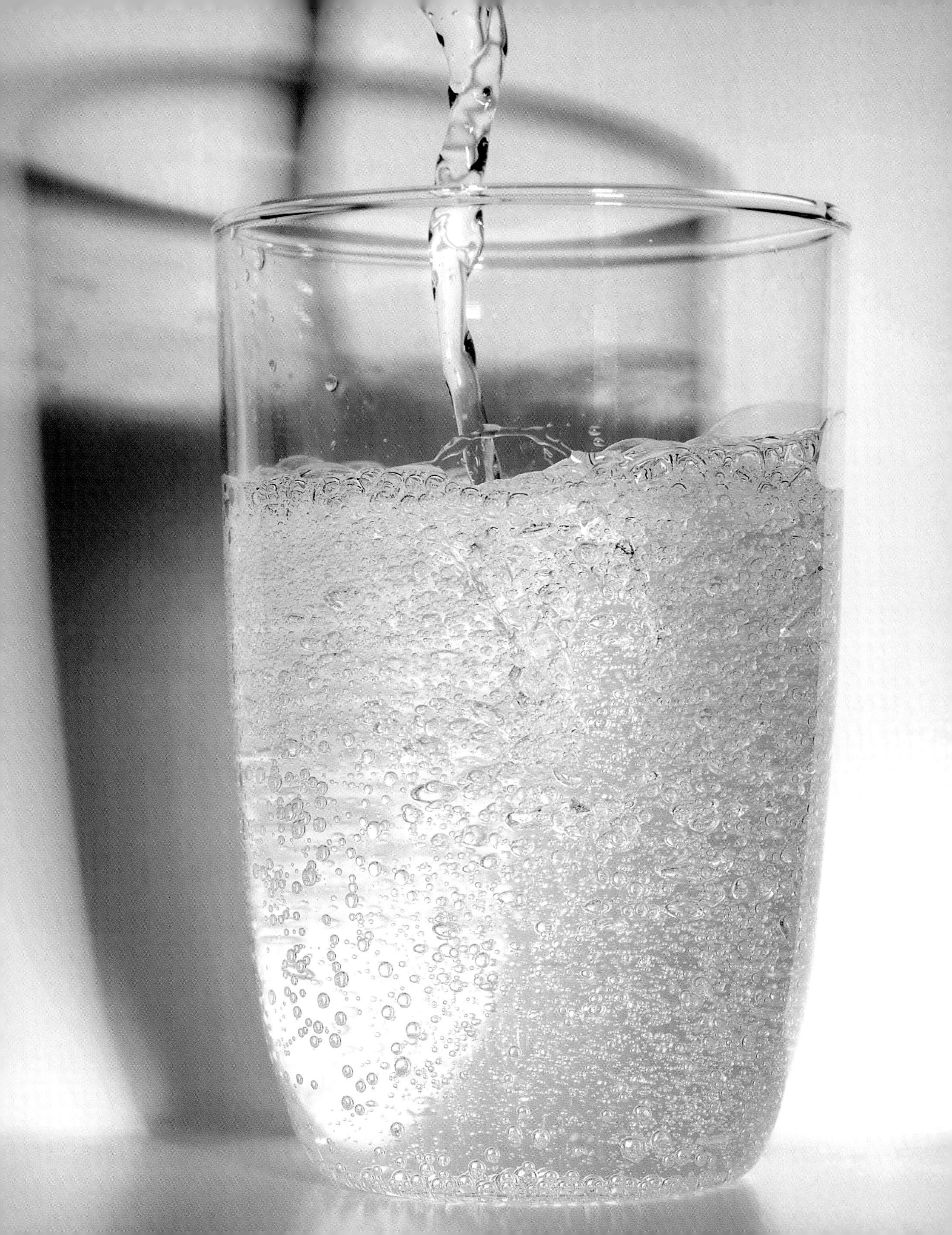

CHAPITRE 9

BELLES À L'INTÉRIEUR ET À L'EXTÉRIEUR

Des femmes d'une beauté édifiante

Certaines femmes sont toujours magnifiques. Ce n'est pas parce qu'elles sont plus belles que les autres. C'est parce qu'elles sont parfaitement apprêtées, de la tête aux pieds. Je ne peux pas m'empêcher de les dévisager – elles sont si jolies et paraissent tellement confiantes, et tout cela apparemment sans le moindre effort. Ces femmes ont un sens inné de l'élégance, de la mode et de la beauté. Celles que ce chapitre vous présente sont de magnifiques exemples de ce à quoi nous aspirons toutes. C'est pourquoi je leur ai demandé de nous livrer leurs secrets.

Maureen Case
PRÉSIDENTE DE BOBBI BROWN COSMETICS

La beauté, c'est la confiance – en votre posture, en votre façon de vous habiller, en votre façon d'être avec les autres. C'est une question d'assurance. Je crois qu'un regard positif sur la vie a beaucoup d'influence sur votre apparence physique. Et les bienfaits de l'exercice et d'une bonne alimentation sont indéniables ; bien sûr, cela demande beaucoup de discipline, mais cette évidence qui veut que « lorsque l'on se sent bien, cela se voit » est une force qui me guide. Mon « optimisme acharné » m'a été bien utile.

Avec l'âge, je me concentre volontairement sur les bons côtés de ma vie. Se plaindre de ce que l'on n'a pas ne résout rien. Je trouve que le fait de mettre l'accent sur ce qui va bien rejaillit positivement sur mon entourage.

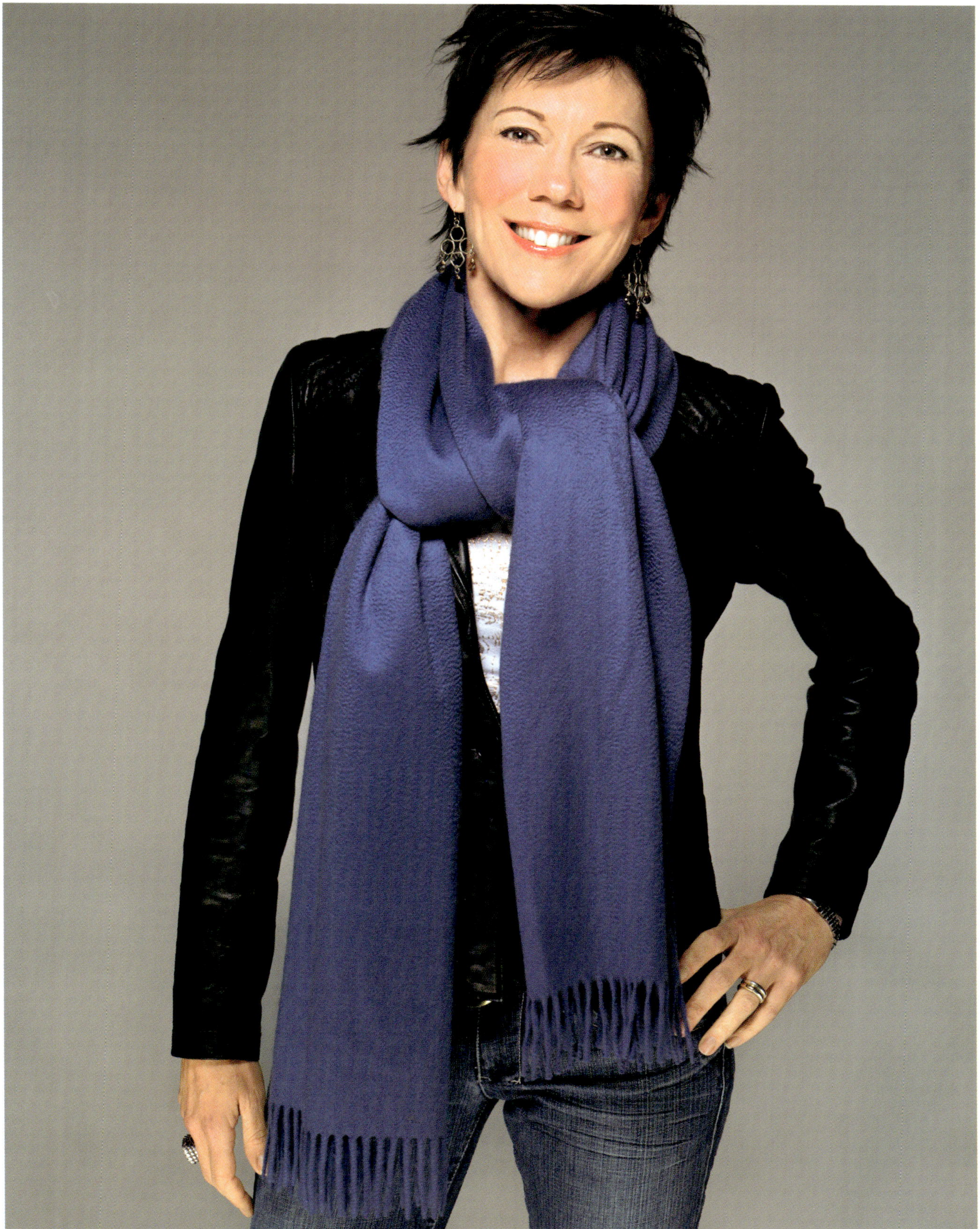

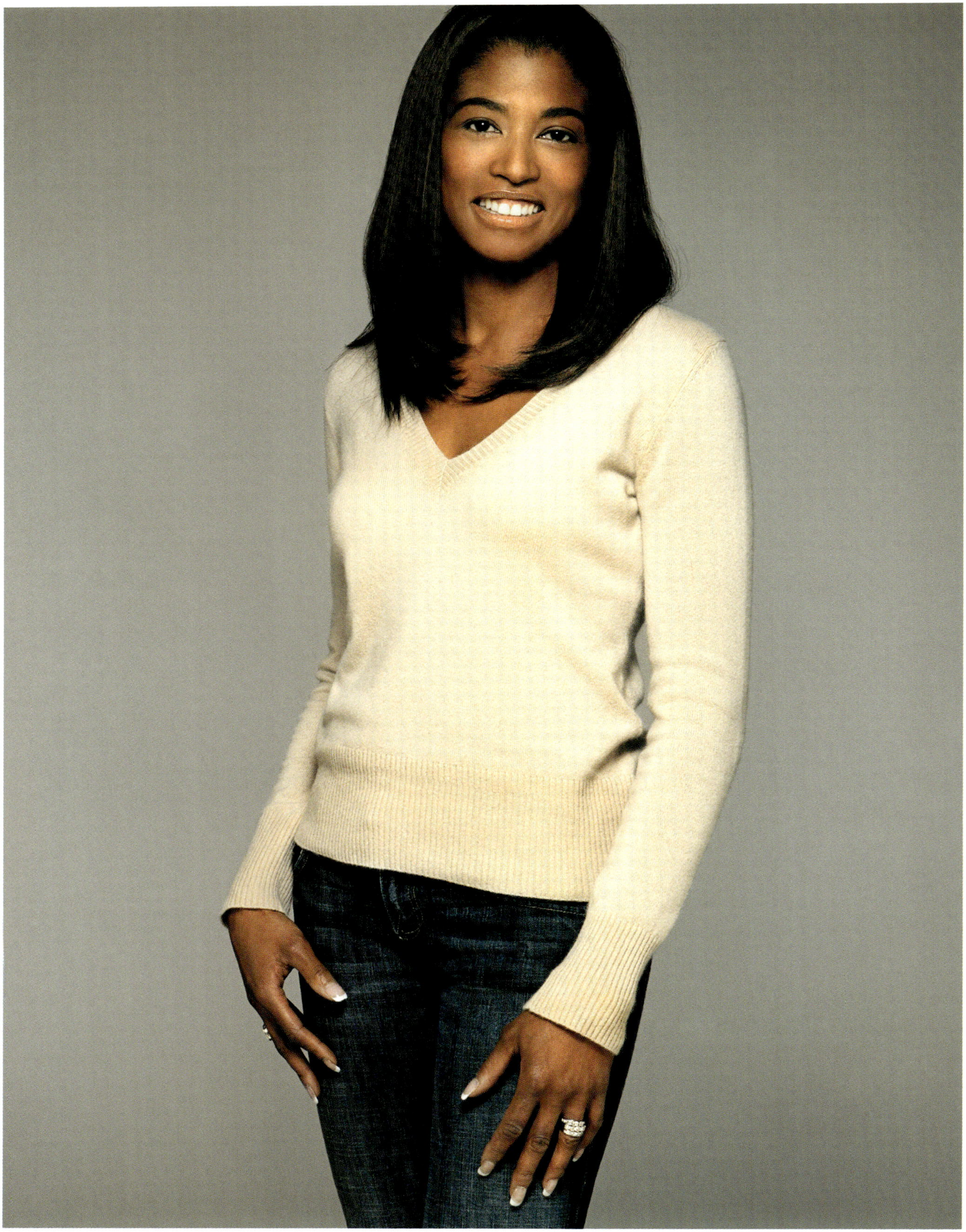

Terri Borden
CONSULTANTE DANS LA MODE

Je me sens mieux que jamais à la quarantaine ! J'accepte mon âge comme il vient, et cela ne me dérange pas de vieillir, tant que je suis en bonne santé et que je peux faire du sport. Il n'y a pas meilleur exercice que courir après mes enfants. On m'a appris qu'en matière de soins de beauté, il fallait se contenter du minimum et j'ai suivi ce principe toute ma vie : je lave mon visage, je l'hydrate simplement et je me maquille peu (du gloss, un peu d'eye-liner et un sublimateur de teint en poudre).

Tiina Laakkonen
STYLISTE

La beauté se manifeste quand vous finissez par vous aimer et par aimer vos traits. C'est se sentir bien dans sa peau et à l'aise avec ce qui fait que vous êtes vous. Ce qui est formidable, dans le fait de vieillir, c'est que c'est en grande partie un état d'esprit ; vous pouvez finalement vous dire : « OK, je ne suis pas si mal. » J'ai toujours profondément adhéré à l'adage « le moins est le mieux ».

Je prends soin de mon visage simplement, avec de l'eau, une crème hydratante et un masque de temps en temps. Votre alimentation et votre mode de vie : voilà ce que l'on voit vraiment sur votre visage.

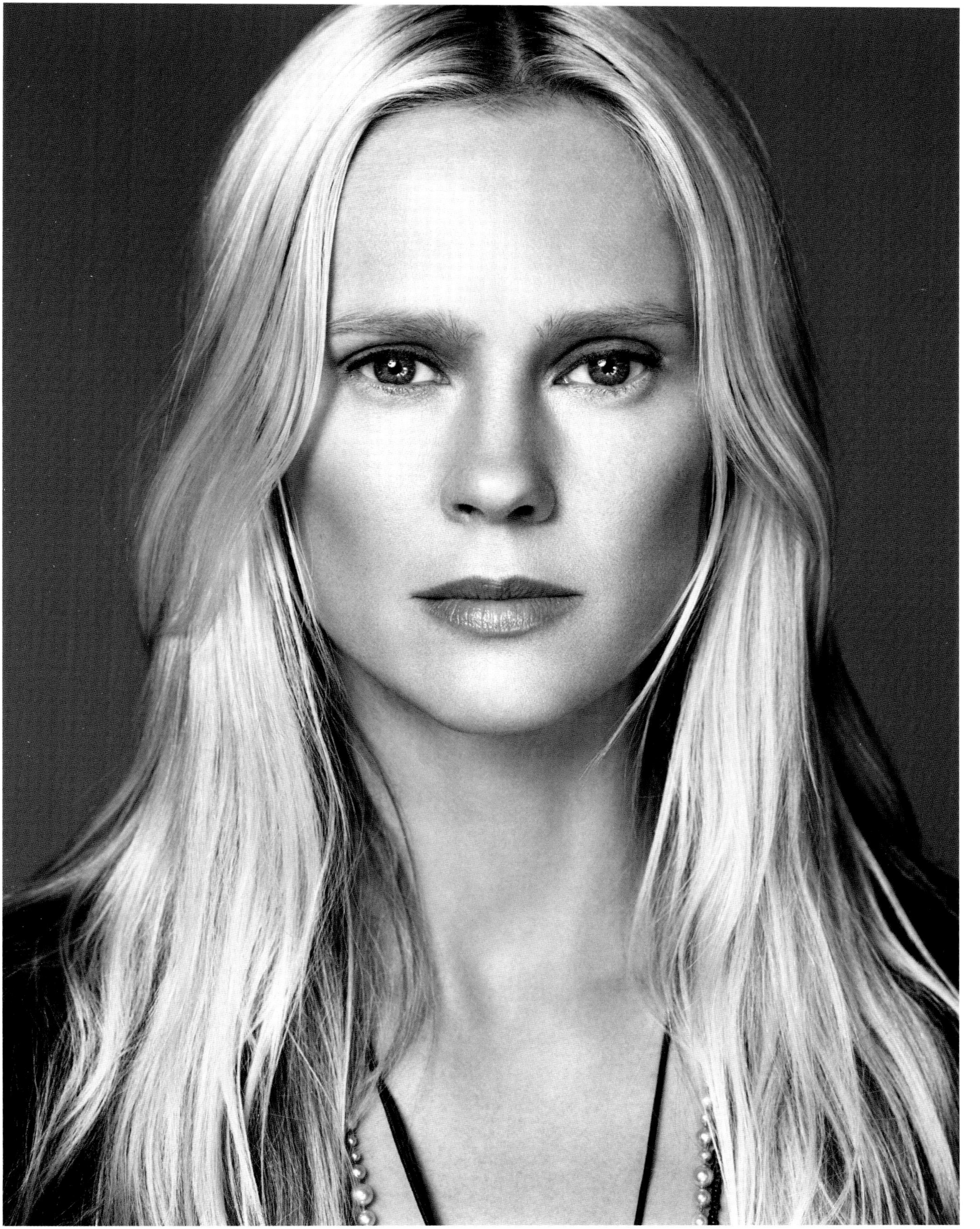

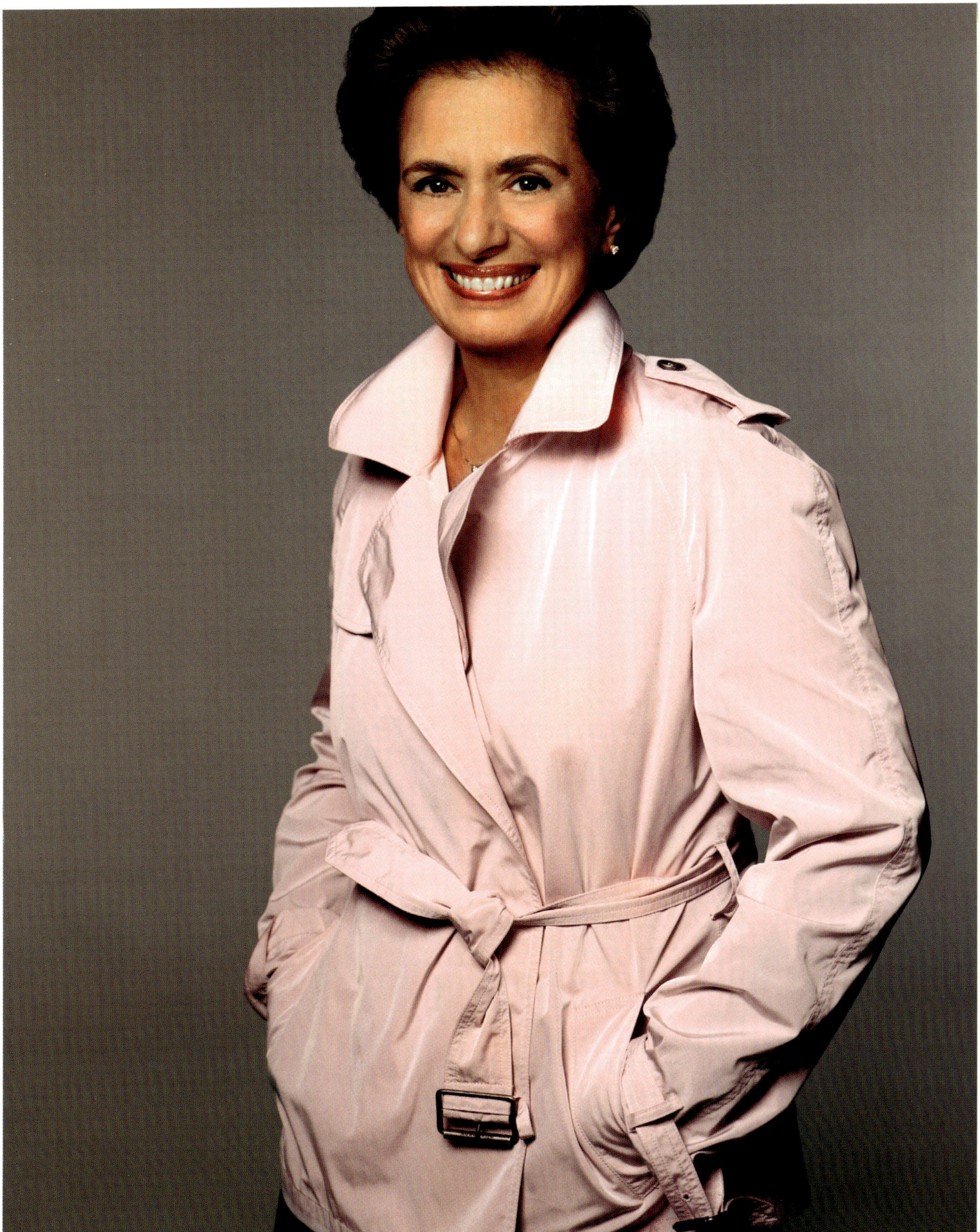

Rose Marie Bravo
VICE-PRÉSIDENTE DE BURBERRY

La beauté naît à l'intérieur d'un être, elle est son esprit et son âme. C'est un ingrédient très précieux et unique, qui définit chaque personne. Tout le monde est beau à sa manière. Se sentir bien avec soi-même, dans son travail, au sein de sa famille – cela se reflète dans votre apparence. J'assume les changements liés à l'âge avec l'aide de la prière de la Sérénité… « Donnez-moi la sérénité d'accepter les choses que je ne puis changer, le courage de changer celles que je peux changer, et la sagesse de discerner les unes des autres. » Reconnaître ces changements nous encourage à profiter du moment présent et à chérir ceux que nous aimons.

Robin Brooks
PDG DE BROOKS FOOD GROUP

Ma philosophie est que, si vous vous sentez belle, cette beauté se voit. Pour réaliser cela, j'essaye de minimiser toute forme de stress, et je fais de l'exercice chaque matin. Une marche sur la plage me donne un sentiment de paix et de sérénité. Je fais aussi du yoga et de la musculation. J'aime la vie et les gens qui m'entourent.

Je fais attention à bien m'hydrater. Je soigne l'arc de mes sourcils, qui structure mon visage, et je me teins régulièrement les cils et les sourcils. J'ai toujours quelques produits de beauté essentiels à portée de main : par exemple, un bon gel nettoyant, un brumisateur, une crème hydratante, une crème contour des yeux, une crème solaire indice 30 minimum, un blush couleur Terre de Sienne pour mes joues, du mascara et du gloss.

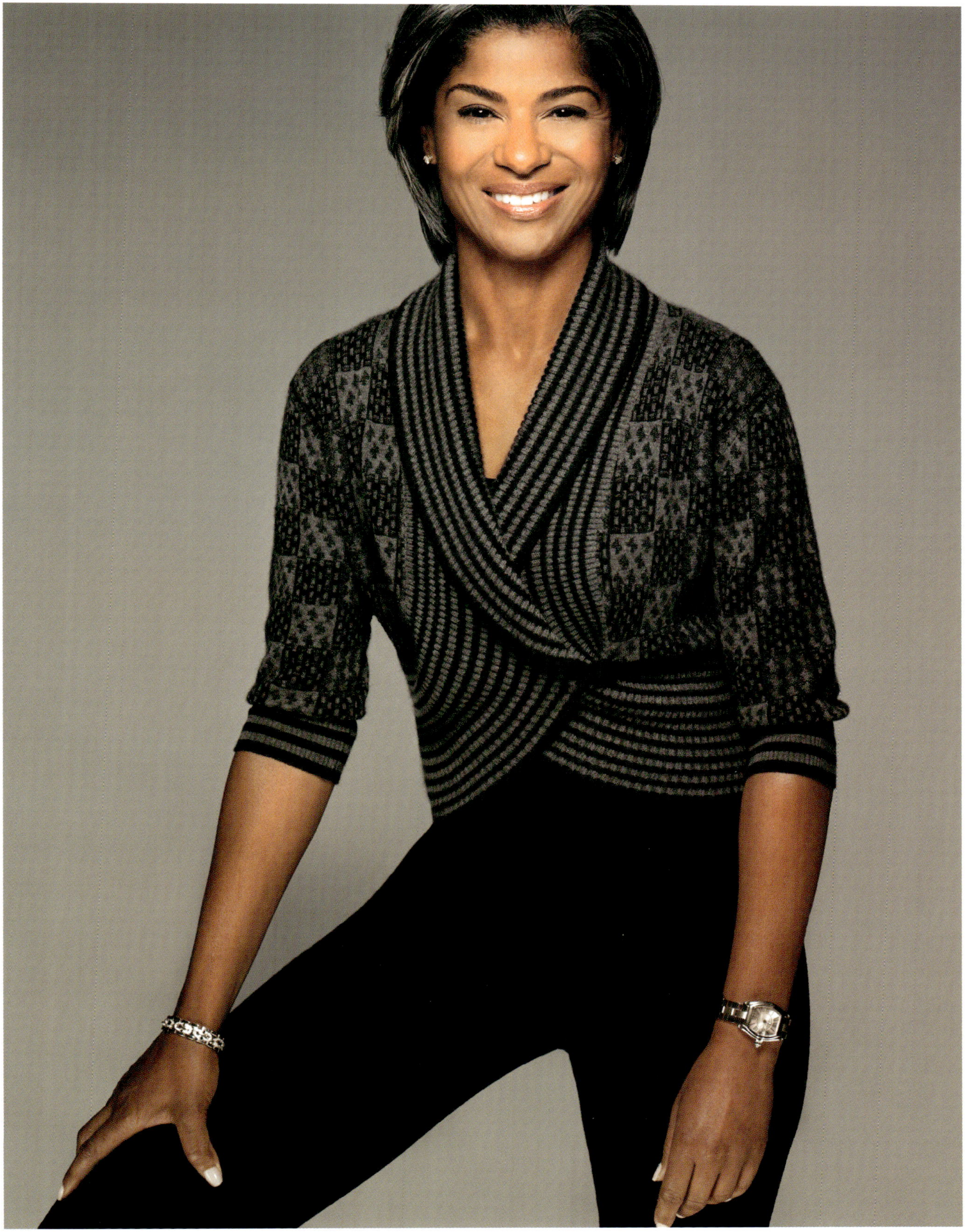

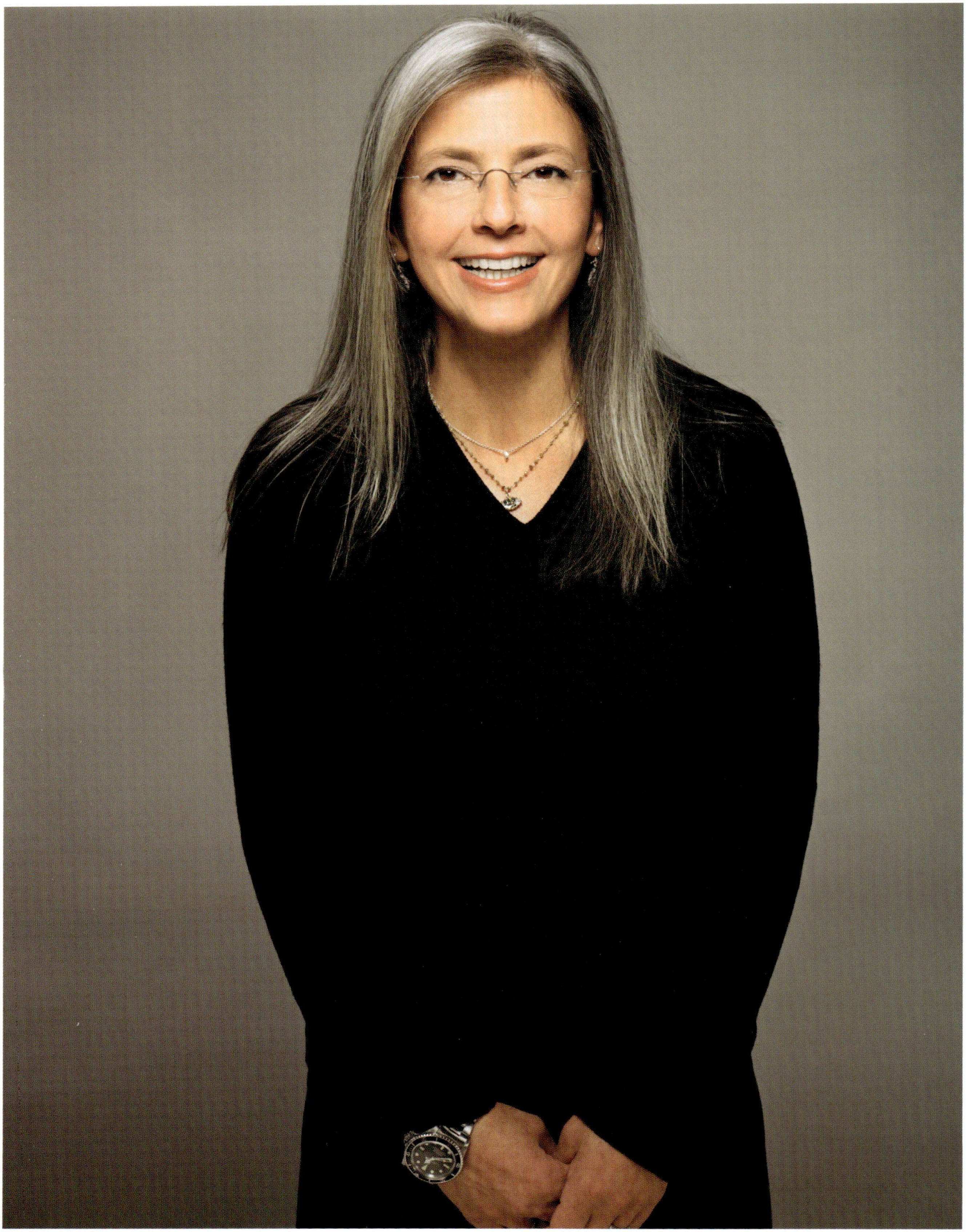

Ola Itani-Chan

SERVICES VIP, PERSONAL SHOPPER, PRADA BROADWAY

Je crois à la simplicité et à la beauté naturelle. La marche, la natation, la méditation, le massage des pieds et une alimentation saine (légumes, viande blanche, poisson, viande rouge de temps en temps et un verre de vin rouge) m'aident à me sentir, et à être, belle. Je me lave le visage matin et soir avec de l'eau froide et un savon pour le visage, et je n'oublie jamais d'utiliser une crème hydratante. Je change de shampoing et d'après-shampoing une fois par mois et je me méfie de la camomille, qui donne aux cheveux gris une teinte orange.

En matière de mode, mon conseil est : choisissez des vêtements dans lesquels vous vous sentez à l'aise, belle et quelque peu sexy. Je me sens jeune à l'intérieur, j'aime bien mes cheveux gris et je prends la vie jour après jour, avec le sourire. Je suis reconnaissante pour ce que j'ai et ce que je suis ; ma famille et mes amis sont une source de bonheur. La colère ne vous mène à rien, si ce n'est à vieillir plus vite.

Kelly Klein
PHOTOGRAPHE

La beauté doit venir de l'intérieur. Ce n'est pas votre visage, vos yeux, votre peau ou votre taille mannequin. Vous ne pouvez pas compter sur vos traits pour vous sentir belle, parce qu'ils changent au fil des années. C'est votre âme et votre esprit qui font votre beauté. Si vous vous sentez bien avec vous-même, si vous êtes heureuse d'être celle que vous êtes, alors vous êtes sans doute belle et accomplie. La beauté, c'est se réveiller le matin, ouvrir les yeux et se sentir bien sans même regarder dans le miroir.

J'ai toujours été très minimaliste. Je n'utilise pas beaucoup de produits de beauté, de soins, de crèmes ou autres potions. Mais chaque nuit, je me repose. Quand le soleil se lève, je me réveille. Et quand il se couche, je commence à ralentir le rythme. Je crois qu'un bon sommeil est important pour me « préserver ».

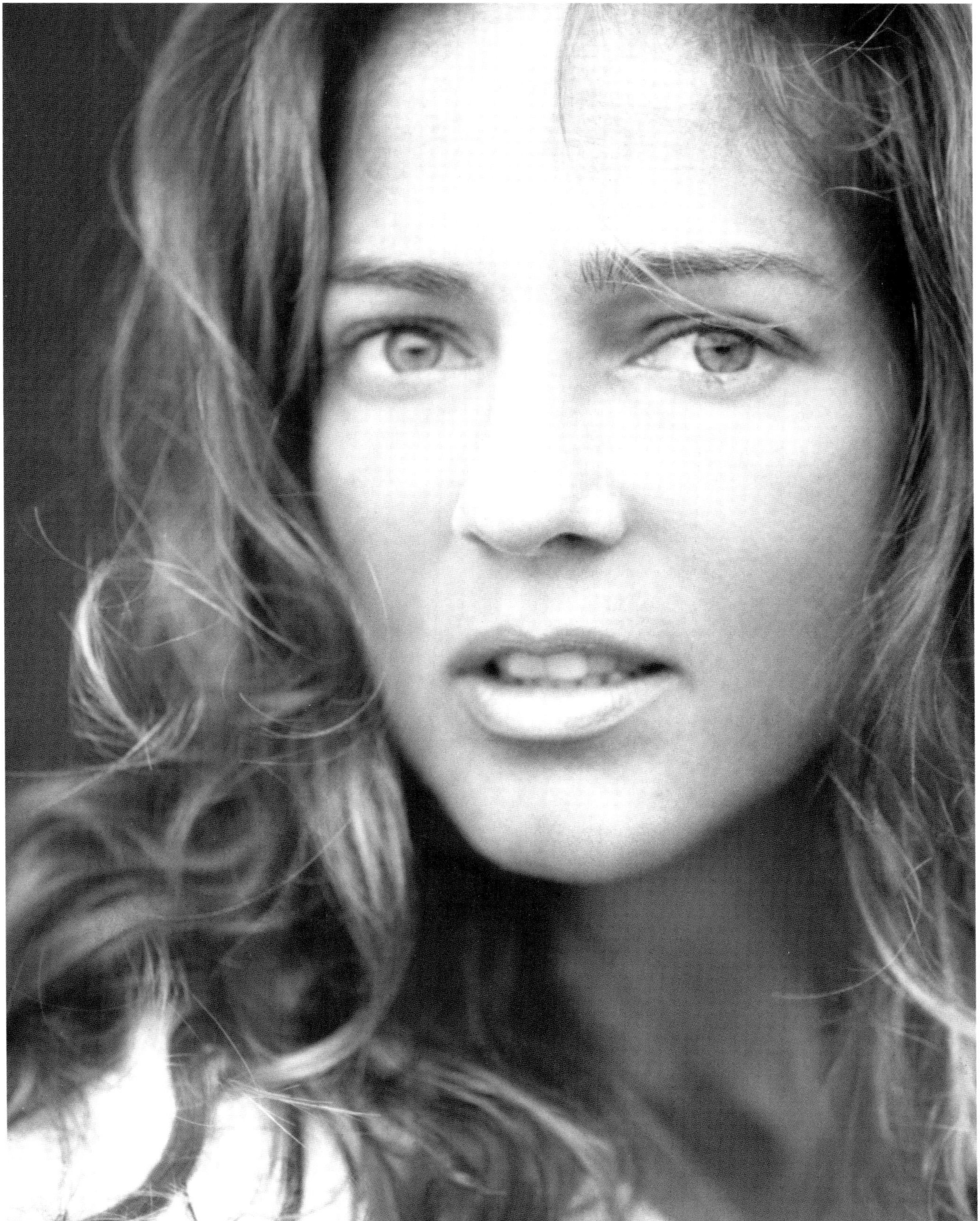

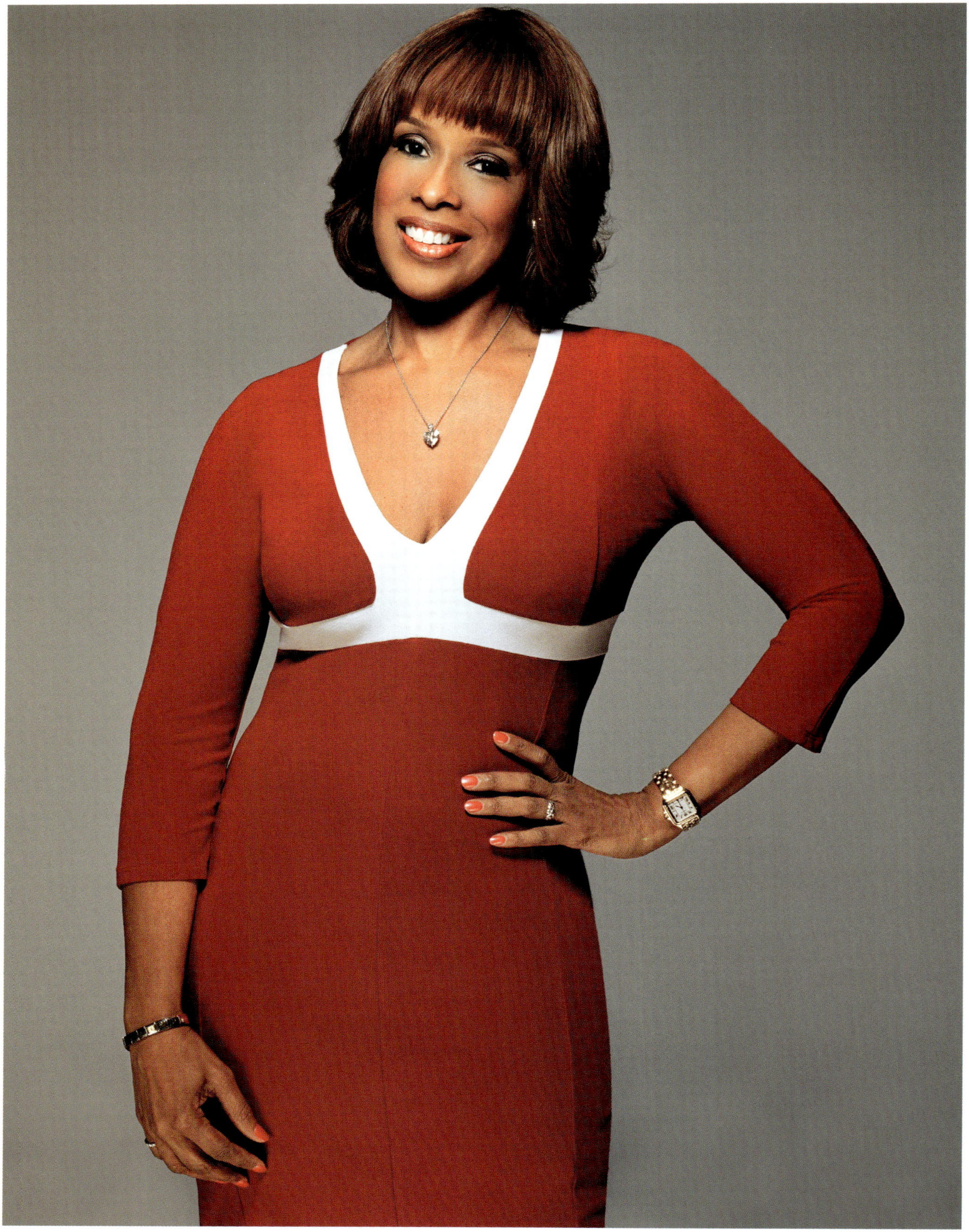

Gayle King
CHRONIQUEUSE, *O - THE OPRAH MAGAZINE*

Quand j'avais 21 ans, ma grand-mère m'a dit : « La Nature ne t'a pas donné ce qu'elle a donné à d'autres petites filles. Tu dois commencer à te maquiller. » Pendant des années, j'ai cru qu'elle disait vrai. Même si je reconnais ce que peuvent apporter les talents d'un bon coiffeur et d'un bon maquilleur – et je fais souvent appel à eux – j'en suis à un stade de ma vie où je parviens à apprécier mon visage au naturel.

Il y aura toujours quelqu'un que l'on trouvera plus beau, mais comme je suis bien dans ma peau, je me sens tout le temps jolie maintenant. Et quand rien ne va plus, mon rouge à lèvres préféré peut faire des merveilles. J'ai découvert l'importance de la musculation. Dans mon cas, elle a entièrement remodelé mon corps et fait beaucoup de bien à mes os. Plus vous vieillissez, plus l'exercice physique est crucial. Ce n'est pas drôle, mais c'est tellement vrai... En l'occurrence, votre mère avait raison : vous devriez manger plus de légumes et un peu moins de gâteaux.

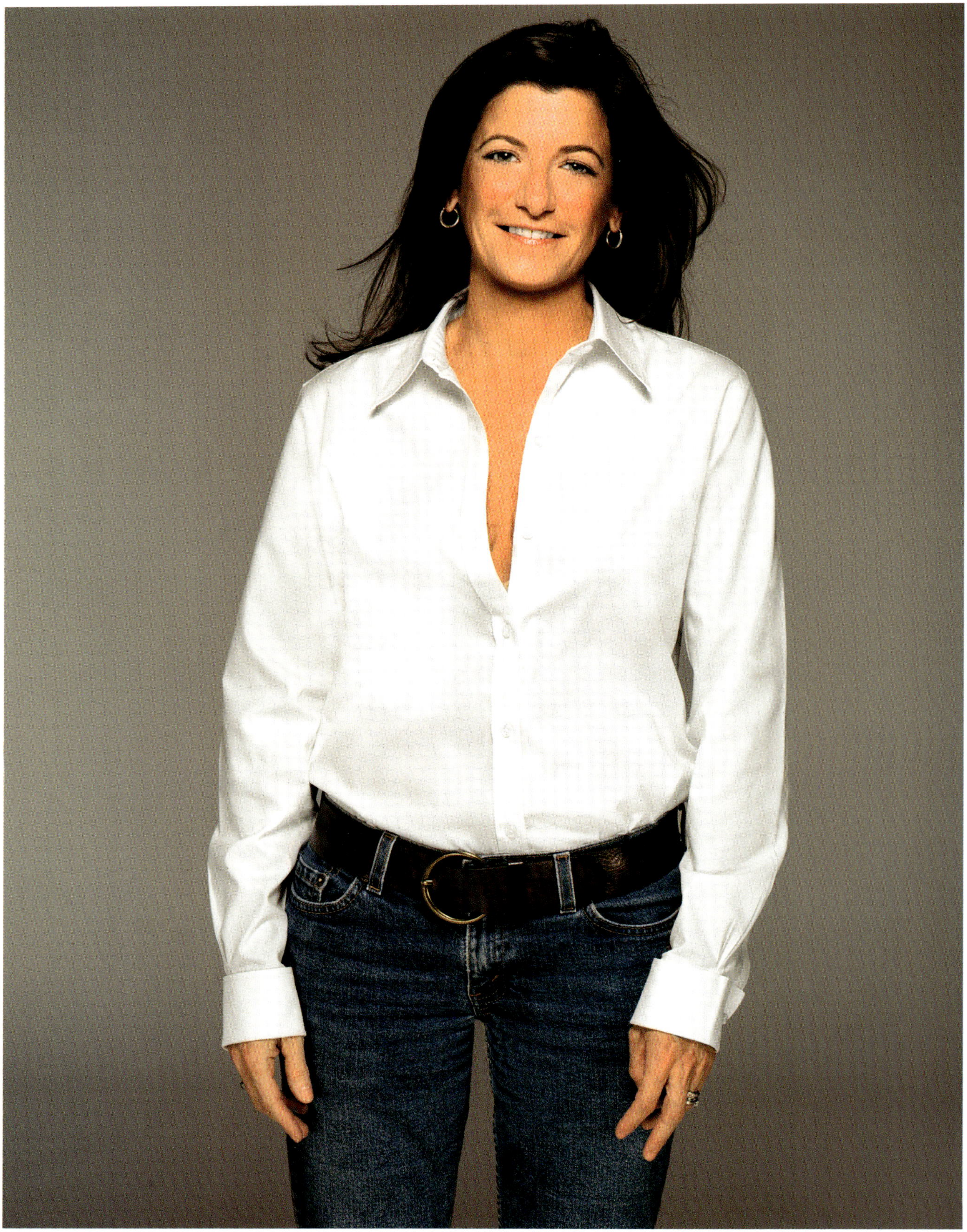

Jane Sarkin

CHEF DE RUBRIQUE, *VANITY FAIR*

C'est ma famille qui me rend belle. Quand mes enfants et mon mari sont heureux, cela me rend heureuse à mon tour. Je crois que je suis plus jolie aujourd'hui que je ne l'étais plus jeune, et c'est sans doute parce que j'ai une vie bien remplie. En matière de produits de beauté, j'ai toujours souhaité m'embarrasser le moins possible : une seule application pour le shampoing et juste un gel nettoyant et une crème hydratante pour le visage. Presque pas du tout de maquillage le matin, et un peu quand je sors. J'adore les cheveux longs et les queues-de-cheval.

Le temps passe vite, alors il faut profiter au maximum de chaque minute. Essayez de rester sereine, en bonne santé, mangez aussi sainement que possible, et dormez autant que vous le pouvez. Soyez jeune dans votre tête.

Jill Cohen
DÉVELOPPEMENT COMMERCIAL, BOBBI BROWN COSMETICS

La beauté, c'est se sentir à l'aise et en confiance. Être en forme et en bonne santé. Savoir prendre soin de soi – de son corps et de son esprit. L'équilibre entre tous ces éléments crée la vraie beauté, selon moi. Le fait de faire du sport chaque jour a vraiment changé ma vie. Une fois que vous commencez à faire de l'exercice quotidiennement, vous avez tendance à manger plus sainement. J'aime le soleil, mais je ne m'expose plus. Je m'accorde simplement un quart d'heure au soleil le midi, pendant une pause déjeuner. J'ai aussi appris que des vêtements sobres et bien coupés étaient ce qui m'allait le mieux. À la fin de la journée, ce qui me fait me sentir belle est de partager un bon repas à l'extérieur avec mes filles, mon mari et des amis chers, par une douce soirée d'été.

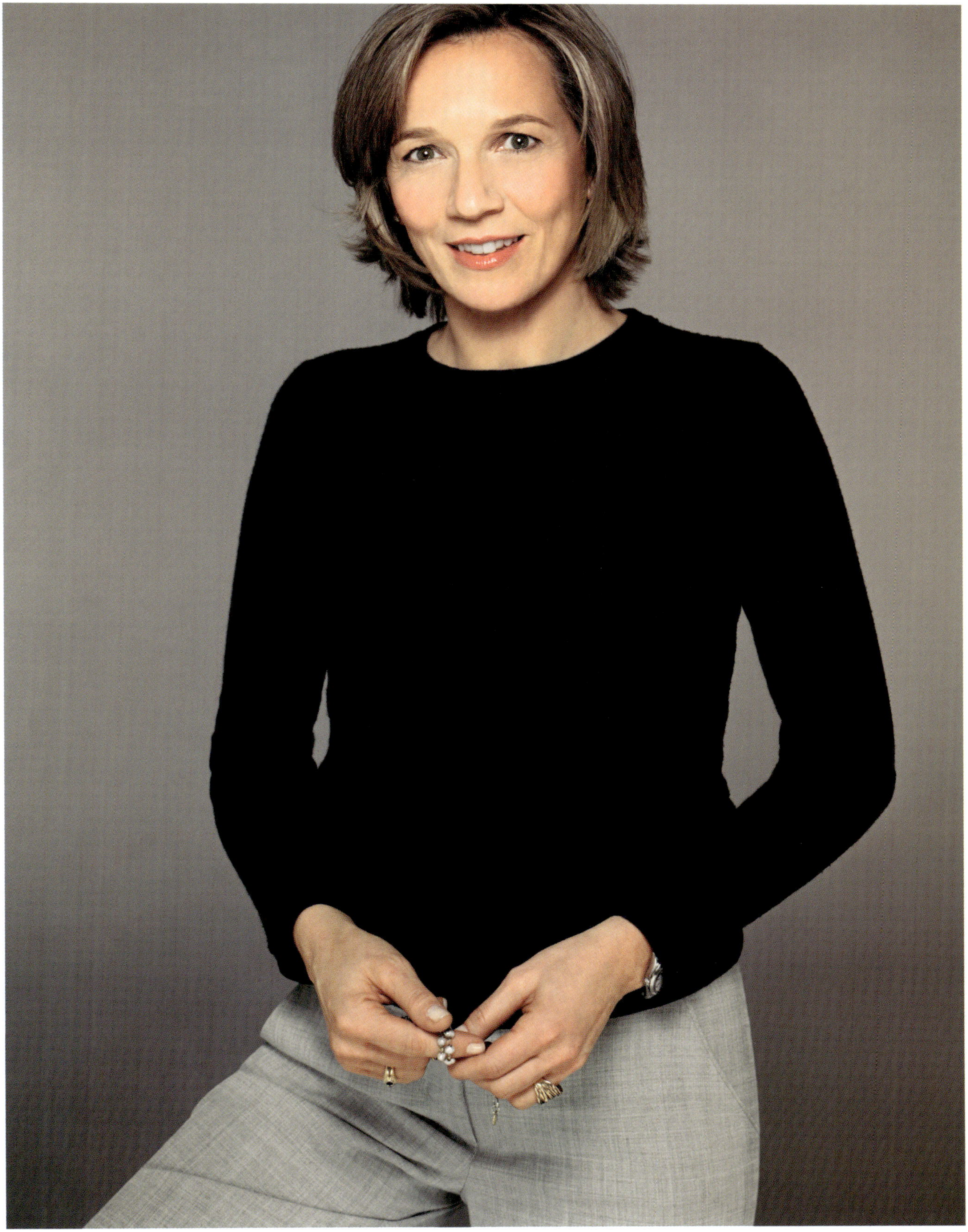

Lynn Tesoro
ASSOCIÉE, HL GROUP

Je crois que j'ai toujours eu une approche naturelle de la beauté, et cela se voit davantage depuis quelques années. Je fais en sorte que les choses soient simples, faciles. Je fais ce que j'ai envie de faire. Je sais ce qui est « moi » et je ne perds pas de temps à viser des objectifs que je ne peux pas atteindre. J'attache une grande importance à avoir une activité physique chaque jour – par exemple courir ou, ma nouvelle passion, monter à cheval.

Si j'arrive à commencer ma journée par une activité physique, je me sens épanouie. Même si je me suis couchée tard la veille et que je ne me sens pas du tout en forme, la gym est ce qui me permet de repartir pour la journée. Je n'ai pas de grand secret de beauté. Je ris beaucoup… à mon avis, c'est ce qu'il y a de mieux pour la peau !

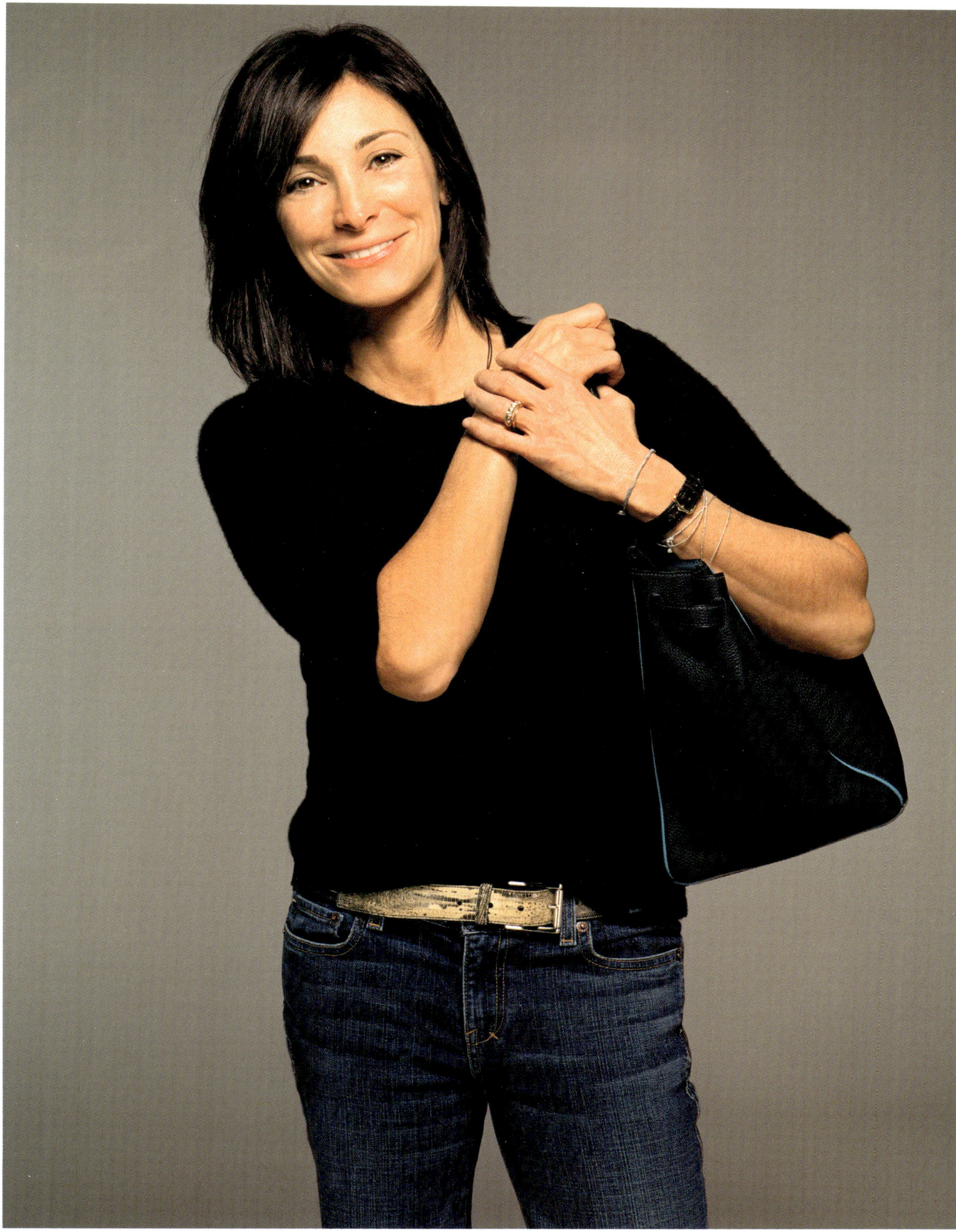

Conclusion
Forgez-vous un nouvel idéal

Être belle après 40 ans célèbre le voyage pour lequel j'ai déjà embarqué, comme beaucoup de mes amies. J'ai compris que l'enjeu n'était pas de faire plus jeune que son âge, mais d'être belle pour son âge. L'objectif, ce n'est pas le poids sur la balance, c'est être solide. Ce n'est pas effacer les rides, c'est avoir une peau plus lisse. Ce n'est pas atteindre la perfection, c'est se sentir vraiment bien. Ce n'est pas en faire plus, c'est apprendre à en faire moins. Et ce n'est pas avoir plus, c'est avoir mieux.

Après avoir discuté avec mes amies et de très nombreuses femmes avec qui je travaille, je suis persuadée que ce sont les femmes qui abordent positivement la maturité qui vivent le mieux ce voyage. Les femmes qui sont négatives et qui ont peur de l'avenir ne font que se préparer à l'échec et à la déception. J'espère que ce livre aura contribué à les faire changer de point de vue.

Souvenez-vous que votre vie est une œuvre en constante évolution. Parfois, il faut reculer de quelques pas pour pouvoir aller plus loin. Vous connaîtrez beaucoup de bons moments, et votre lot de difficultés. Lorsque vous êtes dans une mauvaise passe, il faut reconsidérer votre itinéraire et comprendre ce dont vous avez besoin pour retrouver des cieux plus cléments. C'est facile de se sentir mal, mais je crois que c'est encore plus facile de trouver quelque chose qui fera que vous irez mieux. Pour ma part, c'est manger sainement, faire beaucoup d'exercice physique et avoir toujours un projet.

Mon projet est de continuer à chercher, sans ornières, ce qui fera de moi une personne meilleure. Je vois d'innombrables possibilités à l'horizon pour moi et pour les femmes de ma génération ; et j'espère que ce livre vous aura aidée à définir votre propre projet. Voici ce que j'ai appris dans ma quarante-neuvième année :

- **Blaze, un entraîneur physique de Canyon Ranch, m'a appris que je ne devrais pas faire un exercice qui me fait mal. Je dois le faire d'une manière différente, qui ne soit pas douloureuse.**

- **En regardant Oprah Winfrey, j'ai appris qu'il fallait être toujours plus fort.**

- **Le yogi Jen Khol m'a montré comment vraiment bien poser mes paumes sur le sol quand je suis dans la position du chien tête en bas.**

- **Jill Cohen m'a appris qu'il y a un lien invisible entre mes enfants et moi.**

- **Yogi Berra m'a rappelé qu'il n'y avait pas d'âge pour pleurer.**

- **Leonard Lauder m'a appris que l'on peut ne jamais s'arrêter.**

- **Mon père James Brown m'a dit de cloisonner et de faire une chose à la fois.**

- **En voyant Adam Sandler dans le film *Click*, j'ai appris qu'on ne devrait pas souhaiter se débarrasser de toutes ces choses qui nous ennuient. Ça s'appelle la vie, et ça passe très vite, de toute façon.**

- **Et le meilleur conseil, je le dois à mon mari, Steven Plofker : « Respire. ».**

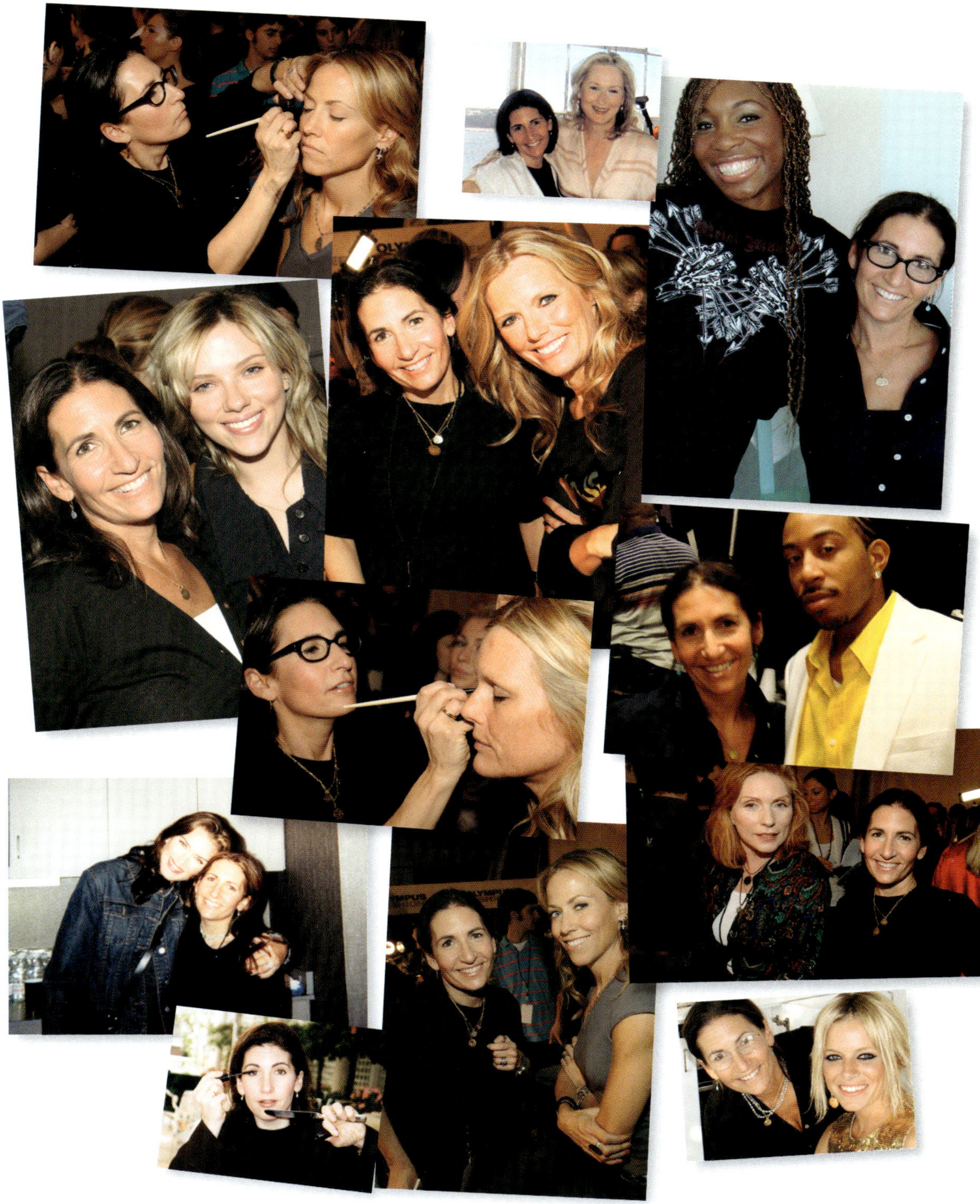

Remerciements

Remerciements particuliers

Ruba Abu-Nimah, pour tes yeux et tes mains.

Amy Berkower, pour ta lucidité et ton obstination.

Maureen Case, pour ton soutien et ton amitié indéfectibles.

Jill Cohen, pour ton intelligence.

Marie Clare Katigbak-Sillick, pour tes mots et pour être toi.

Henry Leutwyler, pour ton imagination et ton humour.

Autres remerciements

Modèles

Roshi Ameri
Nora Ariffin
Linda Arrandt
Joey Baffico
Linda Berkovic
Isisara Bey
Margie Bogdanow
Terri Borden
Lorraine Bracco
Rose Marie Bravo
Robin Brooks
Elizabeth Calderone
Phyliss Collins
Abby Cooperberg
Ann Curry
Ann D'Allessandro
Athie Daniskas
Carole Dlugasch
Elaine Douglas
Mary Dowd
Naomi Drewitz
Donna Edbril
Linda Fann
Suzanne Fee
Deborah Fitzgerald
Gayle Friscia
Shannon Gibbons
Nancy Golden
Karina Gomez
Janine Greene
Marcia Gay Harden
Andrea Herbert
Susan Hersch
Ola Itani-Chan
Julie Jackson
Patricia Kimble
Gayle King
Kelly Klein
Tiina Laakkonen
Leslie Larson
Amy Lazarus
Gunilla Linblad
Deborah Loeffler
Colleen Maloney
Dorothy Mancuso
Rita Mangan
Sara Moss
Deborah Philips
Michelle Pinkalla
Bryna Plofker
Rose Rampersaud
Amy Rosen
Alix Ross
Karen Ross
Margita Rudovic
Ruby Sampson
Susan Sarandon
Jane Sarkin
Susan Saunders
Marva Smalls
Sharon Sodikoff
Mary Steenburgen
Nancy Sturino
Lynn Tesoro
Fatim Thiam
Lisa Travis
Marie Rose Tricon
Sharon Burton Turner
Jaime Walter
Vera Wang
Barb Westfield
Quintell Williams
Vanessa Williams
Rita Wilson
Debra Winger

Experts

Anna Chiommino
Dr Gerald Ciciola
Dr Kenneth Y. Davis
Dr Jeanine B. Downie
Dr Christiane Northrup
Dr Joseph Raffaele
Dr Jairo Rodriguez
Chris Edwards, de BriteSmile
Rich Fitter, de Platinum Fitness
Molly Fox
Deborah Furr, de Johari
Camilla Huey

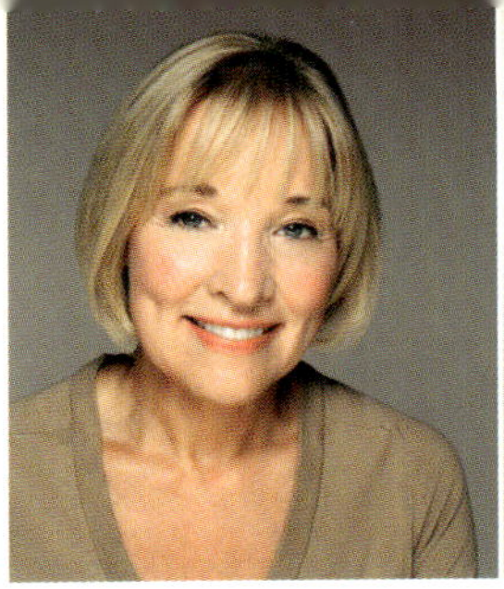

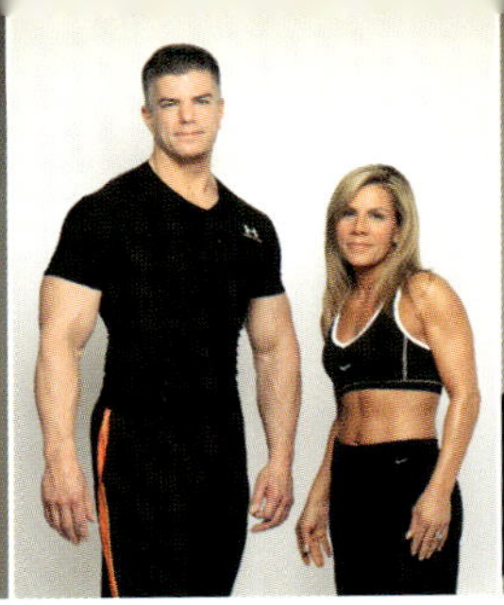

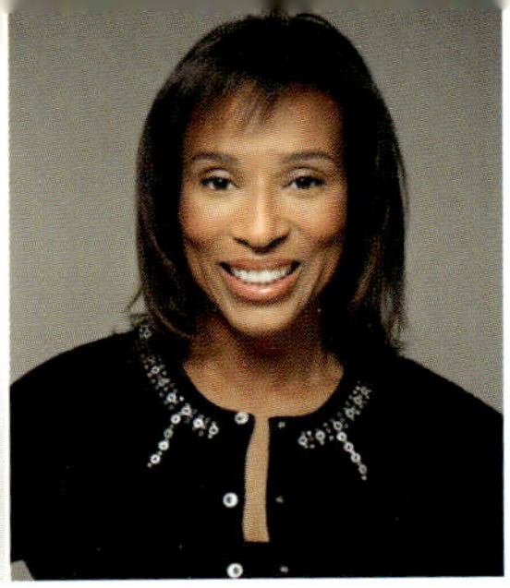

Lori Kaplan
Marcia Kilgore, de l'institut Bliss
David Kirsch, du Madison Square Club
Sarah Robbins
Monica Trentin, de Platinum Fitness

Maquillage

Loran Alvator
Katrina Danson
Ricki Gurtman
Gregg Hubard
Ellice Schwab
Kimberly Soane
Sebastien Tardif
Cynde Watson-Richmond

Coiffures

Mario Diab
Genevieve Enriquez
Julie McIntosh
Alexandra Taralesca

Stylisme

Kristen Boscaino
Deborah Medeiros-Baker

Vêtements

7 For All Mankind
Bra*Tenders
Chantelle
Diana Heimann
Lauren Harper Collection
Lord & Taylor
Only Hearts
Pure Color Jeans
Sassybax
SPANX
Theory
Wacoal

Photographies

John Cassidy
Matthias Gaggl
Daymion Mardel
Jason Nakleh

Marketing et publicité

Ashley Badger-Wakefield
Matthew Ballast
Gretchen Berra
Candice Burd
Courtney Mulligan
Veronika Ullmer

Contributions particulières

Chris Berry
John Eaton
Ron Hill
Michelle Howry
Hirut Selek Kebede (Ruth)
Al Lewis
Raven McGrath
Karen Murgolo
David Nass
Jamie Raab
Jodi Reamer
Craig Rose
Charlotte Rowe
Katie Sturino
Hermes Zamb

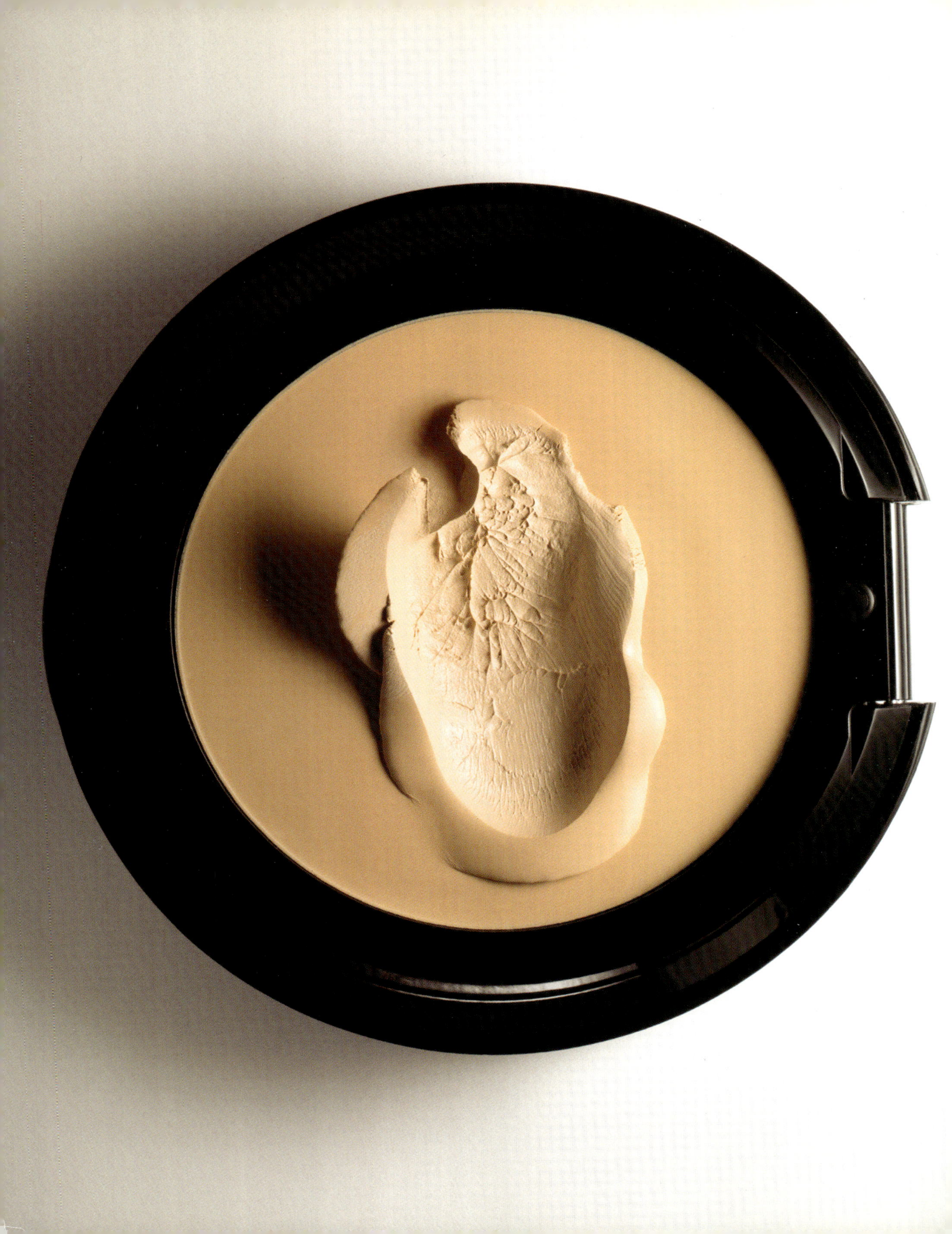